肠道疑难病例多学科讨论

（第五辑）

主编：沈　骏　田　丰　曹晓沧
顾于蓓　李　玥　梁　洁

ZHEJIANG UNIVERSITY PRESS
浙江大学出版社
·杭州·

图书在版编目（CIP）数据

肠道疑难病例多学科讨论. 第五辑 / 沈骏等主编.
杭州 : 浙江大学出版社, 2025. 1. -- ISBN 978-7-308-25776-3

Ⅰ. R574

中国国家版本馆CIP数据核字第20242QP542号

肠道疑难病例多学科讨论（第五辑）

主编　沈　骏　田　丰　曹晓沧
　　　顾于蓓　李　玥　梁　洁

责任编辑　张　鸽（zgzup@zju.edu.cn）　潘晶晶
特约编辑　奚莱蕾
责任校对　季　峥
封面设计　黄晓意
出版发行　浙江大学出版社
　　　　（杭州市天目山路148号　邮政编码310007）
　　　　（网址：http://www.zjupress.com）
排　　版　杭州林智广告有限公司
印　　刷　浙江省邮电印刷股份有限公司
开　　本　787mm×1092mm　1/16
印　　张　17
字　　数　280千
版 印 次　2025年1月第1版　2025年1月第1次印刷
书　　号　ISBN 978-7-308-25776-3
定　　价　228.00元

版权所有　侵权必究　　印装差错　负责调换

浙江大学出版社市场运营中心联系方式：0571-88925591；http://zjdxcbs.tmall.com

《肠道疑难病例多学科讨论（第五辑）》

编 委 会

主　编（排名不分先后）：

沈　骏　上海交通大学医学院附属仁济医院

田　丰　中国医科大学附属盛京医院

曹晓沧　天津医科大学总医院

顾于蓓　上海交通大学医学院附属瑞金医院

李　玥　北京协和医院

梁　洁　空军军医大学附属西京医院

副主编（按姓名拼音排序）：

杜　鹏　上海交通大学医学院附属新华医院

李白容　空军军医大学空军特色医学中心

李　骥　北京协和医院

刘小宁　空军军医大学附属西京医院

解　莹　中国医科大学附属盛京医院

周　伟　浙江大学医学院附属邵逸夫医院

编　委（按姓名拼音排序）：

曹晓沧　天津医科大学总医院　消化科

车天翼　上海交通大学医学院附属瑞金医院　消化内科

陈春晓　浙江大学第一附属医院消化内科　消化科

陈　玲　空军军医大学附属西京医院　病理科

陈　憩　上海交通大学医学院附属瑞金医院　放射科

陈　舒　上海交通大学医学院附属瑞金医院　消化内科

陈　叶　上海交通大学医学院附属仁济医院宝山分院　消化科

崔明明　中国医科大学附属盛京医院　普外科

崔　喆　上海交通大学医学院附属仁济医院　普外科

戴张晗　上海交通大学医学院附属仁济医院　消化科
杜　鹏　上海交通大学医学院附属新华医院　结直肠外科
樊珍珍　空军军医大学附属西京医院　消化内科
范嘉雯　北京协和医院　消化内科
冯　琦　上海交通大学医学院附属仁济医院　放射科
高维通　上海交通大学医学院附属瑞金医院　消化内科
高玉颖　中国医科大学附属盛京医院　影像科
葛晓龙　浙江大学医学院附属邵逸夫医院　普外科
龚淞楠　上海交通大学医学院附属瑞金医院太仓分院（太仓市娄江新城医院）消化内科
顾于蓓　上海交通大学医学院附属瑞金医院　消化内科
何子锐　上海交通大学医学院附属瑞金医院　胃肠外科
洪理文　上海交通大学医学院附属瑞金医院　消化内科
胡乃中　安徽医科大学附属第一医院　消化科
姜剑巍　上海交通大学医学院附属仁济医院　检验科
蒋天宇　上海交通大学医学院附属瑞金医院　胃肠外科
蒋咏梅　上海交通大学医学院附属瑞金医院　临床营养科
金　欣　北京协和医院　消化内科
李白容　空军军医大学空军特色医学中心　消化内科
李海月　浙江大学医学院附属第一医院　消化科
李　卉　中国医科大学附属盛京医院　消化内科
李　骥　北京协和医院　消化内科
李世森　空军军医大学附属西京医院　消化外科
李　涛　空军军医大学附属西京医院　超声科
李小飞　空军军医大学附属西京医院　消化内科
李晓青　北京协和医院　消化内科
李　昕　天津医科大学总医院　风湿免疫科
李　玥　北京协和医院　消化内科
梁　洁　空军军医大学附属西京医院　消化内科

梁　军　南京大学医学院附属鼓楼医院 风湿免疫科
梁　晓　上海交通大学医学院附属仁济医院 消化科
林俊超　空军军医大学附属西京医院 消化内科
刘　力　南京大学医学院附属鼓楼医院 消化内科
刘　松　南京大学医学院附属鼓楼医院 影像科
刘　炜　北京协和医院 放射科
刘小宁　空军军医大学附属西京医院 消化内科
刘晓亮　中国医科大学附属盛京医院 遗传科
陆　红　上海交通大学医学院附属仁济医院 消化科
陆嘉伟　北京协和医院 消化内科
陆君涛　上海交通大学医学院附属仁济医院 消化科
彭春艳　南京大学医学院附属鼓楼医院 消化内科
戚卫林　浙江大学医学院附属邵逸夫医院 普外科
沈　骏　上海交通大学医学院附属仁济医院 消化科
沈　锐　上海交通大学医学院附属瑞金医院 消化内镜中心
施咏梅　上海交通大学医学院附属瑞金医院 临床营养科
史倩芸　南京大学医学院附属鼓楼医院 病理科
舒　红　中国医科大学附属盛京医院 病理科
宋文静　天津医科大学总医院 病理科
孙　琦　南京大学医学院附属鼓楼医院 病理科
孙思慎　上海交通大学医学院附属瑞金医院 消化内科
谭　蓓　北京协和医院 消化内科
唐　颢　北京协和医院 消化内科
唐　文　苏州大学附属第二医院 消化科
唐永华　上海交通大学医学院附属瑞金医院 放射科
田博文　北京协和医院 消化内科
田　丰　中国医科大学附属盛京医院 消化内科
田莲莲　空军军医大学附属西京医院 消化内科
王　雷　南京大学医学院附属鼓楼医院 消化内科

王　婷　上海交通大学医学院附属瑞金医院 病理科
王新颖　珠江医院 消化科
肖卫东　陆军军医大学第二附属医院（新桥医院）普通外科
肖秀英　上海交通大学医学院附属仁济医院 肿瘤科
解　莹　中国医科大学附属盛京医院 消化内科
谢　颖　南京大学医学院附属鼓楼医院 消化内科
邢冠群　北京协和医院 消化内科
熊洋洋　浙江大学第一附属医院 消化内科
徐秋实　北京协和医院 消化内科
徐锡涛　上海交通大学医学院附属仁济医院 消化科
徐　昕　天津医科大学总医院 消化科
许　涵　苏州大学附属第二医院 消化科
姚双喆　天津医科大学总医院 消化科
叶　蕾　上海交通大学医学院附属瑞金医院 消化内科
俞清翔　天津医科大学总医院 消化科
张　晨　上海交通大学医学院附属瑞金医院 消化内科
张　宏　中国医科大学附属盛京医院 普外科
张嘉琦　空军军医大学附属西京医院 消化内科
张培培　安徽医科大学附属第一医院 消化科
张硕文　上海交通大学医学院附属瑞金医院 消化内科
张天宇　上海交通大学医学院附属瑞金医院 消化内科
张甜甜　空军军医大学附属西京医院 消化内科
张晓莉　中国医科大学附属盛京医院 风湿科
张晓琦　南京大学医学院附属鼓楼医院 消化内科
张　尧　上海交通大学医学院附属瑞金医院 消化内科
赵宏亮　空军军医大学附属西京医院 影像科
赵玲莹　上海交通大学医学院附属瑞金医院 消化内科
赵　新　天津医科大学总医院 影像科
赵一舟　上海交通大学医学院附属瑞金医院 消化内科

赵子周　上海交通大学医学院附属仁济医院 放射科
周　禾　空军军医大学附属西京医院 消化内科
周林妍　中国医科大学附属盛京医院 消化内科
周　伟　浙江大学医学院附属邵逸夫医院 普外科
朱明明　上海交通大学医学院附属仁济医院 消化科
庄小端　珠江医院 消化科

学术秘书：

侯林倩　空军军医大学附属西京医院 消化内科

序

近20年来，我国肠道疾病的发病率和患病率持续上升。随着城市化、工业化进程的加速，我国人口结构及人们的生活方式、饮食习惯都发生了显著变化，肠道疾病谱出现了新的特征，肠道免疫疾病的发病率和患病率也逐年增加。对此，中华医学会消化病学分会和国内消化系统疾病领域的专家学者们非常重视，日益关注肠道疾病的精确诊断、鉴别诊断及治疗策略。

我国人口基数大，肠道疾病管理有自身的特点，也存在显著困难。一方面，单一学科的临床医生往往难以把握肠道疑难疾病的全貌，对其复杂性也存在认识不足等情况，仅依赖专科诊断和治疗远远不能满足临床需求。因此，多学科诊疗（muti-disciplinary treatment，MDT）模式成为患者早期诊断和治疗（以循证医学为原则）的重要策略。另一方面，尽管不断有新药面世，肠道疾病的治疗选择日趋多样化，但医疗资源尚有限。在我国医疗资源有限的背景下，优化治疗策略迫在眉睫，需要特别关注诊疗完善性与医疗资源合理使用之间的平衡，在肠道少见疾病、罕见疾病方面尤其要加强诊断和鉴别诊断，实施精准治疗。

在此背景下，上海交通大学医学院附属仁济医院（简称“仁济医院”）消化内科在多学科诊疗方面开展了一系列探索和实践，并起到了较好的示范作用。多年前，仁济医院消化内科已建立一套完整的多学科诊疗模式，由医学影像、病理、外科、检验、营养等领域专家组成多学科诊疗团队，能迅速对肠道疑难疾病患者的病情进行综合分析，确定诊断方向，减少误诊、漏诊，并选择适当的治疗方法，从而有效提高医疗质量与效率。这也是仁济医院消化内科获得卓越成就的基础之一。

《肠道疑难病例多学科讨论（第五辑）》由仁济医院消化内科沈骏主任与国内多家知名医院的消化内科专家共同主编，积极回应了我国在肠道疑难疾病诊疗中的各种挑战。他们分别来自北京协和医院、上海交通大学医学院附属瑞金医院、中国医科大学附属盛京医院、空军军医大学附属西京医院、天津大学总医院等知名医院，均为从事肠道疾病临床诊治与研究的资深专家。这些医院都有成熟的多学科诊疗模式，能够为全国同行提供宝贵的经验和参考，这也确保了该书的学术质量与水平。

该书所收录的每个肠道疑难病例以时间线为脉络展开多学科讨论，分析细致、结构清晰、叙述流畅，并结合翔实的图文资料，令人耳目一新。从学术性和实用性来看，该书有助于解决肠道疑难疾病诊治中的问题，有很好的临床参考意义。

我欣然为该书作序，并坚信该书的问世会受到广大医学工作者的热烈欢迎。期望该书能为广大同仁提供丰富的实战经验和理论指导，与国内同仁共同推动肠道疑难疾病诊疗水平的提升。

中华医学会消化病学分会候任主任委员
上海交通大学医学院消化科学院院长
上海交通大学医学院附属仁济医院副院长
上海市消化疾病研究所长
房静远

目录

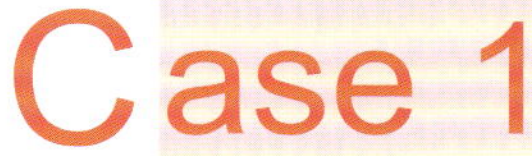

Case 1 回盲部-胃黏膜异位病例多学科讨论

消化科病史汇报

患者，男性，25 岁，因“反复右下腹痛 5 个月”于 2023 年 11 月入院。

▶ 现病史

患者于 5 个月前（2023 年 6 月）在无明显诱因下出现右下腹绞痛，进食后及受凉后加重。在当地医院接受胃镜检查示“非萎缩性胃炎伴糜烂”，在口服护胃药物治疗 1 个月，疼痛好转后，自行停药。2023 年 10 月，患者右下腹疼痛加重，于当地镇医院诊断为急性阑尾炎，并行阑尾切除手术，术后患者腹痛缓解。2023 年 11 月，患者右下腹疼痛再发，每日排稀便 2～3 次，于当地医院行肠镜检查示“升结肠环周深溃疡，近端管腔狭窄”，考虑克罗恩病可能。为进一步诊治收入我科病房。

患者病来无发热、盗汗，无反复口腔及生殖器溃疡，无肛周病变，无眼部疾病，无关节肿痛，无光过敏。入院前 1 周每日排黄色稀便 1～2 次，体重在 1 个月内下降约 5kg。既往体健。

▶ 入院查体

体温 36.5℃，脉搏 76 次/分，呼吸 18 次/分，血压 110/70mmHg，神清，心肺听诊正常。腹软，右下腹可见一个长为 4cm 的手术瘢痕，右下腹深压痛，无反跳痛，无肌紧张，未触及包块，肠鸣音约 5 次/分。

▶ 辅助检查

血常规：白细胞计数 8.1×10^9/L，血红蛋白 110g/L，血小板计数 258×10^9/L。

便常规：白细胞（－），红细胞（－），隐血（＋）。粪便钙卫蛋白 22.1μg/g。

白蛋白 32.6g/L；C 反应蛋白 57.15mg/L（↑）；红细胞沉降率 37mm/h（↑）。

结核斑点试验、乙肝、丙肝检测结果均为阴性。

免疫相关检查：pANCA（－），cANCA（－）；ANA 1∶640（＋）；dsDNA（＋），狼疮抗凝物（－）。

肺部CT平扫（2023年11月）：未见异常，未见肺结核病灶。

结肠镜（图1-1）：升结肠可见一处溃疡性病变，约环管腔一周，近端管腔狭窄。

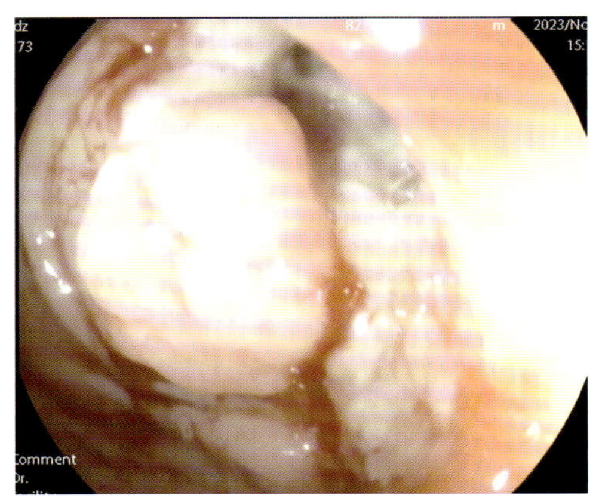

图1-1　结肠镜（2023年11月）：升结肠可见一处溃疡性病变，约环管腔一周，近端管腔狭窄。

初步诊断

升结肠溃疡，病因待查。

影像科意见

2023年11月，腹部增强CT（图1-2）显示：升结肠起始部、回肠末段及阑尾壁增厚伴溃疡。腹部CT可见病变局限在右下腹，阑尾残端病变重，盲肠病变重，升结肠及回肠末段病变较轻。

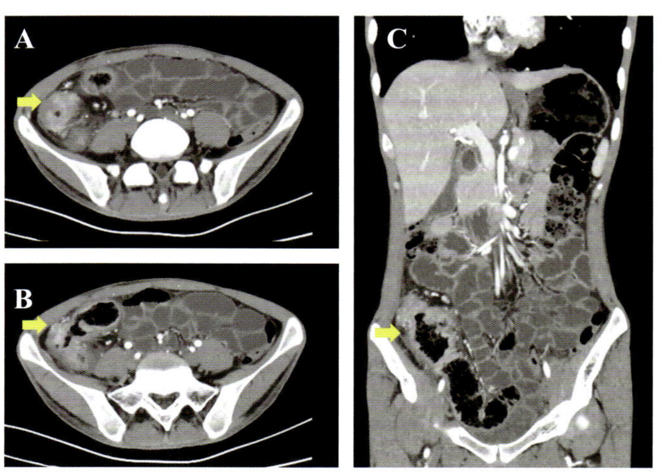

图1-2　腹部增强CT（2023年11月）：升结肠起始部、回肠末段及阑尾壁增厚伴溃疡（黄色箭头所示）。

病理科意见

2023 年 11 月，结肠镜活检病理（图 1-3）：隐窝分枝迂曲，腺体未见异型，间质急慢性炎症细胞浸润，淋巴组织增生，考虑为慢性活动性炎症表现。

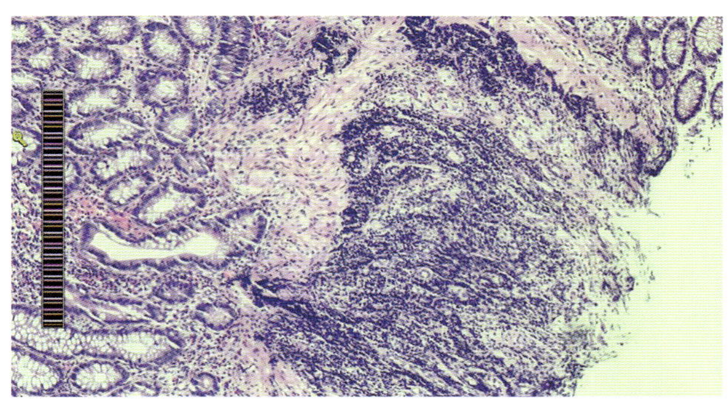

图 1-3　结肠镜活检病理（2023 年 11 月）：隐窝分枝迂曲，腺体未见异型，间质急慢性炎症细胞浸润，淋巴组织增生（HE 染色，×200）。

普外科意见

患者病变局限于右下腹，升结肠近端管腔狭窄，内镜无法通过，具有外科手术指征，术中病理有助于明确诊断。

消化科综合意见

患者肺部无结核病灶，结核斑点试验阴性，目前无肠结核证据。虽然患者 ANA（＋），dsDNA（＋），但无口腔溃疡、生殖器溃疡，无眼部疾病，无肛瘘，综上暂时不考虑风湿免疫性疾病所致肠道受累，倾向于克罗恩病诊断。患者影像学显示肠壁以增厚为主，强化明显，水肿不明显，肠腔狭窄，内镜无法通过，预估内科药物治疗效果欠佳。故建议外科手术切除病灶，通过病理进一步明确诊断，根据手术病理结果决定术后是否需要内科干预以预防疾病复发。

后续手术

2023 年 12 月，患者于我院普外科接受手术治疗。术中标本：病变位于回盲部，肠腔狭窄，近端小肠略扩张、有积液，切除回肠末段及回盲部肠管约15cm，行升结肠回肠侧侧吻合术。术后剖开标本（图 1-4）见病变溃疡，质硬，5cm×3cm，环肠管一周，肠腔明显狭窄。

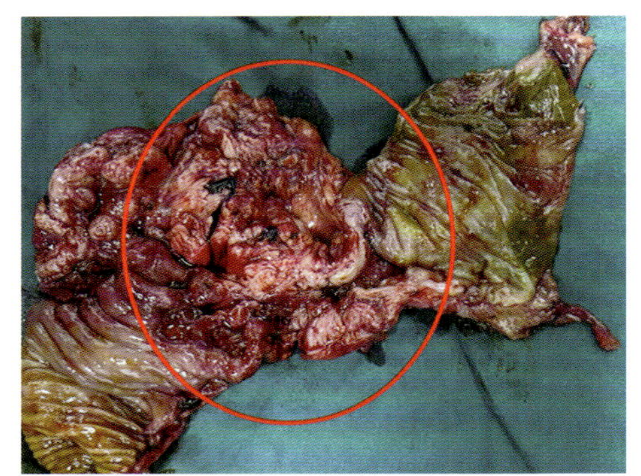

图 1-4 回盲部手术切除标本特征（2023 年 12 月）：溃疡性病变（环形部分），5cm×3cm，环肠管一周，肠腔明显狭窄。

病理科二次意见

分析患者手术标本病理（图 1-5）：回盲部肠黏膜见溃疡，边缘见胃黏膜，可见胃底腺的主细胞、壁细胞和幽门腺，黏膜下层纤维增生、闭塞，炎症细胞浸润，浆膜层少许炎症细胞浸润。病理诊断：回盲部胃黏膜异位伴溃疡形成。

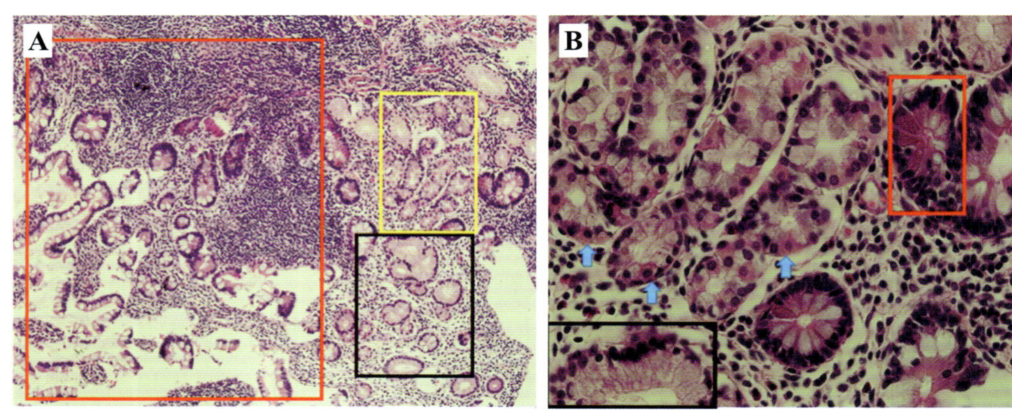

图 1-5 回盲部切除肠管病理（HE 染色）。图 A（×200）：回盲部小肠侧黏膜，红色框内为小肠黏膜，黄色框内为胃底腺，黑色框内为幽门腺；图 B（×400）：红色框内为小肠黏膜腺体的潘氏细胞（胞浆内有红色颗粒），蓝色箭头所示为胃底腺壁细胞（红色胞浆），黑色框内为幽门腺。

最终诊断

回盲部 - 胃黏膜异位。

总 结

胃黏膜异位（gastric heterotopia，GHT）是指胃黏膜组织在非正常生理部位的存在，是人体的一种先天性发育异常。胃黏膜异位可发生于胃肠道的任何部位，以上消化道及直肠常见，但很少发生于结肠，也可发生于胆道、胆囊或胰腺。胃黏膜异位患者通常没有典型症状，其临床表现主要由异位胃黏膜组织分泌的酸引起。对于发生于胃肠道中的胃黏膜异位，可行内镜下治疗或外科手术切除，也有报道应用质子泵抑制剂或H_2受体拮抗剂治疗。

本例患者因右下腹疼痛就诊，结肠镜检查提示升结肠环周的溃疡性病变。升结肠孤立的溃疡性病变通常需要与肠结核、白塞病、克罗恩病、淋巴瘤等疾病相鉴别。对于该患者，在完善相关检查后，提示其病变局限在回盲部，且有管腔狭窄、肠壁增厚明显表现，活检病理难以确诊，因此行外科手术治疗。该患者手术病理发现胃黏膜异位至回盲部，回盲部黏膜可见壁细胞，其分泌胃酸进而损伤回盲部黏膜，引起巨大溃疡性病变。此外，位于回肠末段及回盲部的胃黏膜异位也常见于梅克尔憩室，但本例患者术前腹部CT、术中及术后标本均未见梅克尔憩室改变。该患者最终通过手术病理明确诊断为回盲部-胃黏膜异位。

参考文献

[1] Iacopini F, Gotoda T, Elisei W, et al. Heterotopic gastric mucosa in the anus and rectum: first case report of endoscopic submucosal dissection and systematic review[J]. Gastroenterol Rep (Oxf), 2016, 4(3): 196-205.

[2] Mannan AASR, Vieth M, Khararjian A, et al. The outlet patch: gastric heterotopia of the colorectum and anus[J]. Histopathology, 2018, 73(2): 220-229.

[3] Park JG, Suh JI, Kim YU. Gastric heterotopia of colon found cancer workup in liver abscess: a case report[J]. World J Clin Cases, 2022, 10(15): 5012-5017.

[4] Hayama S, Suzuki Y, Takahashi M, et al. Heterotopic gastric mucosa in the gallbladder: report of two cases[J]. Surg Today, 2010, 40: 783-787.

中国医科大学附属盛京医院

解　莹　田　丰

舒　红　高玉颖　张　宏

Case 2

Good's 综合征合并巨细胞病毒性肠炎病例多学科讨论

消化科病史汇报

患者，51 岁，男性，因“反复腹泻 1 年余，加重 2 月余”于 2024 年 1 月 2 日入院。

▶ 现病史

入院前 1 年，患者在无明显诱因下出现腹泻，糊状便，2～4 次 / 日，服用益生菌或蒙脱石散可好转。入院前 2 个月，患者腹泻加重，稀水样便，3～4 次 / 日，无脓血，无发热，伴食欲缺乏和乏力，曾有进食后上腹胀痛，偶伴呕吐、腹部灼热感。入院前 1 个月（2023 年 12 月），患者至当地医院行胃镜检查（图 2-1），结果提示胃多发溃疡、胃角息肉、萎缩性胃炎 C2 期；行肠镜检查（图 2-2），结果提示回肠末段、回盲瓣多发溃疡，回盲瓣口轻度变形，结直肠多发片状溃疡，肛门口痔疮；病理示结肠慢性炎症。入院前半个月，患者于当地医院行全腹部 CT 平扫＋增强检查，结果提示：部分回肠、回盲部、全结肠、直肠肠壁多处节段性跳跃性较明显增厚，考虑炎性改变，克罗恩病可能。查血常

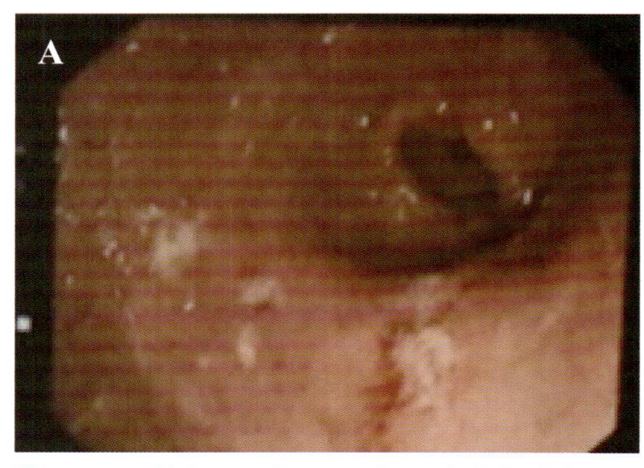

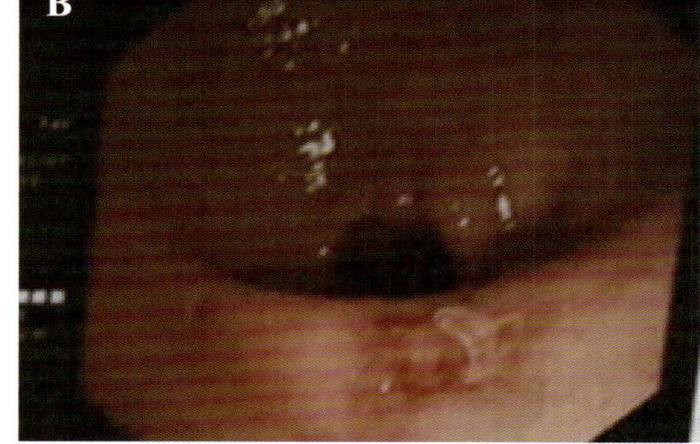

图 2-1　胃镜（2023 年 12 月）：胃窦多发溃疡。

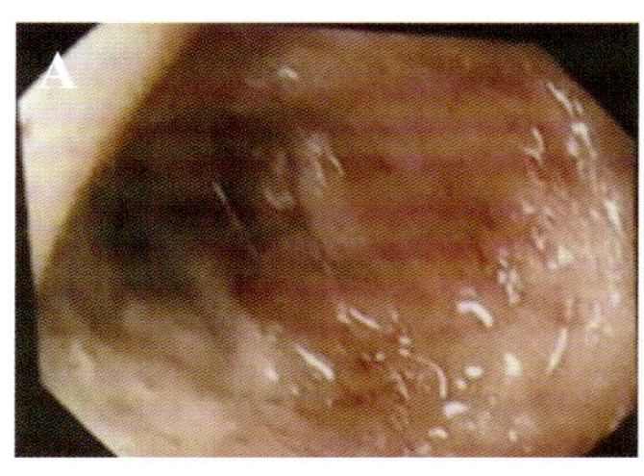
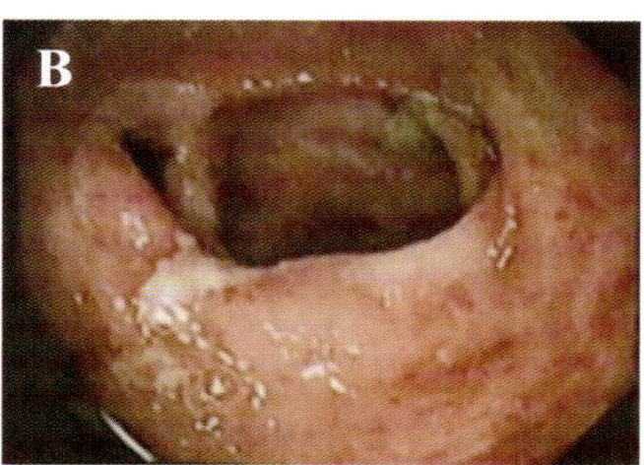
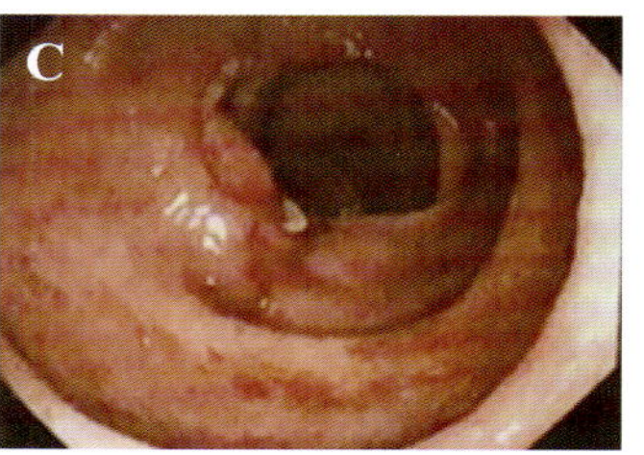

图 2-2　肠镜（2023 年 12 月）：回肠末段（图 A）、回盲瓣（图 B）、升结肠（图 C）多发溃疡。

规：白细胞计数 6.6×10^9/L，中性粒细胞百分比 78.1%，C 反应蛋白 60.5mg/L，红细胞沉降率 28mm/h。2023 年 12 月 26 日，患者就诊于我科门诊，服用美沙拉秦 1.5g（2 次 / 日）后腹泻有所缓解。2024 年 1 月 2 日入院时，患者大便性状较前成形，次数仍为 3～4 次 / 日。门诊拟“结肠溃疡，小肠溃疡”收治入院。

病程中，患者有季节性双下肢皮疹，稍有口干、眼干，偶有干咳，无关节疼痛，无复发性口腔溃疡，无严重龋齿，偶有肛周不适，精神尚可。入院时，流质饮食，睡眠一般，大便如上述，小便色黄、量少。最近 2 月余，体重下降 10kg。

▶ 既往史

患者职业为工人，无烟酒嗜好，无冶游史。1990 年，阑尾切除术；2013 年，胸腺瘤（AB 型）手术（胸腺瘤术前发现脾大、肺部感染家族史），术后追加放疗 1 次。

▶ 婚育和家族史

已婚已育，育有 1 儿，健康。无遗传性和肿瘤家族史。

▶ 入院查体

体温 36.5℃，脉搏 78 次 / 分，呼吸 18 次 / 分，血压 108/86mmHg，体重指数 20.52kg/m^2。神志清楚，精神可；皮肤巩膜无黄染，轻度贫血貌；双手指甲灰黄色，甲床增厚、变形；浅表淋巴结未触及肿大；胸部、腹部见陈旧性手术疤痕；腹部平坦，无压痛、反跳痛，无肌紧张，肝脾肋下未触及，墨菲征阴性；肝肾区无叩痛；移动性浊音阴性，肠鸣音约 5 次 / 分；双下肢无水肿。肛门可见暗紫色圆形肿物脱出。

▶ 实验室检查

尿常规＋尿沉渣定量：尿胆原（＋）。

大便常规＋隐血试验：黄色稀便，隐血试验（＋）。

血常规：白细胞计数 5.5×10^9/L，中性粒细胞百分比 77.8%（↑），血红蛋白 103g/L（↓），红细胞沉降率 57mm/h（↑）。

消化道肿瘤六项：糖类抗原 125 41.35U/mL（↑），甲胎蛋白、癌胚抗原、糖类抗原 199、糖类抗原 153、糖类抗原 72-4 均正常。

免疫常规、生化全套＋心肌酶：谷丙转氨酶 40.1U/L（↑），碱性磷酸酶 283.5U/L（↑），谷氨酰转肽酶 137.6U/L（↑），总蛋白 53.9g/L（↓），白蛋白 33.2g/L（↓），肌酐 63mol/L（↓），钾 3.14mmol/L（↓），C反应蛋白 83.5mg/L（↑），补体C4 0.52g/L（↑），免疫球蛋白IgA 0.78g/L，IgG 4.9g/L（↓），IgM 0.23g/L（↓），IgE 14U/mL。

铁代谢四项：转铁蛋白 1.8g/L（↓），血清铁 2.4μmol/L（↓），总铁结合力 37.2μmol/L（↓），转铁蛋白饱和度 6.5%（↓）。

粪便钙卫蛋白＞ 1000μg/g。

血淋巴细胞亚群计数：淋巴细胞总数 1.20×10^9/L，$CD3^+$细胞占淋巴细胞比例 84.2%，$CD3^+CD4^+$细胞占淋巴细胞比例 9.6%（↓），$CD3^+CD8^+$细胞占淋巴细胞比例 68.0%（↑），B淋巴细胞占淋巴细胞比例 0.3 %（↓），NK细胞占淋巴细胞比例 13.7 %，$CD3^+$细胞 1.010×10^9/L，$CD3^+CD4^+$细胞 0.115×10^9/L。$CD3^+CD8^+$细胞 0.816×10^9/L，B淋巴细胞 0.004×10^9/L，NK细胞 0.164 ×10^9/L，$CD3^+CD4^+$细胞/$CD3^+CD8^+$细胞比值 0.14（↓）。

大便菌群比＋真菌涂片、大便艰难梭菌、大便培养、甲状腺功能五项、抗心磷脂抗体、传染病八项、EBV-DNA、CMV-DNA、CMV-IgM、结核分枝杆菌感染T淋巴细胞检测、甲肝抗体、戊肝抗体、血清铁蛋白、抗中性粒细胞胞浆抗体、自身抗体、抗丙酮酸脱氢酶复合物、抗酸性磷酸化核蛋白 100 抗体、抗早幼粒细胞性白血病抗体、抗核包膜糖蛋白 210 抗体、抗肝肾微粒体抗体、抗肝细胞溶质抗原-1 抗体、抗可溶性肝抗原/肝胰抗原抗体、抗平滑肌抗体、抗线粒体抗体均未见异常。

入院影像学检查

2024 年 1 月，肛周磁共振：肛管右后方有异常信号，考虑肛瘘可能。肠道彩超：中远段回肠、回盲部、升结肠、结肠肝曲、降结肠肠壁多发节段性增厚，肠壁内溃疡形成，考虑炎性病变，建议治疗后复查；肠系膜炎性脂肪增生；降结肠肠腔稍扩张，请结合其他影像学检查；肠系膜淋巴结肿大。

2024 年 1 月，经肛无痛小肠镜检查（图 2-3）：进镜约 40cm 至回肠中下段，回肠黏膜可见多发圆形和不规则形浅溃疡，覆薄白苔，溃疡周围无结节样黏膜隆起，回肠可见大量脓性分泌物；回盲瓣可见浅表溃疡，瓣口持续开放；盲肠黏膜充血水肿，未见阑尾开口，升结肠可见小片状浅表溃疡，余结肠黏膜充血水肿，以右半结肠为著，散在片状糜烂，未见明显异常隆起。检查结论：回肠多发溃疡、结肠多发溃疡。

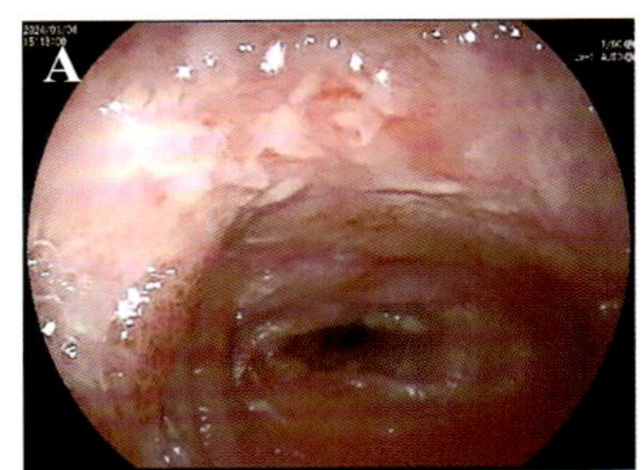

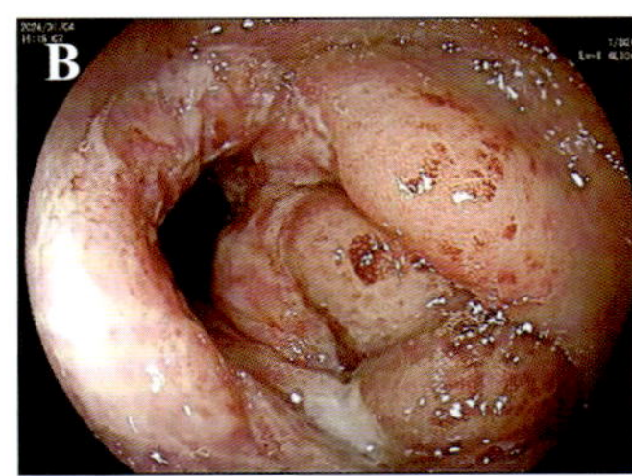

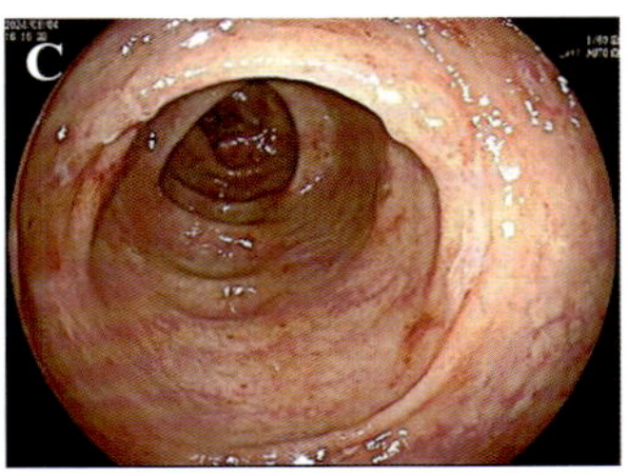

图 2-3　小肠镜（2024 年 1 月）。图 A：回肠末段多发溃疡；图 B：回盲瓣溃疡；图 C：升结肠溃疡。

病理科意见

外院病理切片我院会诊：胃镜方面，胃体中度慢性非萎缩性胃炎伴急性活动及溃疡形成；胃角轻度慢性萎缩性胃炎伴肠上皮化生；胃窦轻度慢性萎缩性胃炎伴肠上皮化生。肠镜方面，回盲部活动性慢性肠炎，伴溃疡形成及炎性渗出坏死，局灶可见散在怪异核细胞；升结肠片状活动性慢性肠炎，局灶可见散在怪异核细胞；横结肠活动性肠炎。本次多肠段活检诊断炎症性肠病依据尚不充分，回盲部及升结肠显示散在怪异核细胞，感染性肠炎不能除外，建议行 CMV、EBV 相关免疫组化检查进一步明确诊断。

小肠镜病理提示（图 2-4）：回肠中段活动性慢性小肠炎，间质多量怪异核细胞，并见少量炎性渗出坏死；回肠下段活动性慢性小肠炎伴溃疡形成，间质多量怪异核细胞；回肠末段活动性慢性肠炎，间质可见怪异核细胞；回盲瓣、降结肠、直肠片状活动性慢性肠炎，间质可见怪异核细胞。免疫组化：CMV

（怪异核细胞＋）。原位杂交：EBER（－）。

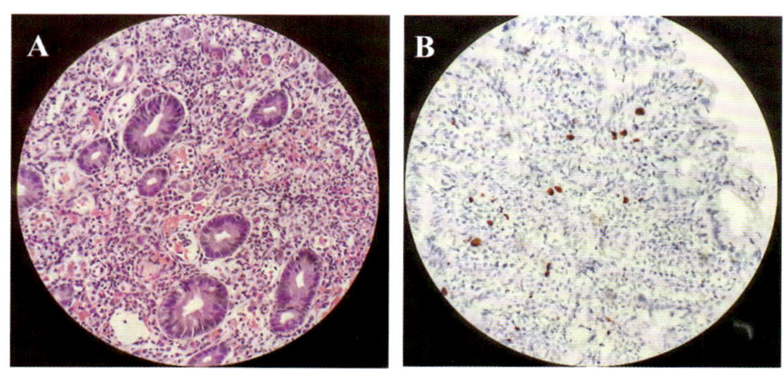

图 2-4 小肠镜病理（2024 年 1 月）。图 A（HE 染色，×100）：见组织间质中怪异核细胞；图 B：免疫组化示 CMV（＋）。

结合组织学及免疫组化结果，本次多肠段活检考虑为巨细胞病毒性肠炎，病变分布广泛并呈跳跃性，建议治疗后复查以除外炎症性肠病可能。

该患者病理示回肠中段黏膜腺管结构扭曲，间质有较多炎症细胞，可见怪异核细胞，与CMV感染相关；回肠下段黏膜间质中见包涵体，CMV免疫组化阳性。综上，患者CMV感染诊断明确，整体为急性炎症，局部见慢性肠炎，病变部位较跳跃，建议抗CMV治疗后评估，主要考虑为单纯CMV感染，无克罗恩病或溃疡性结肠炎病理依据。另发现黏膜间质中浆细胞较少，需考虑有无免疫缺陷的可能。

放射科意见

2023 年 12 月，当地医院查全腹部CT平扫＋增强（图 2-5）见：部分回肠、回盲部、全结肠、直肠肠壁多处节段性、跳跃性较明显增厚，增强后强化较明显，部分肠管狭窄，邻近血管增生、肠系膜血管根部多发增大淋巴结，考虑炎性改变，克罗恩病可能；脾大。放射科认为，该患者外院CT可见回盲部稍增厚，周围系膜见轻度肿大淋巴结，其余未见肠壁增厚，脾脏稍大，总体未见

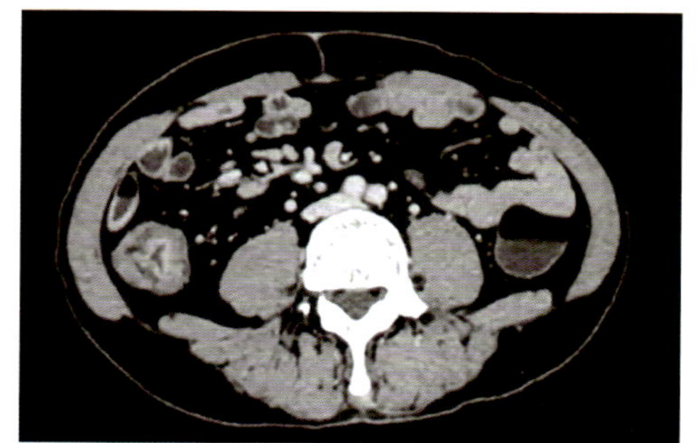

图 2-5 全腹部CT平扫＋增强（2023 年 12 月）：部分回肠、回盲部、结肠肠壁跳跃性增厚。

肠道通透性改变，目前无炎症性肠病证据。

2024 年 1 月，胸腹部CT平扫（图 2-6）示：左肺上叶及右肺中叶炎症，左肺上叶支气管扩张伴感染，两肺多发小结节，部分考虑炎性结节，肠系膜脂肪间隙稍模糊，肠系膜间隙多发淋巴结影，部分轻度肿大。我院胸部CT见支气管扩张伴感染，考虑为慢性感染；CT肠道表现，考虑感染相关；肛管 7 点钟方向考虑炎症，未形成肛瘘，另未见脾大。

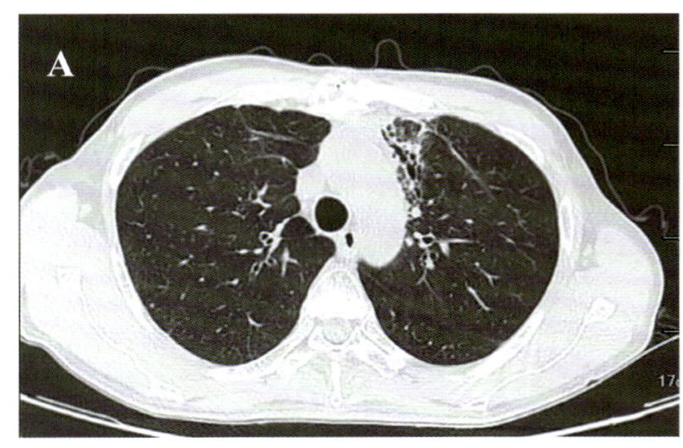

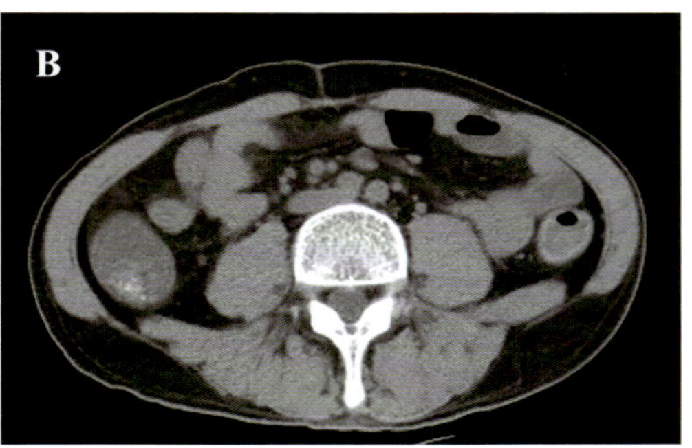

图 2-6　胸腹部CT平扫（2024 年 1 月）。图A：肺炎、支气管扩张伴感染，两肺多发小结节；图B：肠系膜脂肪间隙稍模糊。

风湿免疫科意见

患者有胸腺瘤手术史，外周血 $CD3^{+}CD4^{+}$ T淋巴细胞和B淋巴细胞均显著减少，合并肠道CMV感染，免疫球蛋白IgG降低，合并甲癣和肺部感染，需要考虑Good’s综合征可能。Good’s综合征属于免疫缺陷病，是一种少见的、成年发病的综合征，以胸腺瘤、低丙种球蛋白血症、低外周血B淋巴细胞和伴T淋巴细胞免疫缺陷为特点，可累及多系统反复感染，有时无法检测出致病原。此病治疗以长期间断输注免疫球蛋白和对症支持治疗为主，预后不佳，可能会反复出现多系统感染，病情需充分沟通，可予以丙种球蛋白（20g/d×3d），每月输注，胸腺五肽 1 支隔天使用，以免疫调节治疗。

最终诊断

以肠道感染为发病特征的Good’s综合征。

治疗及预后

患者在住院期间经系列治疗，包括：美沙拉秦抗炎，多糖铁补铁，双歧杆菌调节肠道菌群，蒙脱石散收敛止泻，雷贝拉唑护胃，甘草酸二胺和熊去氧胆酸保肝，更昔洛韦（0.25g/12h，iv）抗病毒，丙种球蛋白 20g/d×3d输注，以及胸腺五肽（隔天 1 支）皮下注射等。而后，腹泻逐渐好转，转至当地医院继续接受更昔洛韦抗病毒治疗（共 4 周），及随访。

讨　论

本例患者为中年男性，有胸腺瘤切除史，病理类型为AB型胸腺瘤，临床表现为慢性腹泻、食欲缺乏、咳嗽、乏力，IgG、IgM均明显降低，B淋巴细胞显著减少，$CD4^{+}/CD8^{+}$ T淋巴细胞比值倒置，胸部CT可见肺部感染表现，经抗巨细胞病毒感染、丙种球蛋白输注等治疗后症状好转。与既往关于Good's综合征的报道相符。

Good's综合征的临床表现隐匿，特异性不高，且发病率较低，目前尚未引起临床广泛关注，导致患者诊治延误。在临床治疗过程中，当患者同时出现以下 3 种情况时，应高度怀疑Good's综合征：①胸腺瘤；②免疫缺陷；③多系统受累，包括呼吸系统、消化系统、神经系统、免疫系统、血液系统等。每月 1 次的免疫球蛋白补充可降低此类患者肺部感染的发生率，是目前治疗Good's综合征的最有效方法。Good's综合征的预后较其他免疫缺陷疾病差，5 年生存率约为 70%，10 年生存率约为 33%。

本例患者虽然诊断明确，已开始规律补充免疫球蛋白，但仍需关注其治疗依从性和病情反复的问题，因其远期的预后不良，需提前与患者或其家属做好沟通。

参考文献

[1] Kelesidis T, Yang O. Good's syndrome remains a mystery after 55 yeares: a systematic review of the scientific evidence[J]. Clin Immunol, 2010, 135(3):

347-363.
[2] Tarr PE, Saeller MC, Mechanic LJ, et al. Infectious in patients with immunodeficiency with thymoma(Good syndrome). Report of 5 cases and review of literature[J]. Medicine (Baltimore), 2001, 80: 123-133.
[3] Orange JS, Grossman WJ, Navickis RJ, et al. Impact of trough IgG on pneumonia incidence in primary immunodeficiency: a meta-analysis of clinical studies[J]. Clin Immunol, 2010, 137(1): 21-30.

南京大学医学院附属鼓楼医院
刘 力 谢 颖 王 雷
刘 松 史倩芸 梁 军 张晓琦

Case 3

以肠道弥漫性溃疡为主要表现的 PI3K 抑制剂相关性腹泻病例多学科讨论

消化科病史汇报

患者，女性，退休职工，51 岁，因“腹泻 20 天，发热 10 余天”于 2021 年 8 月 28 日入院。

▶ **现病史**

2021 年 8 月 10 日起，患者在无明显诱因下出现水样腹泻，每日 10 余次，偶有黏液脓血便，伴下腹阵发性疼痛，NRS 营养评分 4 分。当地予以左氧氟沙星静滴，治疗效果欠佳。2021 年 8 月 17 日，患者出现发热，最高体温 39.1℃，查血常规示白细胞计数 8.1×10^9/L → 1.6×10^9/L，中性粒细胞计数 7.0×10^9/L → 1.0×10^9/L，血红蛋白 130g/L → 115g/L，血小板计数 157×10^9/L → 97×10^9/L；C 反应蛋白 86.4mg/L；白蛋白 21.5g/L，血钾 3.33mmol/L，Cr 正常。腹部增强CT显示：部分空肠、盆腔小肠及结直肠增厚，腹膜后及肠系膜多发淋巴结肿大。结肠镜检查（图 3-1）提示：进镜至距肛门 40cm 处无法继续进镜，退镜见黏膜弥漫性肿胀发红，覆脓苔，伴脱落坏死；病理：（左半结肠活检标本）腺隐窝及腺体结构尚好，见坏死组织，间质肉芽组织增生，腺体减少。当地医院先后给予头孢噻肟联合甲硝唑静滴 7 日，并经验性加用万古霉素 125mg q6h 口服 5 日，患者上述症状仍无明显好转，体温最高 38.4℃，每日大便次数仍多于 10 次，性状同前。为求进一步治疗就诊于我院。患者自发病以来精神弱，小便正常，体重无下降，否认肛瘘、肛周脓肿、关节痛等。

▶ **既往史**

血管免疫母细胞性T细胞淋巴瘤 2 年，先后接受CHOP方案、西达苯胺、hyper CVAD-A 方案（2020 年 5 月 21 日起）以及PI3K抑制剂（2020 年 11 月 9 日至今）治疗；无放疗史；剖宫产史。

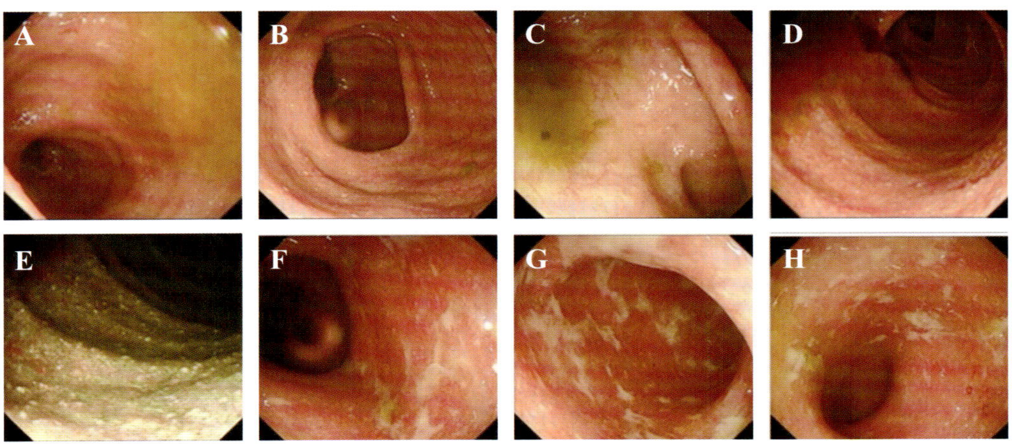

图 3-1 结肠镜（2021 年 8 月 17 日）：进镜至回肠末段，见多发浅溃疡，全结肠黏膜充血水肿，多发针尖样、片状浅溃疡形成，覆白苔，病变以左半结肠为著。

▶ 入院查体

精神弱，浅表淋巴结未及肿大，心肺查体无殊，腹软，脐周压痛，无反跳痛，双下肢无明显水肿。

▶ 实验室检查

大便细菌涂片＋培养、真菌涂片＋培养、寄生虫、沙门菌、霍乱弧菌、艰难梭菌毒素测定均为阴性；血培养、TB-SPOT、HBsAg、CMV-IgM、CMV-DNA、EBV-IgM、EBV-DNA 均为阴性。

免疫指标：血清 IgG_4、ANCA、ANA、抗 ENA、APS 均为阴性。

血清肿瘤指标：CA199 71.7U/L（↑），CEA、AFP、CA153、CA125 均正常。

病理科会诊意见

取外院结肠病理在我院会诊：（左半结肠活检）黏膜慢性溃疡伴上皮可疑不典型增生。骨髓穿刺涂片及骨髓活检：造血组织增生活跃，粒红比例分布可，巨核细胞散在，未见明确异常淋巴细胞。胃镜：慢性非萎缩性胃炎；病理：（胃窦）黏膜慢性中度浅表性炎，HP 阴性。

影像科意见

2021年8月28日入院后，胸部CT（图3-2）：对比2021年7月1日CT未见淋巴瘤明显进展；右上肺斑片影与前大致相仿；颈部、纵隔淋巴结增大与前相仿。

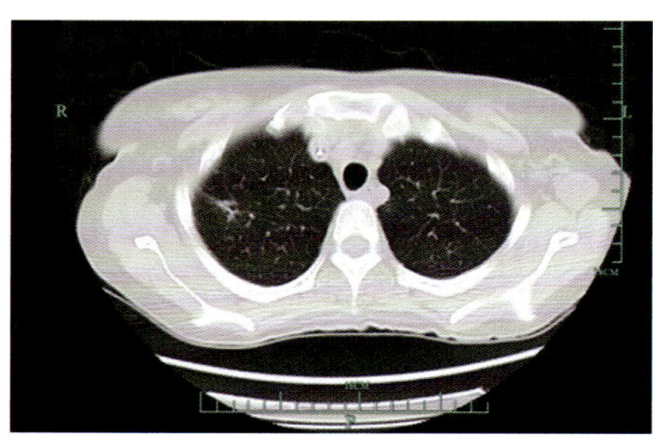

图3-2　胸部CT（2021年8月28日）：右上肺斑片影与前大致相仿，颈部、纵隔淋巴结增大与前相仿。

2021年8月28日，小肠CTE（图3-3）：结肠肠壁节段性增厚，均匀强化，部分肠管浆膜层毛糙，系膜血管增粗；后腹膜、肠系膜、两侧髂血管旁及两侧腹股沟区见散在多发增大淋巴结，增强后强化明显，对照2021年7月相仿；肠系膜上下动脉无明显狭窄、扩张及栓塞。

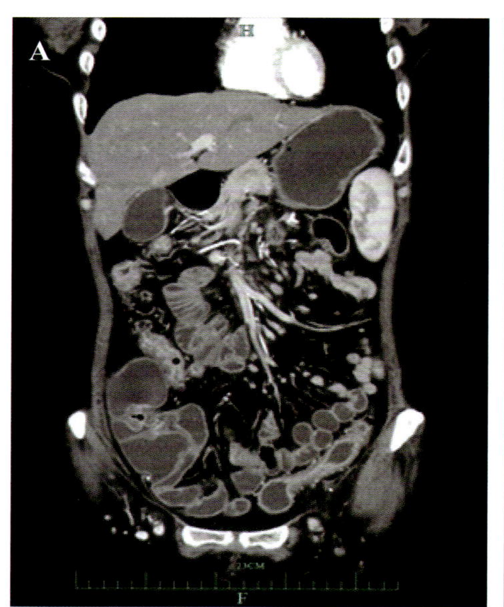

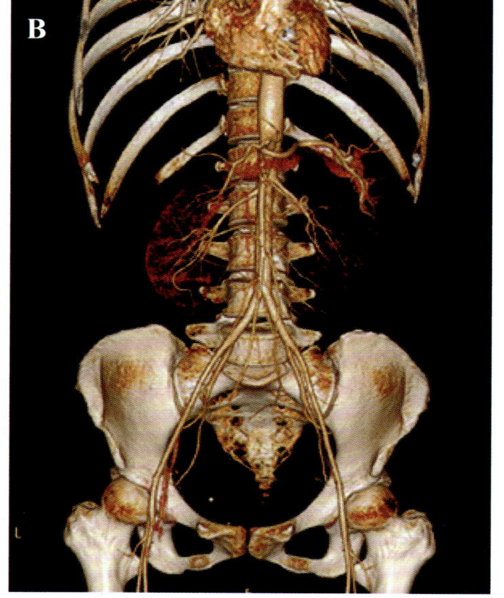

图3-3　小肠CTE（2021年8月28日）。图A：结肠肠壁节段性增厚，均匀强化，部分肠管浆膜层毛糙，系膜血管增粗；后腹膜、肠系膜、两侧髂血管旁及两侧腹股沟区见散在多发增大淋巴结，增强后强化明显；图B：肠系膜上下动脉无明显狭窄、扩张、栓塞。

病理科意见

结肠黏膜病理（图 3-4）：未见淋巴瘤，EBV、CMV、真菌及结核分枝杆菌感染证据不足，但不除外其他细菌感染或药物相关性因素所致。免疫组化：CMV2（－），EBER（－），EBNA2（－），CD20（散，＋），CD3（散，＋），CD56（－），TB（FISH）（－），PAS（－），抗酸（－），真菌（FISH）（－），P53（部分＋），TCR（－）。

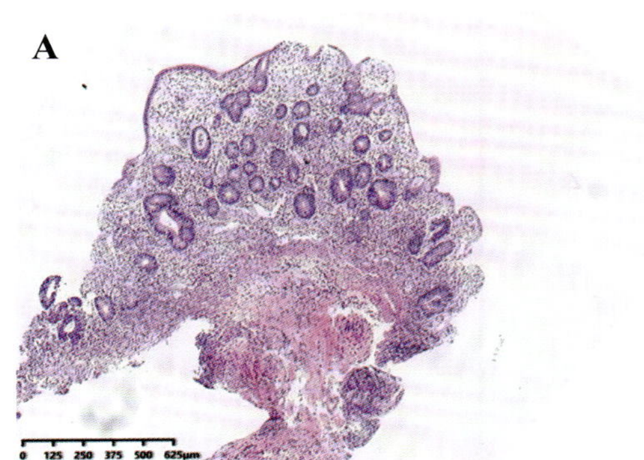

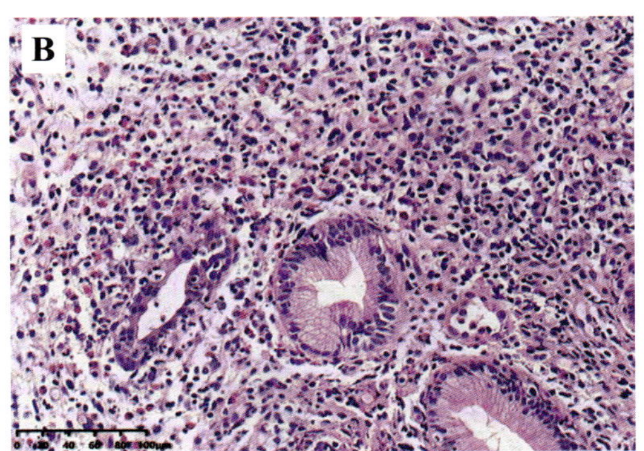

图 3-4　结肠黏膜病理：黏膜呈弥漫性慢性肠炎（活动性）伴细胞凋亡增多。上述病变未见淋巴瘤，EBV、CMV、真菌及结核分枝杆菌感染证据不足，但不除外其他细菌感染或药物相关性因素。

血液科意见

结合患者影像学、骨髓穿刺及结肠病理结果，考虑血管免疫母细胞性T细胞淋巴瘤病情处于缓解期，未见明显复发或消化道受累证据，尚不需要再次骨髓穿刺。

感染科意见

患者否认发病前不洁饮食、受凉等诱因，常见感染原筛查未见阳性提示，且广谱抗菌药物抗感染效果欠佳，不除外少见菌感染或非感染因素可能，必要时可行病原菌二代测序进一步检查。

后续随访

患者入院后继续予以头孢哌酮舒巴坦 1g q8h 静滴，万古霉素 125mg q6h 口服，同时积极补充白蛋白、肠道益生菌并予以肠内营养支持等治疗，患者仍每日发热，最高体温 38.2℃，大便次数无明显减少。患者结肠病理提示细胞凋亡较多。细胞凋亡常见原因有如下几种。①感染：细菌、病毒；②药物：抗肿瘤药物、其他毒性物质；③物理因素：高温、X线、紫外线；④缺血、缺氧；⑤其他：细胞因子、免疫细胞（细胞毒性T细胞、吞噬细胞）。该患者无感染、缺血性肠病证据，既往未接触物理损伤因素，无细胞因子或免疫细胞治疗史，规律应用PI3K抑制剂治疗，需警惕药物所致肠道损伤的可能。

PI3K抑制剂相关性腹泻是指由PI3K抑制剂通过免疫介导结肠炎症导致的腹泻，最初多表现为水样、非血性腹泻，并且对抗肠动力药物响应差。据报道，在146名接受PI3K抑制剂单药治疗的患者中，有47%的患者报告有腹泻，14%的患者出现严重腹泻或结肠炎（3级或更高）。根据腹泻严重程度和发病时间，此病可分为2种类型：①在开始治疗后中位数为1.9个月时发生的早发、轻度腹泻，往往具有自限性，对常见止泻剂有反应；②在开始治疗后中位数为7.1个月时发生的晚发、重度腹泻，对止泻或经验性抗菌治疗反应不佳。Louie等报道的11例PI3K抑制剂治疗后腹泻患者的结肠活检均显示隐窝内有一定程度的细胞凋亡，其中5例显示多数隐窝细胞中度至重度凋亡，并伴有隐窝内杯状细胞丢失；所有病例均至少表现为局灶性急性隐窝炎，其中8例表现为轻度隐窝结构扭曲，7例患者固有层内炎症加重，8例患者隐窝内上皮内淋巴细胞增多（淋巴细胞主要为T细胞，以CD8为主，多数表达α/βT细胞受体）。对8例病例进行小肠活检显示，大多数病例表现为肠绒毛钝化和上皮内淋巴细胞增多，具有腹腔样组织学表现。治疗上，对于轻度腹泻（1、2级腹泻），可予以洛哌丁胺止泻；对于中重度腹泻（3、4级腹泻），首选排除感染，并停用PI3K抑制剂，对严重患者可予以糖皮质激素治疗。

考虑该患者在使用PI3K抑制剂后出现腹泻，予以停用PI3K抑制剂。此后，患者腹泻逐渐好转，大便次数减少至2～3次/日，呈黄色软便。复查血常规、超敏C反应蛋白、红细胞沉降率均正常。2021年10月，患者腋窝淋巴结再次多发肿大，行穿刺病理检查，结果提示：（左腋窝淋巴结）血管免疫母细胞性T

细胞淋巴瘤；免疫组化：CD3（＋），CD20（－），Ki-67（＋ 40%），CD2（＋），CD4（＋），CD5（＋），CD7（＋），CD8（＋），CD10（－），CD56（＋），Bcl-6（＋），CD21（FDC＋），PD-1（＋），CXCL13（＋），ALK（－），CD30（＋），TIA-1（＋），TDT（－），GATA-3（－），MUM1（＋），P53（部分＋），EBER（＋）。血液科调整治疗方案予以CD30 单抗治疗，但治疗效果欠佳，患者病情逐渐进展，最终因多脏器功能衰竭于 2022 年 1 月放弃治疗。

总　结

该患者为中年女性，以急性腹泻起病，白细胞计数进行性减低，炎症指标升高，既往有血管免疫母细胞性T细胞淋巴瘤病史。易让人首先疑诊肠道感染或淋巴瘤肠道受累，但一系列广谱抗感染效果不佳，淋巴瘤系统性评估病情处于缓解状态，一时让诊断陷入困境。再次从结肠病理细胞凋亡入手，抽丝剥茧，逐渐诊断PI3K抑制剂相关性腹泻，不仅拓展了临床思维，还提示临床医师需警惕和关注新型靶向药物所带来的肠道损伤。

参考文献

[1] O’Brien SM, Lamanna N, Kipps TJ, et al. A phase 2 study of idelalisib plus rituximab in treatment-naïve older patients with chronic lymphocytic leukemia[J]. Blood, 2015, 126: 2686-2694.

[2] Coutré SE, Barrientos JC, Brown JR, et al. Management of adverse events associated with idelalisib treatment: expert panel opinion[J]. Leukemia & Lymphoma, 2015, 56: 2779-2786.

[3] Louie CY, DiMaio MA, Matsukuma KE, et al. Idelalisib-associated *enterocolitis*: clinicopathologic features and distinction from other *enterocolitides*[J]. Am J Surg Pathol, 2015, 39(12): 1653-1660.

浙江大学医学院附属第一医院
熊洋洋　陈春晓

Case 4

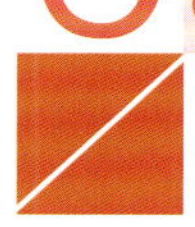

被误诊为肠道肿瘤的肠白塞病病例多学科讨论

消化科病史汇报

患者，女性，67 岁，农民，因“间断中下腹钝痛 1 年余”于 2023 年 9 月至我院就诊。

▶ 现病史

患者于 1 年多前出现中下腹部间断钝痛，疼痛可耐受，无恶心、呕吐，无腹泻、腹胀，无发热、头痛等不适，休息后可缓解。患者初始未予以重视，后因腹痛进行性加重，遂至外院就诊，于 2022 年 6 月进行结肠镜及腹盆腔 CT 平扫＋增强检查。结肠镜检查（图 4-1）示：回肠末段可见一巨大不规则溃疡，大小约为 2.5cm×3.0cm，底覆厚白苔，周边黏膜肿胀隆起，肠腔狭窄；腹盆腔 CT 平扫＋增强示：回盲部病变，考虑恶性病变突破浆膜层，周围多发淋巴结肿大，阑尾受侵犯不除外。遂于同期在排除禁忌证后于外院全麻下行肠道肿瘤根治性切除术＋回肠 - 横结肠吻合术。术后病理提示：肠道溃疡伴急慢性炎性渗出，肉芽组织形成，伴淋巴组织反应性增生，多灶淋巴滤泡形成，检出肠系膜淋巴结 11 枚，呈反应性增生，慢性阑尾炎。术后予以抗炎、补液支持治疗，创面恢复不佳。

2022 年 10 月，患者于术后 3 个月再次出现中腹部及右侧腹部阵发性胀痛，遂于 2022 年 11 月再次至外院就诊。入院后，结肠镜检查（图 4-2）示：距肛门约 80cm 至横结肠见术后吻合口，吻合口狭窄，内镜无法通过，吻合口旁见一大小约 1.2cm×3.0cm 的深溃疡，底覆白苔，周边黏膜充血水肿，取活检组织 3 块；活检病理回报：肠道黏膜急慢性炎，大量急慢性炎症细胞浸润并见黏膜内腺体减少，符合溃疡性改变。遂予抗炎、补液、营养支持等治疗，患者症状稍有缓解。出院后，患者口服甲硝唑（0.2g，3 次 / 日）、美沙拉秦（2.0g，2 次 / 日）。

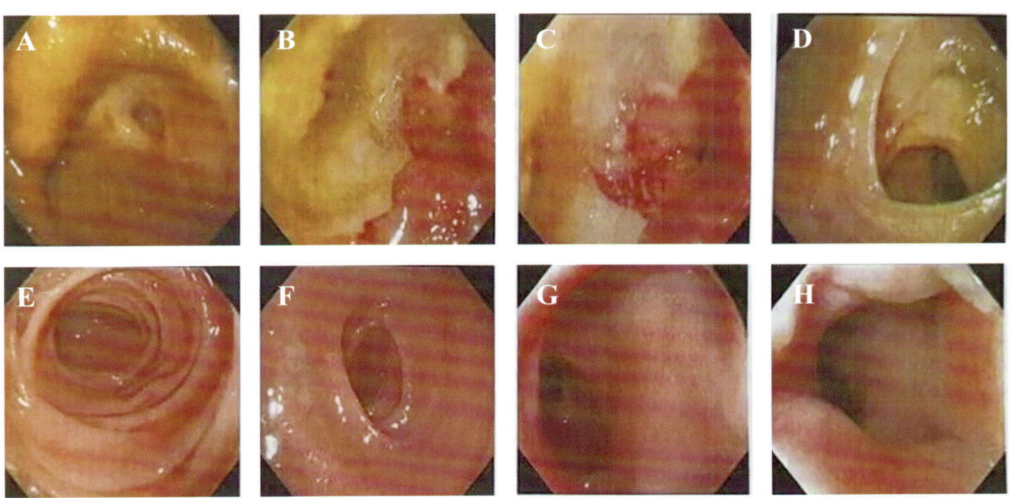

图 4-1　结肠镜检查（2022 年 6 月）：结直肠未见异常，回盲瓣形态未见异常。进镜至回肠末段可见一巨大溃疡，大小约为 2.5cm×3.0cm，溃疡底部覆白苔（图 A～D），溃疡周边黏膜隆起，伴肠腔狭窄内镜无法通过（图 E～H）。

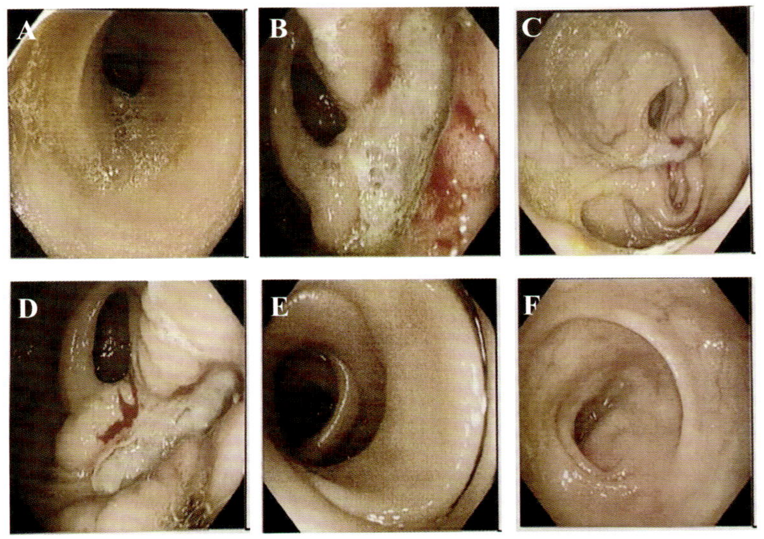

图 4-2　结肠镜检查（2022 年 11 月）：距肛门约 80cm 至横结肠见术后吻合口狭窄，吻合口旁可见一深溃疡（大小约为 1.2cm×3.0cm），溃疡底部覆白苔，周边锐利（图 B～D）。余结直肠未见异常（图 A、E、F）。

2023 年 3 月，患者再次出现中下腹部阵发性钝痛伴发热，至外院就诊，后经抗炎、补液等治疗后体温恢复正常，腹痛缓解出院。出院后，患者口服美沙拉秦（2.0g，2 次/日）治疗。

2023 年 5 月，患者腹痛再发，性质同前，无发热，至外院就诊，经抗炎、补液、营养等治疗后腹痛缓解。此后，患者腹痛反复发作。2023 年 8 月，再次复查肠镜依旧可见吻合口巨大溃疡无明显改善（图 4-3）。

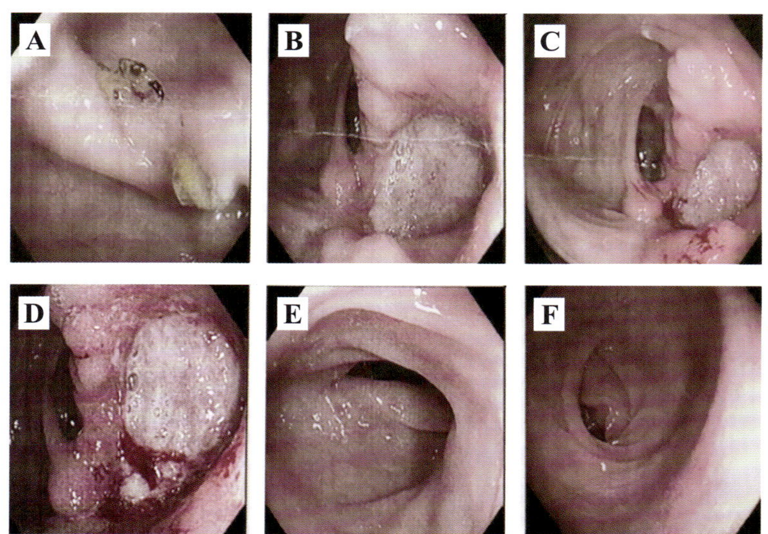

图 4-3 肠镜（2023 年 8 月）：吻合口巨大溃疡，与 2022 年 11 月内镜检查相比无明显改善。

2023 年 8 月，患者为求进一步诊治至我院就诊。我院以"吻合口溃疡，性质待定"收入消化科。

入院后追问病史，患者于 2012—2013 年反复出现口腔溃疡，予抗菌药物口服对症治疗未见明显缓解；后口腔溃疡自行好转，偶有发作。

▶ **入院查体**

体温 36.3℃，脉搏 92 次/分，呼吸 19 次/分，血压 129/51mmHg。神清，精神可。全身皮肤、黏膜无黄染，无瘀点、瘀斑。浅表淋巴结未及肿大，颈软，气管居中，甲状腺未及肿大。双肺呼吸音清，心律齐，未及病理性杂音。中下腹部压痛，无反跳痛，无腹肌紧张，肝脾肋下未触及，肝肾区无叩痛，肠鸣音无亢进，移动性浊音阴性。四肢肌力肌张力可，双下肢无水肿，神经系统症状未引出。

▶ **实验室检查**

血常规：白细胞计数 6.02×10^9/L，中性粒细胞计数 4.17×10^9/L，红细胞计数 3.37×10^{12}/L（↓），血红蛋白 97g/L（↓），C 反应蛋白 46mg/L（↑）。

生化：白蛋白 31g/L（↓），氯 112mmol/L（↑），二氧化碳 20.2mmol/L（↓），钙 2.14mmol/L，磷 1.18mmol/L，乳酸脱氢酶 171U/L，淀粉酶 53U/L，肌酸激酶 38U/L，CK-MB 定量 0.7ng/mL，肌红蛋白定量 21.8ng/mL，高敏肌钙

蛋白Ⅰ 6.6pg/mL，估算肾小球滤过率 66.9mL/（min·1.73m^2）。

凝血指标：APTT 28.7s，PT 11.4s，Fg 4.2g/L（↑），纤维蛋白降解产物 5.5mg/L（↑），D-二聚体定量 1.91mg/L（↑）。

粪常规：隐血试验（+），粪便钙卫蛋白 240.3μg/g（↑）。

感染指标：T-SPOT结核感染T细胞A抗原 8（↑），B抗原 1；PPD（−）；痰液结核分枝杆菌检测均未检出。

自身抗体：抗核抗体（+），ANA主要核型胞浆颗粒型，主要核型强度 1∶80，抗Ro-52 抗体（印迹法）（2+）。

影像学检查

2023 年 8 月 30 日，小肠增强CT（图 4-4）示：①肠道术后，回肠末段-横结肠吻合术后，吻合口周围溃疡，肠白塞病可能性大；②强直性脊柱炎。

头颅MR平扫：侧额顶叶散在腔隙灶，筛窦炎。

胸部CT：两侧胸膜局部增厚粘连，左肺上叶肺气囊；纵隔内多发钙化灶。

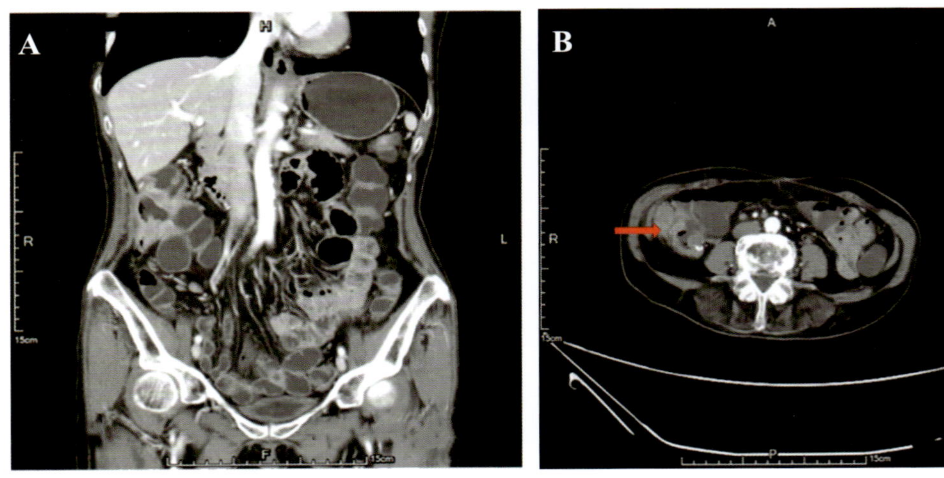

图 4-4 小肠增强CT（2023 年 8 月 30 日）。图A：回肠末段-横结肠吻合术后，吻合口增厚伴溃疡，肠腔狭窄；图B：吻合口周围溃疡（如红色箭头所示），考虑肠白塞病可能性大。

初步诊断

肠白塞病；强直性脊柱炎。

诊断依据及处理

患者既往有反复口腔溃疡病史，外院多次肠镜检查可见回肠末段巨大火山口样溃疡，行手术切除后，肠道病理提示肠道炎症，未见肿瘤改变。术后数月，吻合口处溃疡再发，且经抗感染、营养支持治疗后无明显好转。根据病史及检查结果，考虑肠白塞病合并强直性脊柱炎。经头孢三嗪、甲硝唑抗感染，及营养支持治疗 2 个月后，患者腹痛症状好转。后继续予以JAK抑制剂联合口服肠内营养积极治疗原发病，患者症状逐步改善，体重明显增长。2024 年 5 月，腹盆CT复查可见吻合口增厚伴溃疡，但较 2023 年 8 月明显好转（图 4-5）。建议患者继前治疗和随访。

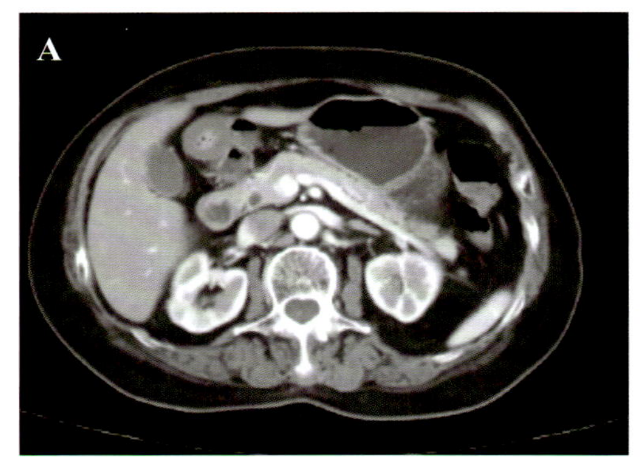

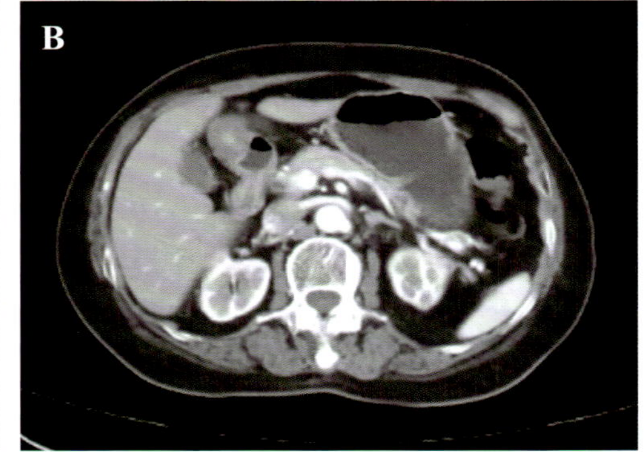

图 4-5　腹盆CT（2024 年 5 月）：右半结肠术后，回肠末段－横结肠吻合术后，吻合口增厚，较 2023 年 8 月明显好转。

讨　论

白塞病又称贝赫切特综合征，是一类可累及全身多脏器的慢性、系统性血管炎症性疾病。1937 年，土耳其皮肤科医师Behcet发表了第 1 例白塞病病例报告，之后以“Behcet’s disease”命名该病。

白塞病的主要临床表现为反复发作性口腔溃疡、生殖器溃疡、眼炎及皮肤损害，当其造成消化道病变时称为肠白塞病。肠白塞病的临床表现与克罗恩病相似，与肠结核、肠淋巴瘤、有肠道表现的免疫系统疾病等鉴别困难。

2022 年，中国肠白塞病共识将肠白塞病分为两种亚型：Ⅰ型为有系统性白塞病，且存在典型肠道溃疡等肠道表现；Ⅱ型为无系统性白塞病，但存在典型肠道溃疡和其他肠道表现。中国肠白塞病诊断标准：符合中华医学会风湿病学会分会于 2021 年发布的白塞病诊断标准，同时具有白塞病相关典型肠道溃疡，如溃疡边缘清晰、呈圆形或类圆形的深溃疡、火山口样溃疡，即可临床诊断为肠白塞病。

2020 年，日本肠白塞病共识指出，内镜下可见回盲部火山口样溃疡，食管存在圆形溃疡可作为肠白塞病的典型表现；当深部溃疡的组织学检查结果表明存在慢性活动性非特异性炎症时，应考虑肠白塞病。具体诊断标准：①通过内镜或X线检查在回盲部发现火山口样、圆形或椭圆形溃疡；根据是否存在其他白塞病表现，诊断为完全性或不完全性白塞病。②排除急性阑尾炎和感染性肠炎。此外，该病还需要通过临床表现以及内镜和影像学检查，与克罗恩病、肠结核、药物相关性肠炎鉴别。另外，针刺实验、HLA-B51、胶囊内镜、小肠镜、内镜超声、小肠CT等均有协助诊断价值。

肠白塞病活动度评分指数对疾病活动度、预后和治疗有一定的预测价值，如DAIBD评分体系，但该评分体系尚需大样本研究来验证并加以完善。肠白塞病的内镜活动度评估尚缺乏相关内镜评分体系，可参考克罗恩病的内镜评分系统。建议在肠白塞病治疗后行内镜评估，可将黏膜愈合或溃疡消失作为治疗目标，也可将部分愈合或内镜下改善作为治疗有效的指征之一。C反应蛋白和红细胞沉降率是反映肠白塞病炎症活动度的重要指标。粪便钙卫蛋白可帮助评价疾病活动度，C反应蛋白阴性可作为肠白塞病治疗的目标之一。

对活动期轻、中度肠白塞病患者，诱导缓解治疗可使用美沙拉秦；对中重度活动期肠白塞病患者，建议使用糖皮质激素联合免疫抑制剂或应用抗TNF-α单抗；对重度和（或）难治性白塞病患者，应使用抗TNF-α单抗，也可尝试抗TNF-α单抗联合免疫抑制剂。对伴严重全身症状或肠道并发症（如深大溃疡、狭窄、瘘管、出血和穿孔）患者，可短期给予全胃肠外营养治疗，同时需警惕静脉导管相关感染和血栓栓塞的发生风险，治疗时尽快帮助患者过渡至肠内营养治疗。对出现肠穿孔、严重狭窄致肠梗阻、腹腔脓肿和消化道大出血者，需要进行外科治疗；对药物治疗反应差且因肠瘘等肠道并发症生活质量低下者，亦建议行外科治疗。

肠白塞病活动期使用的美沙拉秦可继续用于缓解期的维持治疗。硫唑嘌呤常用于缓解期维持治疗和预防术后复发。活动期对抗TNF-α单抗有应答的患者，在缓解期可使用抗TNF-α单抗进行维持治疗。

目前，尚无肠白塞病治疗的标准停药方案。对有重要脏器受累（眼、心血管、肺、消化系统、神经系统等）的患者，建议根据年龄、性别、疾病严重程度，在疾病缓解2～5年后逐渐减少免疫抑制剂的剂量。任何停药方案都需要专家建议。

手术治疗肠白塞病的绝对适应证包括合并严重并发症，如肠穿孔、严重肠腔狭窄、消化道大出血、腹腔脓肿等；相对适应证包括反复药物治疗效果差、肠道并发症（如肠瘘等）严重影响患者生活质量。手术治疗建议行病变肠管切除并造口。由于肠瘘、肠穿孔和瘘管形成等并发症可能更常见于手术吻合部位，因此针对此类患者的手术治疗方案选择，造口手术优于Ⅰ期吻合手术。术后建议使用免疫抑制剂维持治疗。

本病例曾因回肠末段巨大溃疡被误认为肠道肿瘤而实施肠道手术治疗，术后在吻合口处很快出现了溃疡复发，上述曲折的治疗经过均提示临床医师应掌握肠白塞病的典型临床表现，从而缩短诊断时间，早期干预，使患者获得更好的预后。

参考文献

[1] 中华医学会消化病学分会炎症性肠病学组，杨红，何瑶，等．肠型贝赫切特综合征(肠白塞病)诊断和治疗共识意见[J]．中华消化杂志，2022, 42 (10): 649-658.

[2] Cheon JH,Shin SJ,Kim SW, et al. Diagnosis of international Behcet’s disease[J]. Korean J Gastroenterol, 2009,53(3):187-193.

[3] Watanabe K, Tanida S, Inoue N, et al. Evidence-based diagnosis and clinical practice guidelines for intestinal Behcet’s disease 2020 edited by Intractable Diseases, the Health and Labour Sciences Research Grants[J]. J Gastroenterol, 2020, 55(7): 679-700.

中国人民解放军空军军医大学空军特色医学中心

李白容

上海交通大学医学院附属瑞金医院

顾于蓓

Case 5

EBV 感染相关肠道 T 细胞淋巴瘤病例多学科讨论

消化科病史汇报

患者，男性，72 岁，因“反复腹泻伴发热 1 年余”于 2016 年 10 月入院。

▶ 现病史

患者于 2015 年 9 月在无明显诱因下出现腹泻，每日排泄黄色水样便 3～4 次，伴发热，对症治疗后症状缓解。3 个月后，患者上述症状再发，间断发热，体温最高 39.2℃，热型不规律。于外院查粪便找寄生虫及幼虫、沙门菌及志贺菌培养均为阴性，肥达外斐反应阴性，T-SPOT.TB 弱阳性，抗核抗体谱阴性，结肠镜检查示结肠散在大小不等、形态不规则溃疡。外院给予四联诊断性抗结核治疗 20 天，症状无改善，患者自行停药。2016 年 4 月，患者于外院行腹盆增强 CT 检查示结直肠肠壁增厚伴异常强化，PET-CT 提示存在肠道不规则摄取，考虑炎性病变可能。经泼尼松 30mg/d 及美沙拉秦口服治疗，患者腹泻好转，发热同前。2016 年 9 月，外院查血 EBV-DNA 阳性，予更昔洛韦及静脉激素治疗，疗效不佳。自起病以来，患者体重下降 8kg。为进一步治疗入院。

▶ 既往史

否认罹患结核及结核患者接触史，长期大量吸烟史，余无殊。

▶ 入院查体

体重指数 17.57kg/m^2。双肺呼吸音清，心律齐，心杂音未闻及。腹软，未及包块，无压痛、反跳痛。

▶ 实验室检查

血常规大致正常，超敏 C 反应蛋白 61.12mg/L，红细胞沉降率 47mm/h，抗中性粒细胞胞浆抗体（－）。外周血 EBV-DNA 2300 拷贝 /mL，EBV-IgA/VCA、

EBV-IgA/EA（+），血T-SPOT.TB、布鲁杆菌凝集试验（—）。粪便常规示大量白细胞，红细胞5～8个/HP，粪便病原学筛查均（—）。

▶ **内镜检查**

结肠镜：回肠末段多发阿弗他样溃疡；盲肠至直肠可见多发形态不一、深浅不一溃疡，溃疡边界清楚，无明显增生改变（图5-1）；病理示广泛急慢性炎。

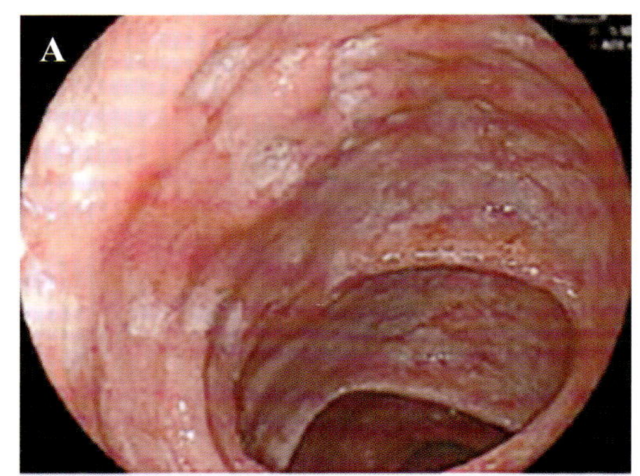

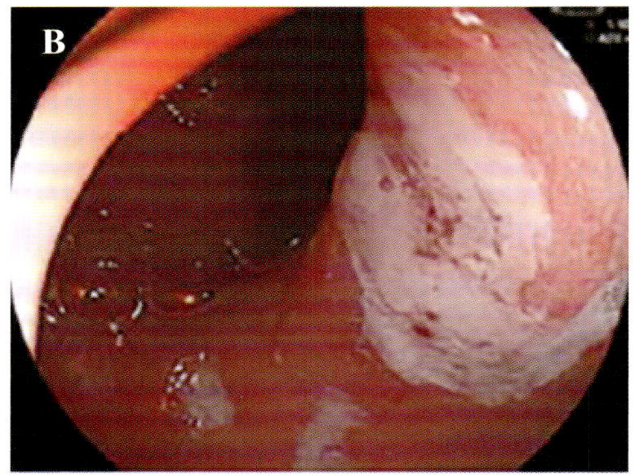

图5-1　结肠镜（2016年10月25日）：结肠多发不规则溃疡，边界清晰，周边黏膜增生不明显，无炎性息肉改变。

▶ **放射影像表现**

小肠重建CT（图5-2）：全结肠、直肠肠壁弥漫性增厚，伴黏膜面异常强化，管腔狭窄。

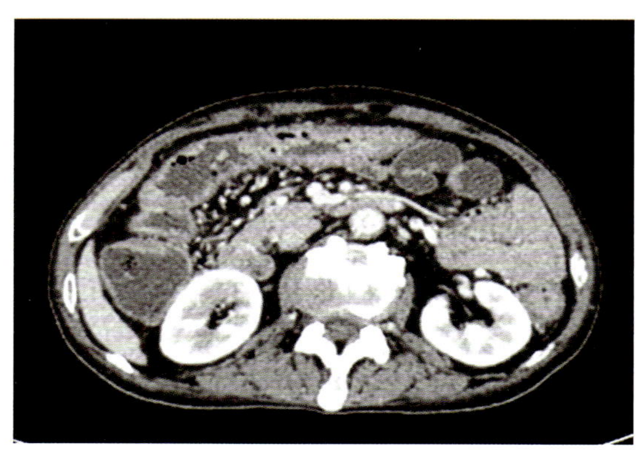

图5-2　小肠重建CT：横结肠弥漫性增厚，结肠袋消失，黏膜面异常强化。

骨髓涂片及活检未见明显异常。给予静脉激素及经验性抗感染治疗，疗效欠佳。

2016 年 11 月 2 日，患者突发腹痛、大量便血、高热、躁动，血压 90/50mmHg，心率 170 次/分，血红蛋白下降至 60g/L，血气分析示pH 7.136，乳酸 16mmol/L，考虑“消化道大出血伴休克”。在征求家属意见后，急诊行“剖腹探查、回肠末段及全结肠切除术、回肠末段造口术”。术中见小肠水肿，全结肠、直肠肠壁增厚，肠管内见息肉样物数枚（图 5-3）。

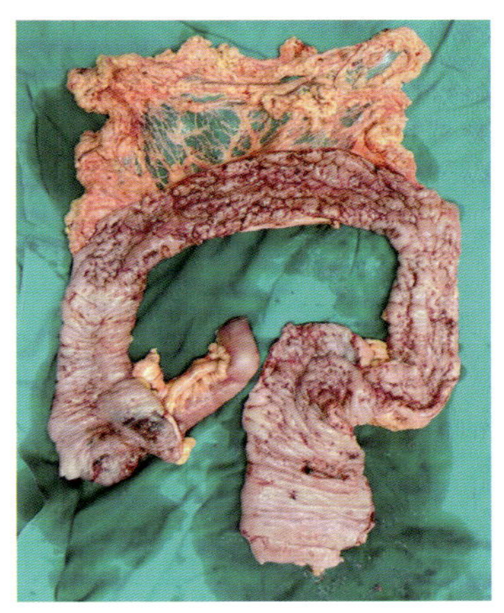

图 5-3 结肠切除术大体标本（2016 年 11 月 2 日）：可见回盲部、横结肠、降结肠、乙状结肠及部分直肠溃疡性病变，以横结肠为著，伴多发息肉样隆起。

手术病理结果

手术病理示（图 5-4）：回肠末段、结肠黏膜急、慢性炎，多发溃疡形成，部分累及或穿透肌层，升结肠处出血；单个肠周淋巴结见不规则细胞。

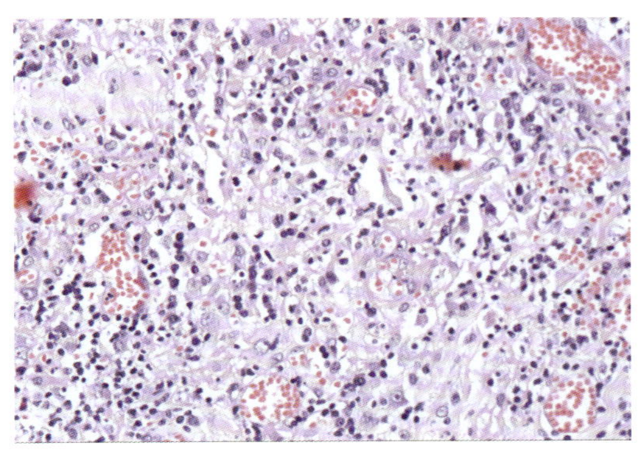

图 5-4 结肠手术病理（HE 染色，×400）：广泛多灶隐窝结构紊乱，黏膜下层增宽水肿，较多炎细胞浸润。

免疫组化（图 5-5）：CD3（+），CD8（+），CD4、CD20（－），CD68（+），CD56、AE1、AE3（－），Ki-67 80%。符合非霍奇金淋巴瘤（T细胞性）特征，原位杂交EBV编码小RNA（EBER）（+）。

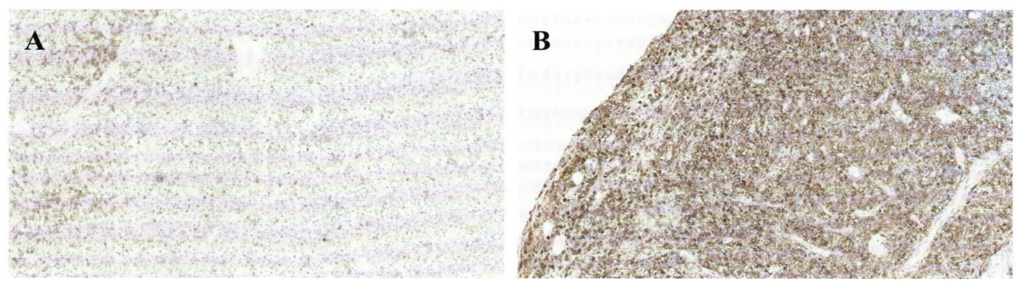

图 5-5　肠周淋巴结免疫组化。图 A（×100）：CD4（－）；图 B（×100）：CD8（＋）。

外科意见

该患者为老年男性，病程中表现为高热、腹泻、消瘦，结直肠多发溃疡，激素及抗菌药物治疗无效，术前原发病尚不明确。患者突发消化道大出血伴休克，有急诊手术指征。结合既往检查，考虑结直肠出血可能性大，术中见全结肠、直肠肠壁明显增厚，遂急诊行全结直肠次全切除术、回肠造口术。因患者术前曾长时间使用糖皮质激素，整体营养状态欠佳，故手术后并发症发生风险较高，需谨慎对待。

感染科意见

该患者以腹泻伴发热为主要表现，伴炎症指标升高，首先需考虑感染性疾病。然而，该患者表现为慢性病程，无感染的高危因素，粪便病原学筛查阴性，广谱抗菌药物、抗结核治疗效果不佳，足量激素治疗期间病情曾相对稳定，病情反复似与激素剂量减少存在一定时间相关性，因此用感染性疾病不能解释病情全貌。鉴于患者长期接受激素治疗，机会性感染的发生风险较高，粪便常规示大量白细胞，肠道见多发溃疡表现，需警惕激素导致免疫抑制继发肠道感染的可能。此外，患者外周血 EBV-DNA 升高，EBV-IgA/VCA、EBV-IgA/EA 均为阳性，考虑 EBV 感染较为明确。患者有发热，组织病理 EBER 呈阳性，进一步支持 EBV 相关淋巴增殖性疾病诊断，最后结合内镜下病理特征及免疫组化，可确诊为 EBV 感染相关肠道 T 细胞淋巴瘤。

血液科意见

本例患者病理提示非霍奇金淋巴瘤（T细胞性），且符合Dawson标准：发病时无浅表肿大淋巴结；胸片未见纵隔淋巴结肿大；外周血白细胞计数及分类正常；病变以肠道为主，可伴有局部淋巴结受累；肝脾无原发性病灶，故诊断为原发性肠道T细胞淋巴瘤。由于患者年龄较大，且近期经历消化道出血、失血性休克等严重危及生命的事件，术后伤口未愈合，一般情况极差，为化疗相对禁忌证，暂不宜进行化疗；若家属治疗意愿强烈，可在一般状况改善后，考虑试行小剂量化疗（如VP-16等），但治疗效果不确切，不良事件的发生风险高。该病总体预后极差，多数患者在6个月内死亡。

最终诊断

原发性肠道非霍奇金淋巴瘤（T细胞性）；EBV感染；消化道大出血伴休克。

治疗及预后

该患者术后发生多次感染（腹腔、导管相关、CMV）、肝功能损伤、一过性心肌损伤，经积极抗感染、应用中等剂量糖皮质激素及对症支持治疗等，热峰、胆红素、血CMV-DNA、EBV-DNA水平均明显下降。患者家属因顾虑化疗不良反应，拒绝化疗，希望给予支持治疗。患者自动出院，并于术后6周去世。

总　结

本病例为老年男性患者，慢性病程，急进性加重，以反复高热、腹泻为主要症状，消耗性表现明显，病初激素治疗后症状略改善，但后期病情迅速进展，有明确的EBV感染证据，肠道可见多发溃疡，手术病理明确为原发性肠道T细胞淋巴瘤。发热伴肠道多发溃疡这一特征，需考虑与以下几种疾病鉴别。①克罗恩病：可导致肠道溃疡和穿孔，但该患者老年起病，高热显著，未见典型克罗恩病肠道病变表现，对糖皮质激素治疗反应不佳，故不支持此诊断。②肠结核：患者曾出现一过性T-SPOT.TB阳性，但病理未见干酪样肉芽肿，且内镜下改变及激素治疗后反应均不支持肠结核诊断。③EBV感染：患者血清EBV-DNA升高，手术病理EBER阳性，主要需考虑两大类疾病，即肠道炎症性病变和淋巴组织增殖性病变或淋巴瘤。前者组织学可见不同程度淋巴细胞、浆细胞浸润，细胞一般无异型性；后者则以淋巴组织增生为特征，淋巴细胞具有不同程度异型性，类型包括3种，即EBV阳性淋巴瘤、慢性活动性EBV感染累及消化道、医源性免疫缺陷相关淋巴组织增殖性疾病。肠黏膜活检病理常难以鉴别，确诊主要依据手术病理。④缺血性肠病：此类患者通常存在血管病变危险因素，肠壁呈现节段性增厚，较少见高热，因此本例暂不考虑。⑤白塞病：通常引起多器官受累，可见肠道孤立深大溃疡，与本病例肠道特征不符。

胃肠道是结外淋巴瘤最常见的受累部位，但原发性胃肠道淋巴瘤在胃肠道恶性肿瘤中少见，结直肠更为少见。已知其发病与EBV感染、炎症性肠病和免疫缺陷等多种因素相关，临床表现缺乏特异性，常伴发热、消瘦等全身症状，内镜下可见弥漫性浸润性病变伴浅溃疡。目前，该病尚无最佳治疗方案，化疗反应不佳，侵袭性强，易发生穿孔，通常采用以手术为基础的综合治疗，需要多学科团队参与评估并制定最佳治疗方案。

参考文献

[1] Ghimire P, Wu GY, Zhu L. Primary gastrointestinal lymphoma[J]. World J Gastroenterol, 2011, 17(6): 697-707.

[2] Alvarez-Lesmes J, Chapman JR, Cassidy D, et al. Gastrointestinal tract lymphomas[J]. Arch Pathol Lab Med, 2021, 145(12): 1585-1596.

[3] 中华医学会消化病学分会消化病理协作组, 叶子茵, 肖书渊, 等. 肠道EB病毒感染组织检测和病理诊断共识[J]. 中华消化杂志, 2019, 39(7): 433-437.

北京协和医院

金　欣　李　骥

Case 6

反复累及肠道的遗传性血管性水肿病例多学科讨论

消化科病史汇报

患者，女性，37 岁，餐饮服务人员，因“腹痛反复发作 4 年余”于 2022 年 10 月 23 日入院。

▶ 现病史

2018 年 3 月，患者在孕 33^{+4} 周时突发腹痛伴呕吐 1 天，查血常规示白细胞计数 21.7×10^9/L，中性粒细胞百分比 90%，血红蛋白 160g/L，D-二聚体 31.04mg/L，肝肾功能无异常，考虑急性胃肠炎诊断，且胎儿出现宫内窘迫，遂急诊行剖宫产术结束妊娠，过程顺利。

2020 年 6 月，患者在无明显诱因下再发下腹痛半天，伴腹泻、恶心，白细胞计数 13.7×10^9/L，血红蛋白 110g/L，肝功能正常，全腹部CT平扫示左侧降乙结肠水肿增厚，予以抗感染、对症治疗（具体用药不详）1 天后好转。2021 年 9 月，患者再发右上腹痛，伴反酸、呕吐半天，查血红蛋白 81g/L，白细胞计数、血小板计数、C 反应蛋白、血清淀粉酶、肝肾功能均正常，全腹部CT平扫示胃窦十二指肠及近端空肠肠壁明显水肿增厚，增强CT动脉期和静脉期均呈低密度改变，后自行好转，2 天后完善胃镜检查（图 6-1）示浅表性胃炎，幽门螺杆菌快速尿素酶试验阴性。2022 年 3 月，患者因“右上腹部痛 5 小时伴反酸、恶心、呕吐”再次入院，全腹部CT平扫示胃窦-十二指肠及近端空肠肠壁明显水肿增厚（同 2021 年 9 月），予禁食、抑酸、补液治疗后好转。2022 年 9 月，患者再发全腹痛，伴恶心及肛门坠胀感，白细胞计数 12.2×10^9/L，中性粒细胞百分比 90.3%，血红蛋白 93g/L，D-二聚体 9.09mg/L，全腹部CT平扫见胃窦-十二指肠及近端空肠、横结肠、乙状结肠肠壁明显水肿增厚，抗感染治

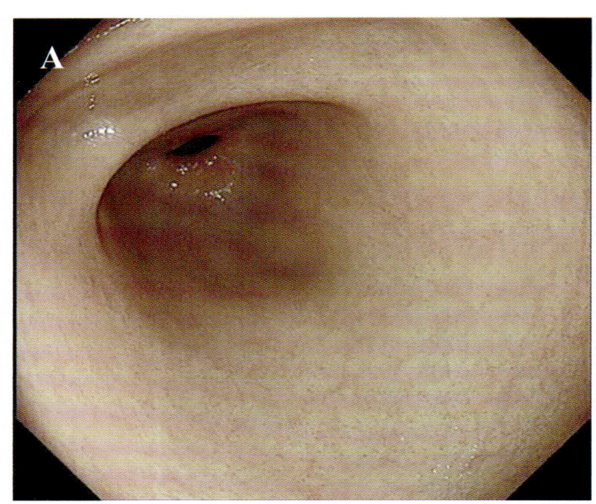

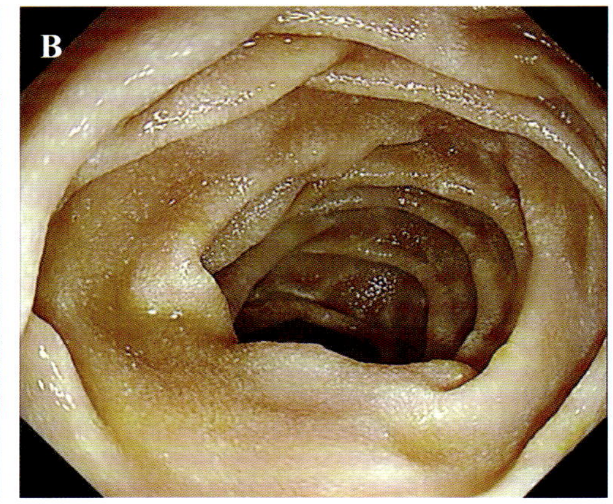

图 6-1　胃镜（2021 年 9 月）。图 A：胃窦黏膜光滑；图 B：十二指肠降部黏膜光滑。

疗 2 天后好转。为进一步明确反复腹痛的原因，收住入院。

病程中，患者无复发性口腔溃疡，无严重龋齿，无关节疼痛、皮疹、口干、眼干、肛周不适等症状；精神可，饮食基本正常，腹痛发作间歇期大便规律，小便正常，体重无明显下降。

▶ 既往史

2021 年 2 月，确诊过敏性鼻炎；2022 年 2 月，患结膜炎；2022 年 5 月，左手腕部水肿，短期口服激素治疗后好转；2022 年 6 月，左侧颜面部水肿（图 6-2）伴会厌水肿、声嘶，予激素和抗过敏治疗后逐渐恢复；2022 年 9 月，颈部水肿，予抗感染治疗好转。

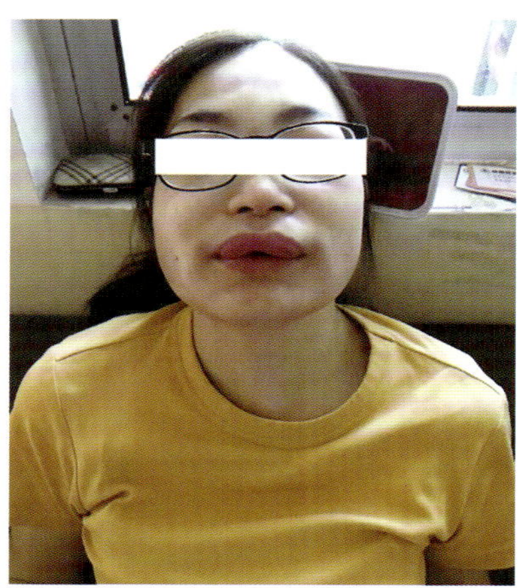

图 6-2　患者发病时自拍（2022 年 6 月）：左侧颜面部水肿。

▶ 婚育史

2018 年，剖宫产手术史，育有 1 子，健康；既往 1 次孕早期胎停，1 次孕中期因胎儿唇腭裂而引产。

▶ 个人史

无烟酒嗜好，无冶游史，无药物、食物过敏史，无遗传性疾病和肿瘤家族史。

▶ 入院查体

体温 36.4 ℃，心率 57 次/分，呼吸 20 次/分，血压 120/68mmHg，BMI 19.92kg/m^2。神志清楚，精神可；皮肤、巩膜无黄染，轻度贫血貌；未扪及浅表淋巴结肿大；心肺听诊未及明显异常；腹部平坦，下腹部陈旧性疤痕，无腹部压痛、反跳痛；无肌紧张；肝脾肋下未触及，墨菲征阴性；肝肾区无叩痛；移动性浊音阴性，肠鸣音约 5 次/分；双下肢无水肿。

▶ 实验室检查

血常规：血红蛋白 71g/L（↓）。大便常规和隐血无阴性，粪便钙卫蛋白：284.289μg/g（↑），大便培养未检出。尿常规：酮体（2 +）。肝肾功能无异常，维生素 B_{12} 和叶酸均正常。乙肝病毒、丙肝病毒、艾滋病毒、梅毒均未检出，CMV-DNA、EBV-DNA、T-SPOT 检测均阴性，C 反应蛋白水平和红细胞沉降率均正常。自身抗体全套，抗中性粒细胞胞浆抗体、抗心磷脂抗体、麦胶蛋白抗体、抗酿酒酵母菌抗体、抗壁细胞抗体、内因子抗体、组织型转谷氨酰胺酶均阴性。甲胎蛋白，癌胚抗原，及糖类抗原 125、153、724、242 均阴性。

入院影像学检查

2022 年 10 月 25 日，妇科超声提示子宫腺肌病、盆腔积液、瘢痕子宫。2022 年 10 月 26 日，经口小肠镜（图 6-3）：内镜达回肠上段后退镜观察，所见回肠黏膜光滑，空肠黏膜局部水肿，肠腔内见乳糜样液体，余所见十二指肠、胃及食管黏膜均未见明显异常。

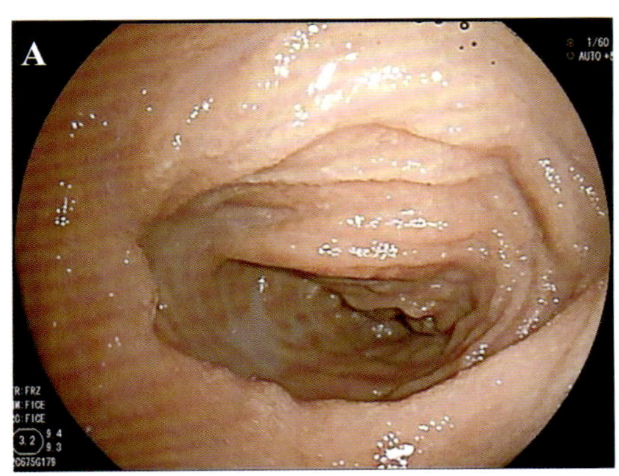

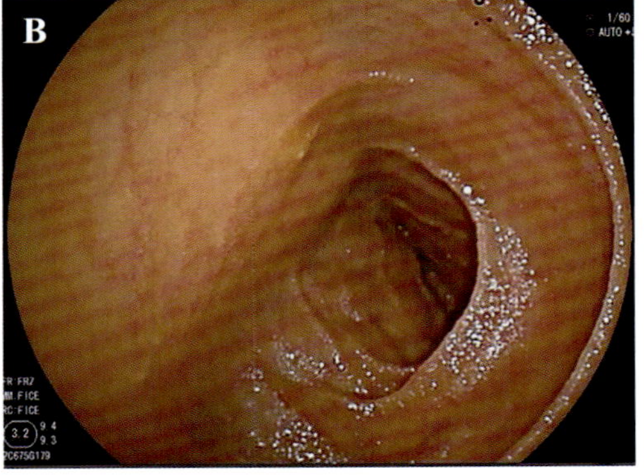

图 6-3　经口小肠镜（2022 年 10 月 26 日）。图 A：空肠肠腔内白色乳糜样液体；图 B：回肠上段黏膜光滑。

2022 年 10 月 26 日，肠镜（图 6-4）见回肠末段和全结肠黏膜光滑，未见明显异常。

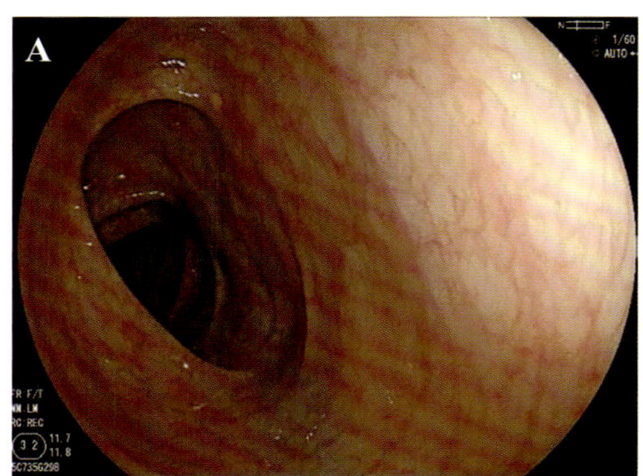

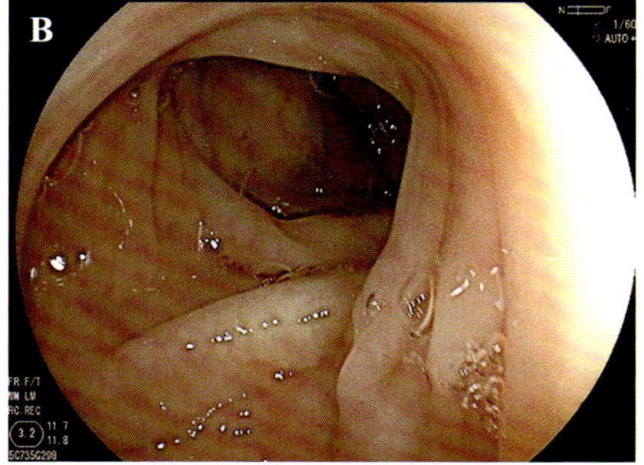

图 6-4　肠镜（2022 年 10 月 26 日）。图 A：横结肠黏膜正常；图 B：乙状结肠黏膜正常。

病理科意见

该患者小肠镜病理提示：空肠下段黏膜慢性炎，嗜酸性粒细胞计数＜ 5 个 /HP；空肠上段黏膜慢性炎，嗜酸性粒细胞计数＜ 5 个 /HP；十二指肠黏膜示慢性炎，嗜酸性粒细胞计数约 15 个 /HP。

该患者多次出现类似急性胃肠炎临床表现，且影像学可见明确怀疑病灶，但经口小肠镜和肠镜下未见明显异常，多点活检十二指肠、空肠上段和空肠下段均提示黏膜慢性炎，无明显炎症细胞浸润，嗜酸性粒细胞计数均＜ 20 个 /HP，无明显倾向性，需结合临床。

影像科意见

该患者每次症状发作时均有明显肠道水肿，主要受累部位为胃窦、十二指肠、近端空肠、横 - 降 - 乙状结肠，且各次受累部位不同。特征一：在多次症状发作期，腹部增强 CT 可见动脉期和静脉期十二指肠和近端空肠黏膜下层均呈低密度改变，肠周有液体渗出，肠系膜动静脉血管无粥样硬化和狭窄闭塞。特征二：2022 年 10 月 24 日小肠三维 CT 重建，对比 2022 年 9 月 28 日发作期 CT，肠壁增厚已明显缓解，排除肿瘤性病变，考虑为水肿的影像学特征，需结合临床。

2020 年 6 月，全腹部CT平扫（图 6-5）示左侧降乙结肠水肿增厚。

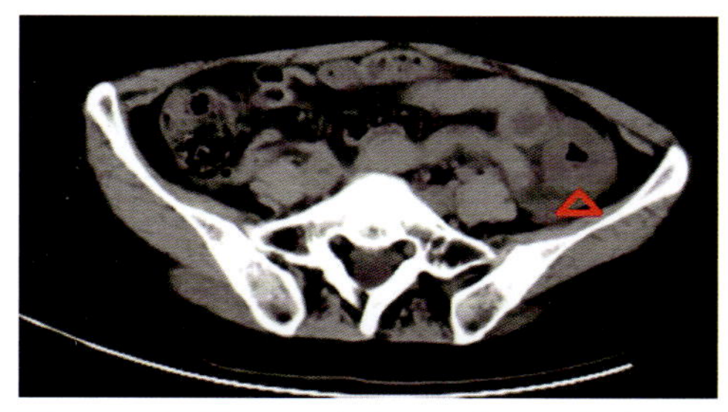

图 6-5　全腹部CT平扫（2020 年 6 月）：左侧降乙结肠水肿增厚（红色三角形所示）。

2021 年 9 月，全腹部CT平扫（图 6-6）：胃窦-十二指肠及近端空肠肠壁明显水肿增厚，增强CT动脉期和静脉期均呈低密度改变。

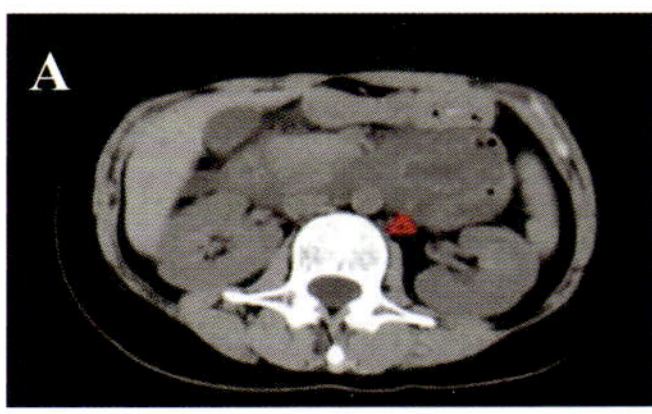

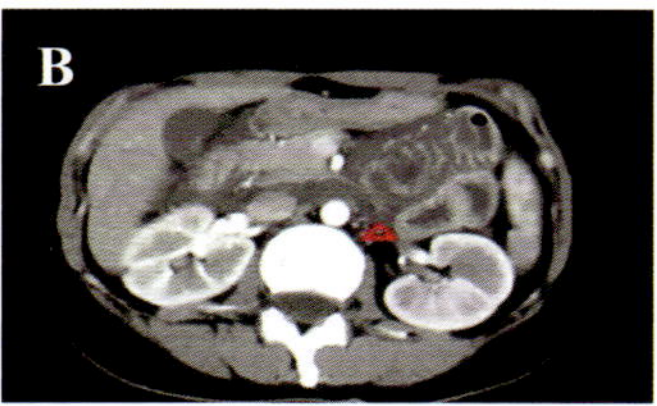

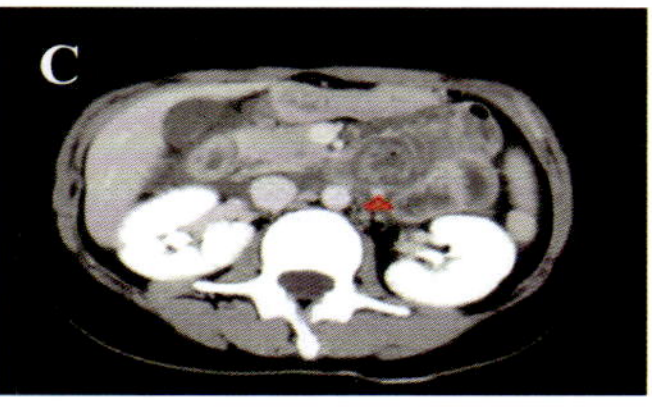

图 6-6　全腹部CT平扫及增强（2021 年 9 月）。图A：胃窦-十二指肠及近端空肠肠壁明显水肿增厚；图B（增强动脉期）：十二指肠和近端空肠黏膜下层呈低密度；图C（增强静脉期）：十二指肠和近端空肠黏膜下层仍呈低密度。

2022 年 3 月，患者因“右上腹部痛 5 小时伴反酸、恶心、呕吐”再次入院，全腹部CT平扫（图 6-7）示胃窦-十二指肠及近端空肠肠壁明显水肿增厚，同 2021 年 9 月。

2022 年 9 月，治疗期间复查全腹部CT平扫（图 6-8）见胃窦-十二指肠及近端空肠、横结肠、乙状结肠肠壁明显水肿增厚。

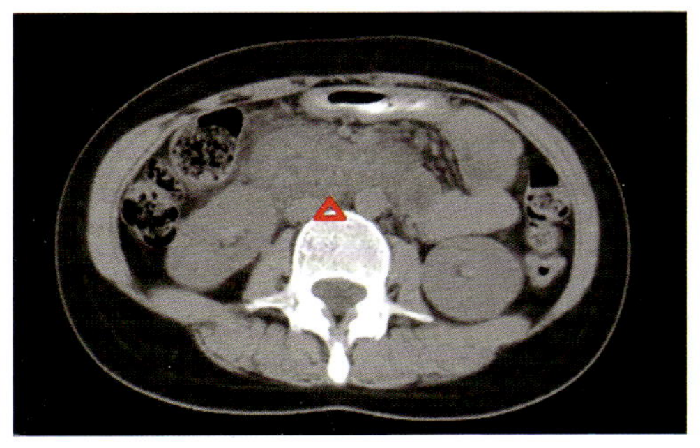

图 6-7　腹部CT平扫（2022 年 3 月）：胃窦-十二指肠及近端空肠肠壁明显水肿增厚，同 2021 年 9 月。

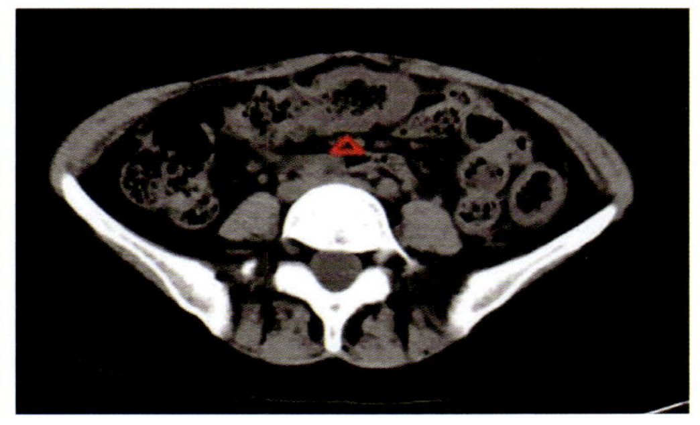

图 6-8　腹部CT平扫（2022 年 9 月）：胃窦-十二指肠及近端空肠、横结肠、乙状结肠肠壁明显水肿增厚，红色箭头所指为空肠增厚。

2022年10月24日，小肠三维CT重建（图6-9）：相比于2022年9月28日，本次胃窦-十二指肠、近端空肠、横结肠、乙状结肠肠壁水肿增厚改善；腹盆腔积液。

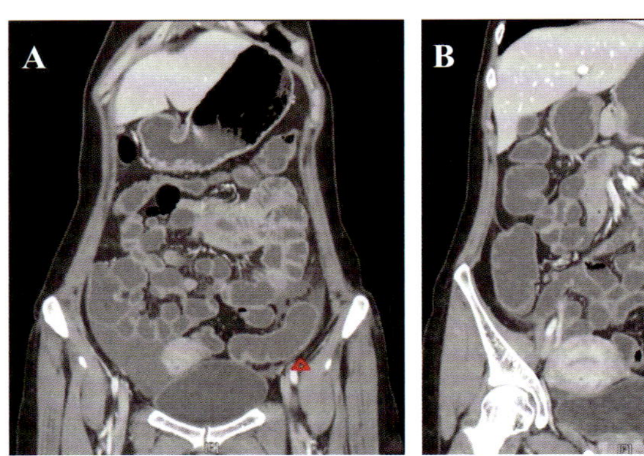

图6-9　小肠三维CT重建（2022年10月24日）。图A：乙状结肠肠壁正常，图中红色三角形所示为乙状结肠走形，肠壁基本正常；图B：空肠肠壁正常。

消化科意见

该患者为青年女性，有反复腹痛史，多部位皮肤或黏膜水肿，发作时无发热，可自行缓解，激素治疗效果一般，实验室检查可见白细胞计数、中性粒细胞百分比、D-二聚体、自身抗体和抗心磷脂抗体等均无异常，每次发作期CT均可见肠壁显著增厚，但短期内完善胃镜、小肠镜、肠镜检查均无阳性发现，活检病理无特殊。至此，可排除血管病变、自身免疫性疾病、感染、炎症性肠病等所致肠壁增厚，但完善补体C4和C1抑制剂浓度检测显示均呈显著下降，符合遗传性血管性水肿Ⅰ型的诊断。按指南建议，该患者接受拉那利尤单抗预防性治疗，患者仍在观察中，随访至2024年5月。

最终诊断

遗传性血管性水肿（hereditary angioedema，HAE）。

后续随访

综合患者在院期间的检查，未见明显异常，且既往CT所见肠壁增厚部位在内镜下均无异常表现，活检病理未见嗜酸性细胞增多，以及其他炎性、肿瘤性病变，予以出院。此后，患者仍间断腹痛发作。2023年11月，患者于门诊复诊时完善免疫常规示免疫球蛋白水平正常，补体C4 0.02g/L（↓），检测C1抑制剂二项，即C1抑制剂浓度测定0.04g/L（↓），C1抑制物功能检测0.0%（↓）。

总　结

遗传性血管性水肿是一种常染色体显性遗传病，其在全球的患病率约为0.15/10万，是一种罕见病。常见基因突变有C1-INH、FXⅡ、ANGPTI、PLG等，导致相应的蛋白水平和（或）功能异常，进而引起缓激肽水平增高、毛细血管扩张，最终导致水肿。

本例患者属于C1-INH浓度和功能均下降的Ⅰ型遗传性血管性水肿。该病的临床表现有很大的异质性，通常在30岁前起病，青春期加重，临床特征为反复发作、难以预测的皮肤和黏膜下非对称、非可凹型水肿，有自限性，3～5天可自行缓解，可累及身体任何部位，以四肢、颜面、生殖器、呼吸道和胃肠道黏膜较常见，最致命的是上呼吸道黏膜水肿，可因喉水肿迅速进展而导致呼吸困难或窒息。另外，消化道黏膜水肿常表现为剧烈腹痛，伴恶心、呕吐，常被误诊为急腹症而行剖腹探查。

对于以胃肠道症状为主要表现的患者，做好鉴别诊断是重中之重。肠壁增厚伴腹痛需与急性胃肠炎、缺血性肠病、自身免疫性疾病累及肠道、炎症性肠病、淋巴瘤等相鉴别，往往需要进行详细检查，如血常规、血清淀粉酶、自身抗体、D-二聚体、腹部增强CT、胃肠镜或小肠镜等。临床在采集病史时，要深入挖掘，从整体上把握是否合并其他系统表现，最终明确诊断。

该患者当前存在的问题是后续的预防用药。虽然每次腹痛发作都可以通过禁食、抗感染、补液等得到短期快速缓解，但要小心发作时呼吸道黏膜受累造成的危险结局，应对患者加强宣教。

参考文献

[1] 支玉香，安利新，赖荷，等.遗传性血管性水肿的诊断和治疗专家共识[J].中华临床免疫和变态反应杂志，2019，13（1）：1-4.

[2] Maurer M, Magerl M, Ansotegui I, et al. The international WAO/EAACI guideline for the management of hereditary angioedema—The 2017 revision and update[J]. Allergy, 2018, 73(8): 1575-1596.

南京大学医学院附属鼓楼医院

谢　颖　彭春艳　王　雷

刘　松　孙　琦　张晓琦

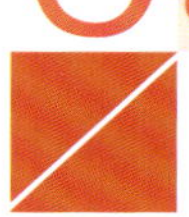

Case 7

夜间阵发性血红蛋白尿病相关性缺血性肠炎病例多学科讨论

消化科病史汇报

患者，女性，44岁，主因“反复腹痛3个月余，加重伴黑便4天”收治入院。

▶ 现病史

患者于入院前3个月在无明显诱因下出现腹痛，为阵发性下腹部隐痛，位置不固定，腹痛时有便意，便后腹痛缓解，大便呈黄色稀糊状，3～4次/日，反复发作。至当地医院就诊，予口服匹维溴铵治疗后症状无明显缓解。入院前4天，患者腹痛加重，为阵发性绞痛，疼痛剧烈难以忍受，伴解少量黑便3次，于当地查血常规示白细胞计数 2×10^9/L（↓），中性粒细胞百分比54.1%，红细胞计数 3.13×10^{12}/L（↓），血红蛋白89g/L（↓），血小板计数 98×10^9/L（↓），粪便隐血（+），予抑酸、护胃等对症治疗，症状无明显缓解，于是至我院急诊科就诊。2019年9月24日，急诊留观期间，复查血常规显示较前无明显变化；行胃镜检查（图7-1）可见慢性非萎缩性胃炎伴糜烂，胃窦毛细血管畸形；病理检查提示胃窦小弯黏膜慢性轻度浅表性炎，HP（－）；结肠镜检查（图7-2）未

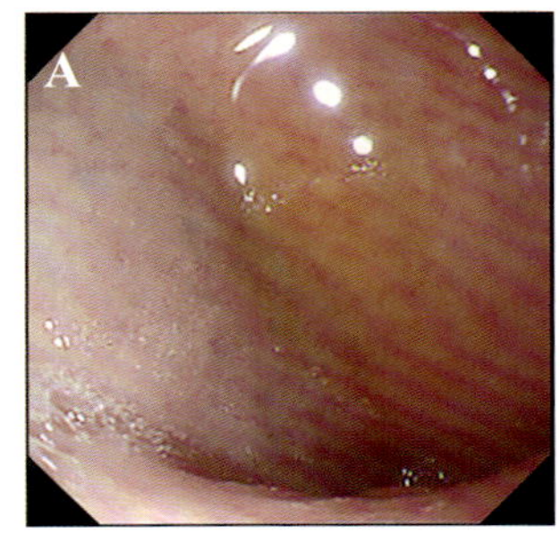

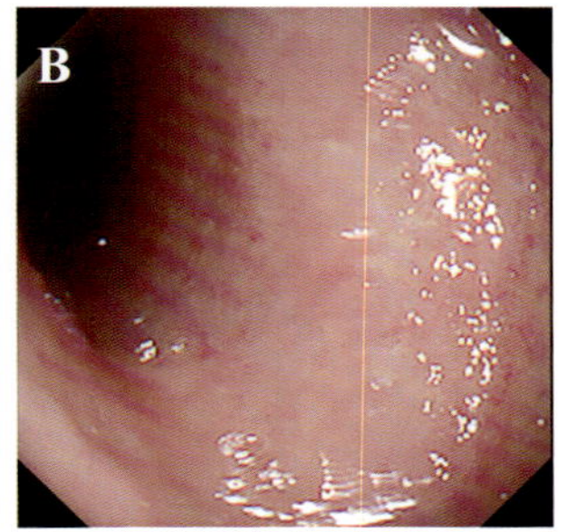

图7-1　胃镜（2019年9月24日）：可见胃窦部散在片状黏膜红肿、糜烂，胃窦毛细血管畸形。

见明显异常。2019 年 9 月 25 日，进一步完善胶囊内镜检查（图 7-3）及腹部CT检查，可见胃窦片状毛细血管扩张，小肠中上段多发不规则溃疡，上覆黄苔，周围黏膜呈增生性改变。2019 年 9 月 23 日，全腹CT平扫（图 7-4）可见左上腹和右下腹肠管增厚伴周围渗出性改变，以回肠末段、降结肠为著，脾大。综合以上检验和检查结果，拟诊断“小肠多发溃疡（克罗恩病可能）”，于 2019 年 9 月 28 日转入消化内科。

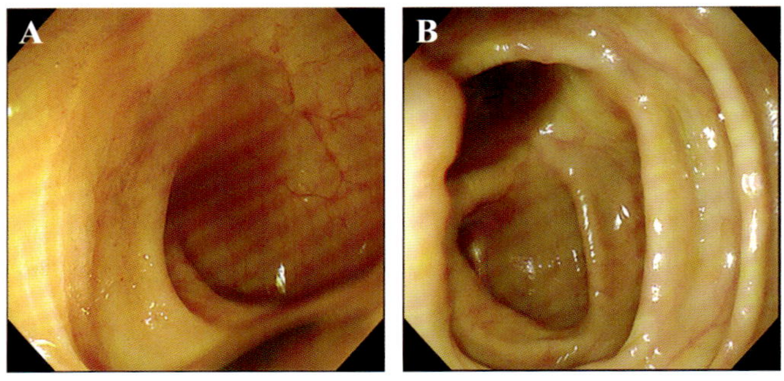

图 7-2　结肠镜（2019 年 9 月 24 日）：所见结直肠黏膜光滑，无明显异常。

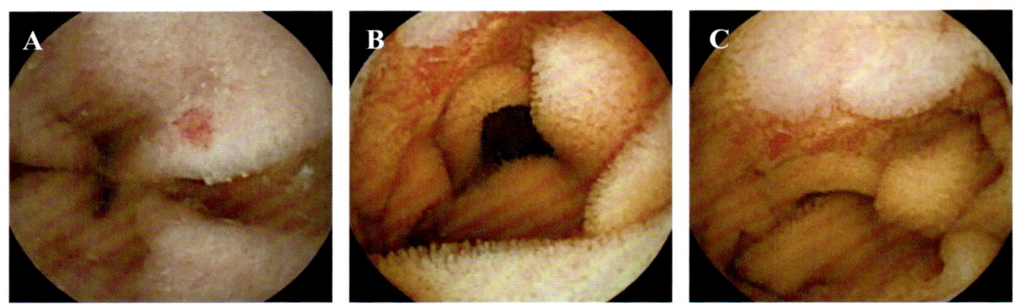

图 7-3　胶囊内镜（2019 年 9 月 25 日）。图A：可见胃窦片状毛细血管扩张；图B、C：小肠中上段见多发不规则溃疡，覆黄苔，周围黏膜呈增生性改变。

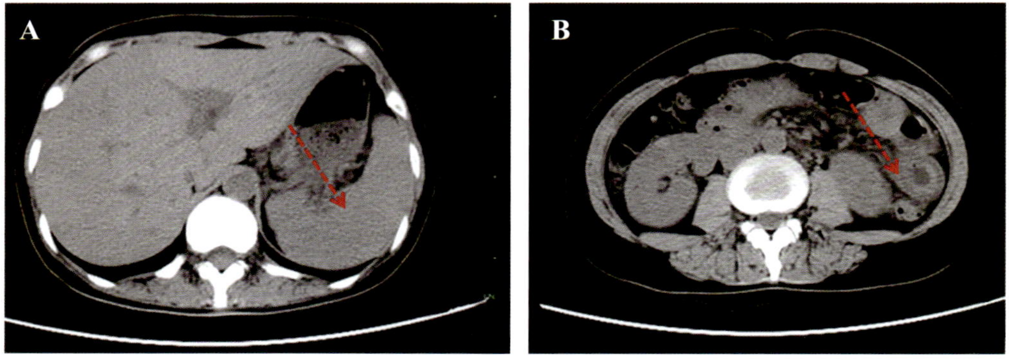

图 7-4　全腹CT平扫（2019 年 9 月 23 日）。图A：可见脾大（箭头所指）；图B：左上腹和右下腹肠管增厚伴周围渗出性改变（箭头所示），以回肠末段、降结肠为著。

▶ 既往史

患者确诊再生障碍性贫血（aplastic anaemia，AA）8 年，入院时口服再造生血片。

▶ 入院查体

贫血貌，颜面、肢体无皮疹。心肺听诊无殊。腹软，下腹见剖宫产手术疤痕，无压痛、反跳痛，肝脾肋下未及，肠鸣音 4～5 次/分。直肠指检无特殊。双下肢无水肿。

▶ 实验室检查

尿常规：隐血（＋），蛋白质（＋），酮体（3 ＋），红细胞 25.3/μL。

粪便常规：隐血试验弱阳性。

C 反应蛋白 18.27mg/L（↑），红细胞沉降率（－）。

生化：LDH 820U/L（↑），ALB 36.6g/L，钾 3.04mmol/L（↓）。

凝血功能：D-二聚体 9654μg/L FEU（↑），PT、APTT、INR（－）。

Pro-BNP 356pg/mL（↑）。

甲状腺功能、肿瘤标志物、免疫相关指标（ANA、ANCA、APS）、血 CMV-DNA、EBV-IgM、EBV-DNA、TB-SPOT 均为（－）。

患者肺部 CT、心脏＋双下肢动静脉 B 超检查未见明显异常。2019 年 9 月 29 日，查全腹增强 CT（图 7-5）可见部分肠管增厚伴周围渗出性改变，门脉左支及脾静脉血栓形成，考虑患者既往再生障碍性贫血病史，影像学检查提示门脉系统血栓形成，因此不除外缺血性肠病诊断，予低分子量肝素抗凝治疗。此后，患者腹痛明显缓解，大便转为黄糊状；复查 D-二聚体 3124μg/L Feu（↑），白细胞计数 1.7×10^{9}/L（↓），红细胞计数 3.3×10^{12}/L（↓），血红蛋白 94g/L（↓），血小板计数 92×10^{9}/L（↓），较前改善；复查全腹增强 CT 可见肠壁增厚及门脉系统血栓性病变均较前片明显好转。

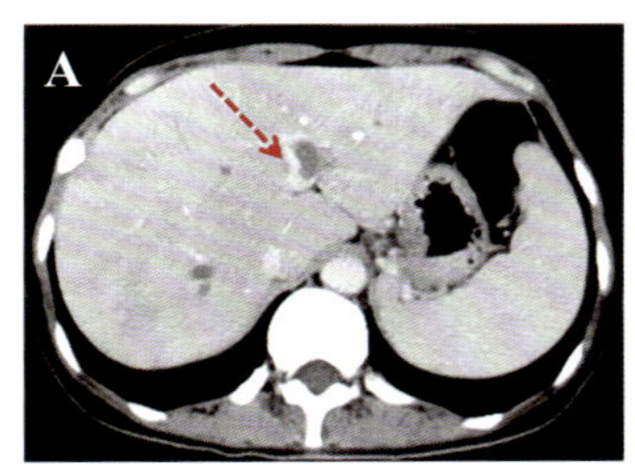

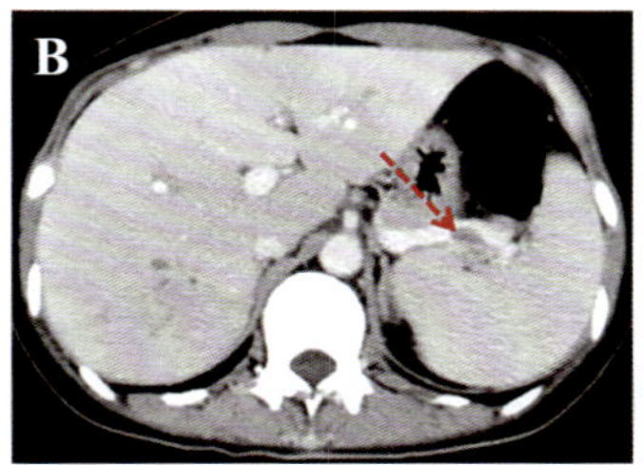

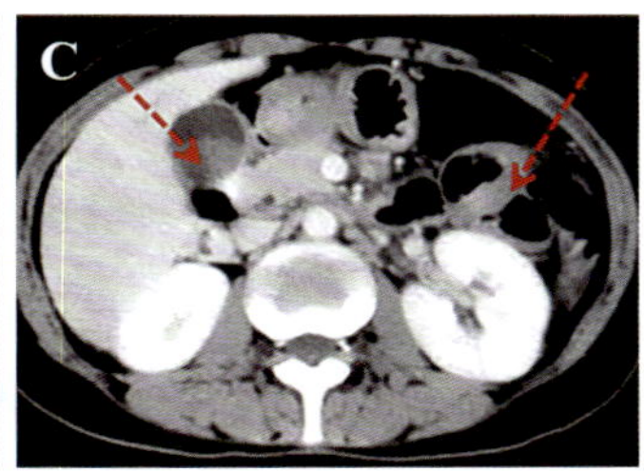

图 7-5 全腹增强 CT（2019 年 9 月 29 日）。图 A、图 B：可见门脉左支及脾静脉血栓形成（箭头所示）；图 C：左上腹及右下腹肠管增厚伴周围渗出性改变（右侧箭头所示）；胆囊炎，胆囊泥沙样改变（左侧箭头所示），胆总管稍扩张，肝内胆管稍扩张；脾大。

病理科意见

该患者在我院进行了1次胃黏膜活检。2019年9月24日，胃镜病理提示胃窦小弯黏膜慢性轻度浅表性炎，HP（一）。

影像科意见

该患者在我院共进行了3次腹部CT检查。

2019年9月23日，全腹CT平扫（图7-4）可见：左上腹和右下腹肠管增厚伴周围渗出性改变，脾大，请结合临床。

2019年9月29日，全腹增强CT（图7-5）：左上腹和右下腹肠管增厚伴周围渗出性改变，门脉左支及脾静脉血栓形成，脾大，胆囊炎，胆囊泥沙样改变，胆总管稍扩张，肝内胆管稍扩张，子宫肌瘤，盆腔少量积液，请结合临床。

2019年10月9日，全腹增强CT：左上腹肠壁略增厚，门脉左支、肝静脉及脾静脉血栓形成，较前片明显好转，建议临床随诊。

血液科意见

进一步完善骨髓穿刺＋活检、外周血流式细胞学检测以及免疫相关指标检测，以评估患者再生障碍性贫血状态。2019年10月7日，行骨髓穿刺＋活检（图7-6）。骨髓细胞学检查结果示：红系增生伴细胞内外铁减少，提示缺铁，NAP阳性率及积分明显降低，请结合临床。骨髓活检病理示：造血组织增生稍低下；叶酸＋维生素B_{12}、免疫球蛋白＋补体、抗人球蛋白试验IgG/IgM/C3/间接＋间接抗人球蛋白试验无明显异常。

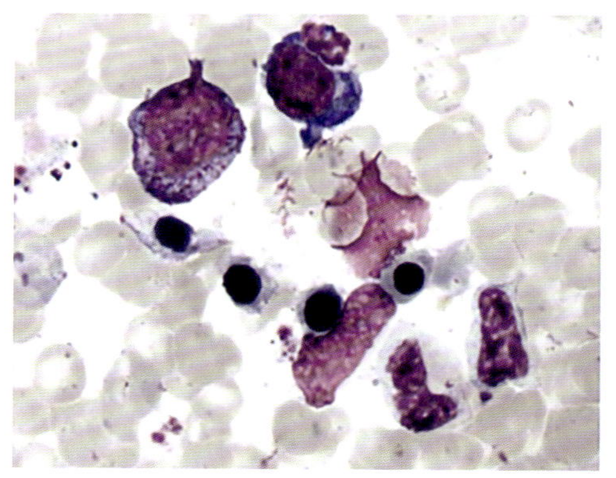

图7-6　骨髓穿刺细胞学（2019年10月7日）：红系增生尚活跃，以中晚幼红细胞增生为主，幼红细胞有缺铁表现，成熟红细胞轻度大小不一；NAP阳性率6%（参考范围30%～50%），积分6分（参考范围50～80分）；内铁（一），外铁10%。

白血病免疫分型：未见明显异常的原始或异常幼稚细胞群。2019 年 10 月 8 日，外周血流式细胞学检测结果回报（图 7-7）提示：红细胞的 CD55 和 CD59 表达可见 57.94% 的 II 类细胞和 18.53% 的III类细胞，粒细胞的 CD55 和 CD59 表达可见 52.64% 的 II 类细胞和 35.38% 的III类细胞，以上检查结果提示为夜间阵发性血红蛋白尿病（paroxysmal nocturnal hemoglobinuria，PNH）。追问病史，患者既往有间断酱油色尿症状数年，血液科会诊意见认为患者夜间阵发性血红蛋白尿病诊断明确，目前全血细胞减少合并缺铁，除腹痛外无明显贫血、出血、感染等临床表现，建议继续抗凝及对症治疗，并服用多糖铁复合物，必要时输注红细胞、血小板，血液科门诊随诊。

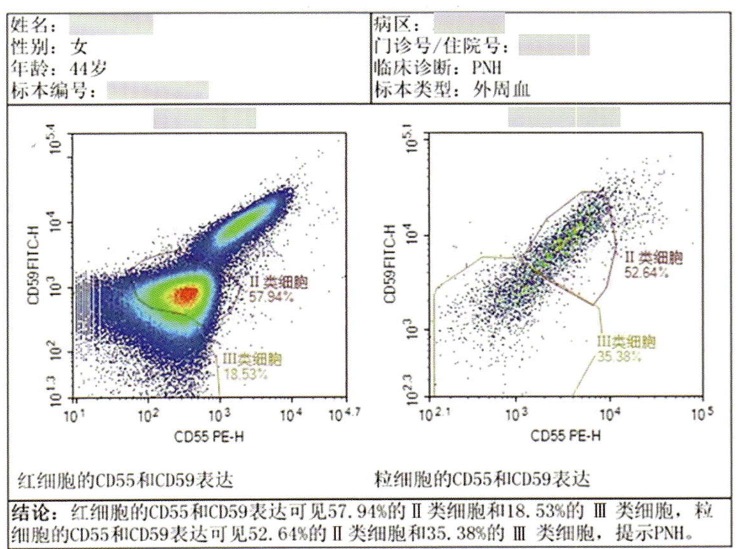

图 7-7　外周血流式细胞学检测（2019 年 10 月 8 日）：可见 CD55、CD59 阳性细胞数减少，提示夜间阵发性血红蛋白尿病。

最终诊断

夜间阵发性血红蛋白尿病；再生障碍性贫血。

治疗及预后

治疗后，患者症状、影像学均好转，出院后规律使用利伐沙班片、多糖铁治疗。该患者于2019年12月复查腹部CT，提示十二指肠及左中上腹肠壁水肿增厚，门脉、肝静脉、脾静脉未见血栓。2020年3月，患者复查CT时未见肠壁明显增厚、静脉门脉血栓。2020年8月，患者停用抗凝药物后再次出现腹痛，腹部CT可见左中上腹部小肠增厚、水肿，伴周围渗出改变；胶囊内镜见十二指肠、空肠多发溃疡。患者拒绝进一步检查，予抗凝及对症治疗后腹痛明显好转。2020年9月，患者再次停用利伐沙班片，我院门诊规律随访，后未再发腹痛。

总　结

该患者为中年女性，既往有再生障碍性贫血病史，以腹痛、黑便为主要临床表现，影像学提示小肠多发不规则溃疡、门脉及脾静脉血栓形成，予抗凝治疗后，症状可明显缓解。入科时，患者初步诊断"克罗恩病"，但存在"三不符"。①症状与体征不符：剧烈腹痛、腹部查体无阳性体征；②症状与检验不符：有少量黑便，两系血细胞明显下降；③症状与影像学不符：剧烈腹痛，小肠多发小溃疡。结合患者再生障碍性贫血病史，进一步完善骨髓穿刺+活检，以及外周血流式细胞检测，最终诊断为夜间阵发性血红蛋白尿病。

夜间阵发性血红蛋白尿病是一种罕见的获得性骨髓干细胞克隆性疾病，发病率在（1～10）/100万。目前，夜间阵发性血红蛋白尿病的具体发病机制尚未完全明确，可能是造血干细胞在一定条件下发生PIG-A突变，产生糖基磷脂酰肌醇（GPI）缺陷的PNH克隆，导致由GPI锚接在细胞膜上的一组膜蛋白丢失，包括CD16、CD55、CD59等，进而在某种因素（多为免疫因素）的作用下发生造血功能损伤或衰竭，并在PNH克隆占增殖优势并超过正常克隆时导致发病。夜间阵发性血红蛋白尿病的临床表现以慢性血管内溶血、非典型部位血栓形成所致的非特异性症状为主，在血红蛋白尿引起铁流失过多时也可出现铁缺乏症。在发生血管内溶血时，游离血红蛋白清除障碍可诱发内脏平滑肌和血管系统收缩过度，产生平滑肌肌张力障碍症状，如腹痛、吞咽困难、勃起功能障碍等。在这种情况下，胃肠道往往最先受到影响，以食管痉挛导致的胸痛和吞咽困难表现最为常见，测压可见强烈的蠕动波，也可出现短暂的腹绞痛，常伴溶血发作。血栓形成属于罕见症状，也是夜间阵发性血红蛋白尿病患者死亡的主要原因。夜间阵发性血红蛋白尿病患者静脉和动脉血栓形成均有报道，但以静脉血栓最为常见，且多见于非典型部位，如肝静脉、门静脉、脾静脉、肠系膜静脉等。内脏血管也可形成微血管血栓，因而产生剧烈腹痛及黏膜溃疡。以上两种机制都会导致夜间阵发性血红蛋白尿病患者出现腹痛或肠道炎症，需要与炎症性肠病进行鉴别。夜间阵发性血红蛋白尿病的罕见性和非特异性常导致延诊、误诊。对于Coombs试验阴性的溶血性贫血、再生障碍性贫血、骨髓异常增生综合征或原因不明的血栓形成伴血细胞减少/溶血者，建议筛查夜间阵发性血红蛋白尿病。确定存在溶血性贫血时，在排除自身免疫性疾病、微血管病和机械性溶血原因后，可用流式细胞检测确认或排除夜间阵发性血红蛋白尿病的诊断。

夜间阵发性血红蛋白尿病可分为以下3类。①经典型夜间阵发性血红蛋白尿病：具有血管内溶血临床证据的夜间阵发性血红蛋白尿病，无其他骨髓异常；②合并其他骨髓衰竭性疾病的夜间阵发性血红蛋白尿病：如再生障碍性贫血、骨髓异常增生综合征或原发性骨髓纤维化；③亚临床型夜间阵发性血红蛋白尿病：有微量PNH克隆，但无溶血和血栓的临床或实验室证据。再生障碍性贫血患者往往同时伴有夜间阵发性血红蛋白尿病的临床表现，或夜间阵发性血红蛋白尿病患者经常伴有再生障碍性贫血特征，称为AA-PNH综合征（再生障碍性贫血-夜间阵发性血红蛋白尿病综合征），多见于成人，在儿童较为罕见，其中获得性再生障碍性贫血患者发生夜间阵发性血红蛋白尿病的概率增加。AA-PNH综合征有其特征性表现：①与夜间阵发性血红蛋白尿病相比，患者溶血轻微甚至无溶血；②与再生障碍性贫血相比：有类似于再生障碍性贫血的全血细胞减少；③对糖皮质激素治疗反应良好。

夜间阵发性血红蛋白尿病的治疗取决于症状的严重程度和溶血程度，对无症状或症状较轻者给予积极监测即可，适当补充铁、叶酸，必要时输红细胞和血小板。对于经典型夜间阵发性血红蛋白尿病患者，同种异体造血干细胞移植是唯一治愈方法，但对症状明显者首选Eulizumab（人源型抗补体C5单克隆抗体）。对有血栓形成症状者，应及时评估并进行抗凝治疗，Eulizumab对预防血栓形成也有疗效，但不建议预防性使用抗凝药。大多数夜间阵发性血红蛋白尿病患者存在潜在的骨髓衰竭，治疗方法取决于血细胞减少及骨髓功能障碍的程度。泼尼松20～40mg/d可有效控制和减轻血红蛋白尿发作；对持续严重溶血者，可短期加用泼尼松 1mg/（kg · d）；有条件者可使用补体抑制剂；对合并再生障碍性贫血者可使用免疫抑制剂治疗。对年龄＜45 岁、具有同胞全合供体、合并严重的骨髓衰竭、难治性夜间阵发性血红蛋白尿病、输血依赖性溶血性贫血或反复出现危及生命的血栓栓塞事件的患者，可进行同种异体造血干细胞移植。

参考文献

[1] Brodsky RA. Paroxysmal nocturnal hemoglobinuria[J]. Blood, 2014, 124(18): 2804-2811.

[2] Hill A, Kelly RJ, Hillmen P. Thrombosis in paroxysmal nocturnal hemoglobinuria[J]. Blood, 2013, 121(25): 4985-4996.

[3] Peacock-Young B, Macrae FL, Newton DJ, et al. The prothrombotic state in paroxysmal nocturnal hemoglobinuria: a multifaceted source[J]. Haematologica, 2018, 103(1): 9-17.

空军军医大学附属西京医院

刘小宁

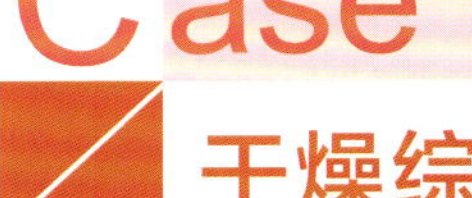

Case 8 干燥综合征直肠溃疡病例多学科讨论

消化科病史汇报

患者，女性，63 岁，因“确诊干燥综合征 3 年，便血 5 天，发热 1 天”于 2019 年 5 月入住急诊综合病房。

▶ 现病史

患者于 1999 年确诊血小板减少综合征；2016 年于外院首次确诊为“原发性干燥综合征”，并在激素治疗 3 个月后自行停药；2019 年 4 月，血常规检查示血小板计数 20×10^9/L，再次予以泼尼松龙 25mg bid、硫酸羟氯喹 0.1g bid、环孢菌素 25mg bid 口服控制原发病。2019 年 5 月，患者突发腹泻、便血，排便 5～6 次/日，急诊查血小板计数 39×10^9/L，C 反应蛋白、红细胞沉降率正常，抗感染治疗效果欠佳，并出现发热，最高体温 40℃。为进一步诊治，收入急诊综合病房。

▶ 入院查体

体温 39.2℃，脉搏 116 次/分，呼吸 25 次/分，血压 105/60mmHg。神志清楚，精神萎靡，口唇干燥，舌苔满布白色黏腻样物质，舌体两侧可及黑色色素沉着，全副义齿。心肺听诊无异常。腹软，无压痛、反跳痛，肝脾肋下未及。双下肢无水肿，双下肢可见色素沉着。

▶ 实验室检查

白细胞计数 14.79×10^9/L（↑），嗜中性粒细胞百分比 93.7%（↑），血红蛋白 129g/L，血小板计数 45×10^9/L（↓）；血清淀粉酶 192U/L（↑）；C 反应蛋白 12mg/L（↑）；红细胞沉降率 50 mm/h；大便隐血（+），粪转铁蛋白（+）↑。

肝肾功能：白蛋白 31.8g/L（↓），余（−），Cr 52μmoI/L。

出凝血功能：D-二聚体 0.98mg/L（↑），纤维蛋白（原）降解物 5.80μg/mL

（↑）；铁蛋白436.00μg/L（↑）。

ANA：1∶320，SSA-Ro52 91＋，SSA-Ro60 74＋，ds-DNA 39.05U/mL；CMV-IgG（＋），CMV-IgM（－）；EBV-IgG（＋），EBV-IgM（－）；乙肝核心抗体（＋），HBV-DNA（－）；大便培养：白念珠菌生长（3＋）。

影像学检查

2019年5月，肠镜（图8-1）提示：直肠可见多发黏膜糜烂、脱落、溃疡，凹陷呈瘘管状，局限于距肛门10cm处；病理提示：直肠黏膜急慢性炎伴淋巴组织增生、肉芽组织形成，符合溃疡周围组织特征。

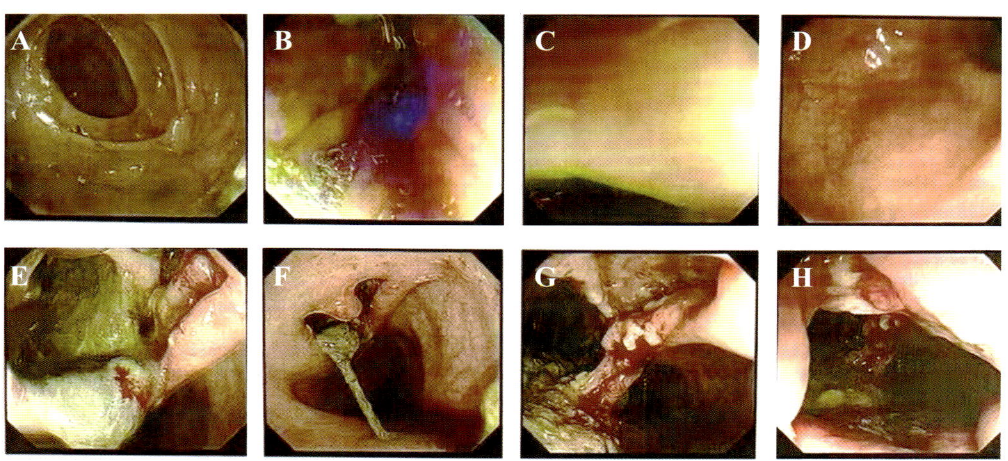

图8-1　肠镜（2019年5月）：直肠可见多发黏膜糜烂、脱落、溃疡，凹陷呈瘘管状。

▶ 存在的问题

这些是否是克罗恩病的肠道表现，是否与干燥综合征相关，是否为淋巴瘤？建议患者可以进行PET-CT检查。

核医学意见

2019年5月，行PET-CT检查：①直肠及部分乙状结肠肠壁弥漫性增厚、水肿，伴FDG代谢增高，考虑炎症伴内瘘形成可能，右侧梨状肌炎性水肿可能性大。直肠肛管处团片状FDG代谢增高，考虑痔疮所致或与风湿免疫疾病相关。②脾实质及全身多处骨骼FDG代谢弥漫性增高，考虑反应性改变所致。③左侧上颌窦慢性炎症，双侧腮腺及颌下腺萎缩。④左肺上叶小斑片灶，双肺内多发肺大疱或肺淋巴管肌瘤病可能。整体表现考虑与风湿免疫疾病相关。

放射科意见

抗炎治疗后，由于患者断续直肠出血，行直肠MRI增强（图8-2）：直肠下段结构紊乱，骶前区及直肠周围多发渗出、积气、脓肿可疑。

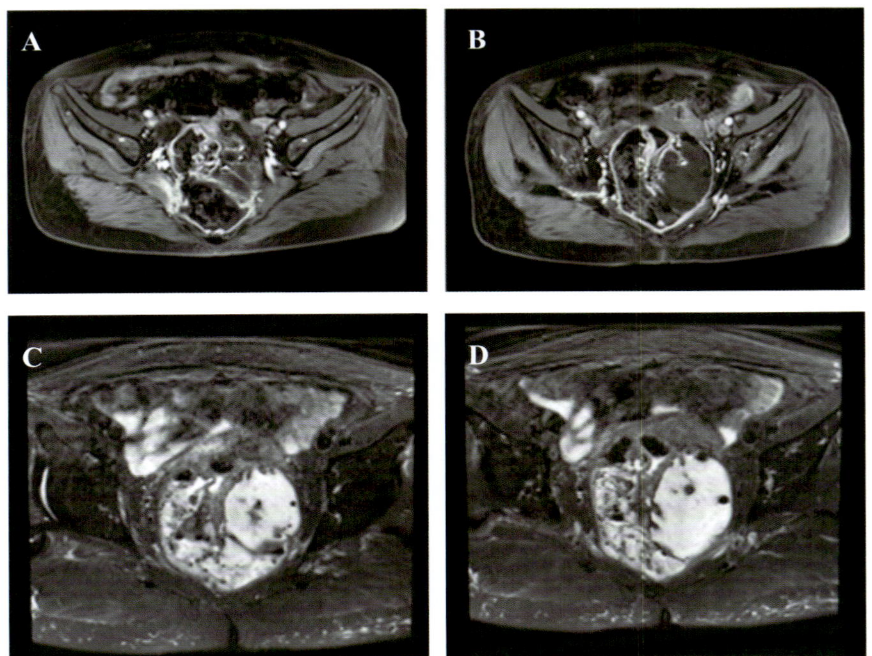

图8-2　直肠MRI增强：直肠周围多发、渗出、积气。

后续治疗

在继续抗炎治疗2周后，患者仍有便血，上下腹增强CT（图8-3）显示：直肠下段结构紊乱，骶前区及直肠周围脓肿形成可能，累及右侧梨状肌。当前不考虑克罗恩病可能，但是考虑穿孔形成脓肿，治疗效果不佳，建议外科干预。

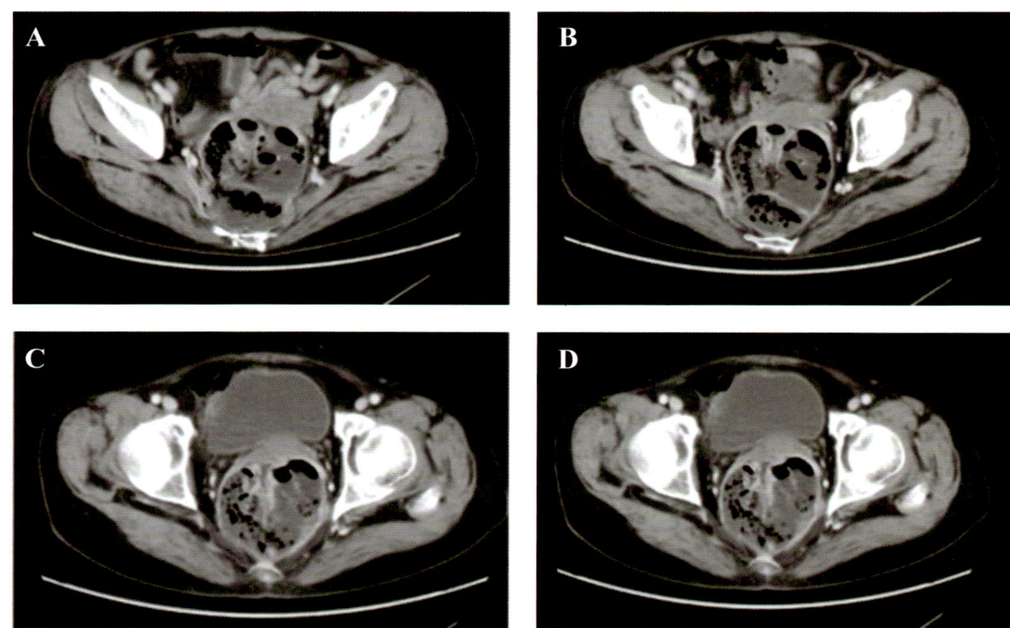

图 8-3　腹部增强 CT：直肠下段结构紊乱，骶前区及直肠周围有脓肿形成可能。

外科意见

建议予以丙种球蛋白治疗控制感染，白蛋白营养支持治疗改善状态后进行手术治疗。

后续随访

在患者入院后，予以抗细菌及抗真菌治疗，更昔洛韦抗病毒治疗，升血小板等对症支持治疗，并于 2019 年 6 月行乙状结肠造口术。术中见脓肿腹膜反折于直肠系膜内，其内直肠后壁可及一个大小为 2cm×1.5cm 的穿孔，脓肿局限包裹，系膜淋巴结肿大不明显，冲洗直肠脓肿后，行乙状结肠造瘘。术后切口及腹腔感染严重，予以多黏菌素 B 等抗感染治疗，患者曾一度出现血流动力学不稳定状况，后经抢救好转，但后续反复高热，合并肺炎克雷伯菌、EBV 感染，导致脓毒血症，患者出现呼吸循环衰竭，自动出院。

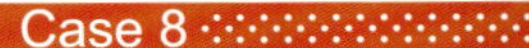

总 结

部分风湿免疫疾病患者可能会出现肠道溃疡，包括直肠溃疡。这种溃疡可能是由免疫系统异常活跃导致的黏膜损伤引起的。某些风湿免疫疾病，如系统性红斑狼疮和类风湿关节炎，可引发肠道穿孔，但是较少见于干燥综合征导致直肠溃疡的报道，推测发病原因与肠道菌群、肠系膜血管炎、肠系膜血栓形成、血管内皮细胞肥大、激素导致的血管硬化等相关，但由于干燥综合征导致直肠溃疡的病例较少，所以其具体原因尚不明确。

参考文献

[1] Wang F, Zhufeng Y, Chen Z, et al. The composition and function profile of the gut microbiota of patients with primary Sjögren's syndrome[J]. Clin Rheumatol, 2023, 42(5): 1315-1326.

[2] Sjöström B, Bredberg A, Mandl T, et al. Increased intestinal permeability in primary Sjögren's syndrome and multiple sclerosis[J]. J Transl Autoimmun, 2021, 4: 100082.

[3] Melchor S, Sánchez-Piedra C, Fernández Castro M, et al. Digestive involvement in primary Sjögren's syndrome: analysis from the Sjögrenser registry[J]. Clin Exp Rheumatol, 2020, 38 Suppl 126(4): 110-115.

上海交通大学医学院附属仁济医院
朱明明 沈 骏 冯 琦 赵子周
崔 喆 张晨鹏 姜剑巍

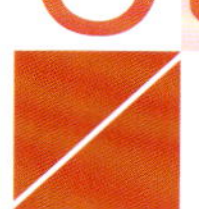

Case 9

重度消化道感染病例多学科讨论

消化科病史汇报

患者，男性，24 岁，因“腹痛、便血 3 周”于 2023 年 6 月 8 日入我院消化科住院治疗。

▶ 现病史

患者于 2023 年 5 月 10 日在进食可疑不洁食物后出现发热，体温最高 38.5℃，持续 3 日，伴全身酸痛，每日排便 3 次，为黄稀便。自 2023 年 5 月 14 日起，患者上述症状加剧，出现脐周疼痛，呈发作性，进食后明显，伴恶心，排便次数增多，便血，10～20 分钟解便 1 次，夜间为著，便后腹痛可稍缓解。患者至当地诊所对症治疗，症状无明显缓解。

2023 年 5 月 17 日，患者至另一家医院就诊。外院初步化验检查提示：白细胞计数 14.3×10^9/L，血红蛋白 163g/L，血小板计数 295×10^9/L；生化：球蛋白 24g/L，白蛋白 49g/L；粪便常规：隐血（＋），白细胞（2＋），红细胞（2＋）。予以山莨菪碱解痉，复方地芬诺酯止泻，阿莫西林抗感染治疗，症状无改善。

2023 年 5 月 21 日，患者腹痛及便血症状继续加重，排便呈喷射状，每次血量 20～30mL，再次就诊于外院。化验检查提示：白细胞计数 13.92×10^9/L，血红蛋白 189g/L，C 反应蛋白 74.26mg/L。粪便常规：隐血（2＋），红细胞（2＋），白细胞（4＋）。给予头孢噻肟联合吗啉硝唑抗感染、甲泼尼龙抗炎、雷贝拉唑抑酸，及解痉、止痛、补液等治疗，症状无改善，遂于 2023 年 5 月 24 日行内镜检查。胃镜检查示：慢性浅表性胃炎伴糜烂、胆汁反流；食管糜烂；十二指肠黏膜糜烂；分别于胃窦、胃角、十二指肠实施多点活检。病理提示：（胃窦、胃角、十二指肠）黏膜腺体萎缩伴异型增生，间质见较多淋巴样细胞浸润。肠镜检查示：结肠糜烂，考虑溃疡性结肠炎可能，分别在回肠末段、回盲部、横结肠、直肠处多点活检。肠镜病理提示：（回肠末段、回盲部、横结肠、直肠）黏膜糜烂，腺体萎缩伴异型增生，间质见较多淋巴样细胞浸润。

2023 年 5 月 25 日，患者便血再次加重，约 200mL/次，伴乏力、头晕，遂再次转诊至另一家医院就诊。实验室检查提示：白细胞计数 25.29×10^9/L，血红蛋白 158g/L，C 反应蛋白 33.79mg/L。降钙素原 1.73ng/mL，淀粉酶 133U/L，白蛋白 23.2g/L。尿常规：尿糖（＋），尿胆红素（＋）。2023 年 5 月 26 日，再次复查胃镜示（图 9-1）：食管、胃、十二指肠黏膜上皮脱失样改变，弥漫充血、水肿，表面可见散在坏死分泌物；胃镜病理（图 9-2）：（胃窦后壁）黏膜慢性-活动性炎，个别胃小凹内见脓肿形成。

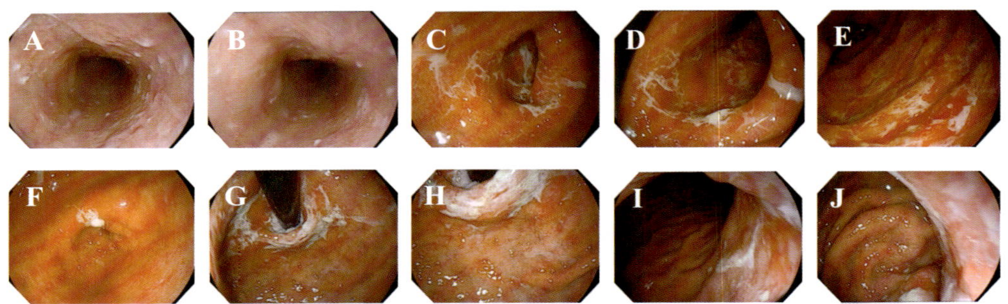

图 9-1　胃镜（2023 年 5 月 26 日）：食管、胃、十二指肠黏膜上皮均可见脱失样改变，弥漫充血、水肿，表面可见散在坏死分泌物。

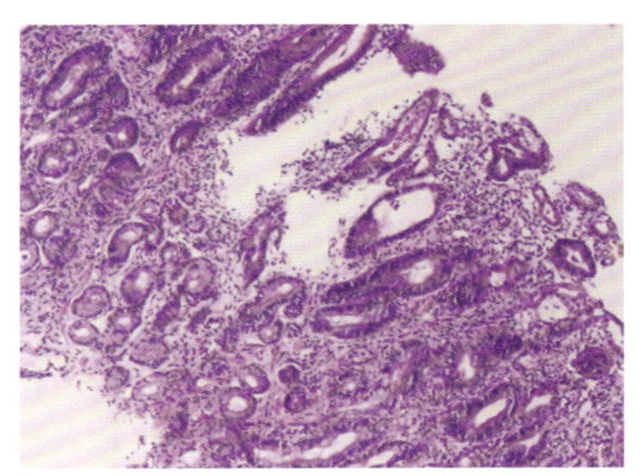

图 9-2　胃镜病理（HE 染色，×40）：（胃窦后壁）黏膜慢性-活动性炎，个别胃小凹内见脓肿形成。

2023 年 5 月 26 日，复查肠镜（图 9-3）示：循腔进镜至降结肠，患者不能耐受，予退镜。所能见的各段肠黏膜水肿、充血，上皮脱失样改变，表面可见散在坏死分泌物，血管网消失，未见溃疡及新生物。于降结肠处实施活检，病理提示（图 9-4）：炎性肉芽组织形成。

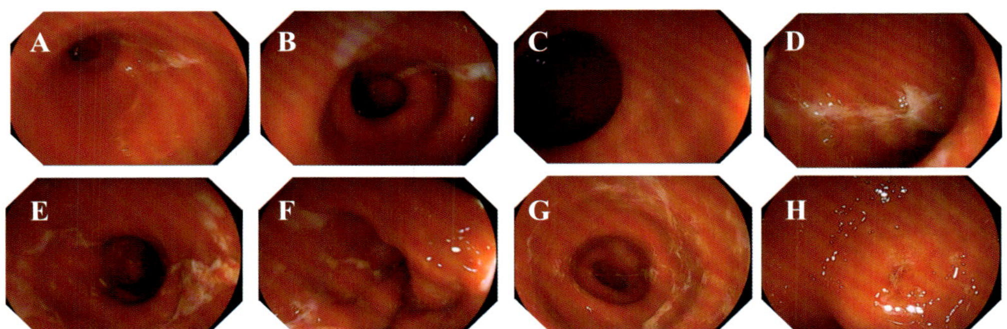

图 9-3　肠镜（2023 年 5 月 26 日）：循腔进镜至降结肠，患者不能耐受，予退镜；所能见的各段肠黏膜水肿、充血，上皮脱失样改变，表面可见散在坏死分泌物，血管网消失，未见溃疡及新生物。

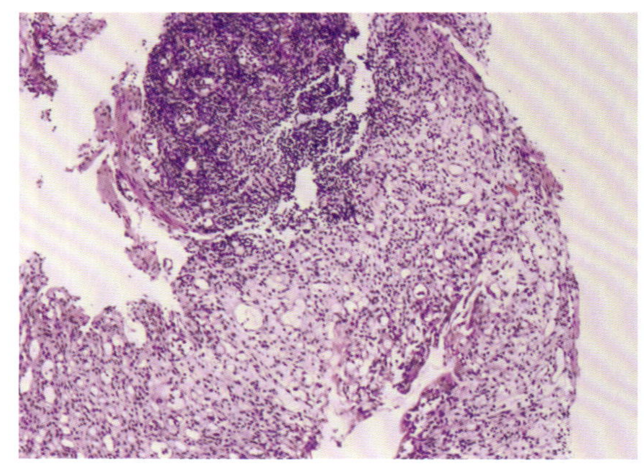

图 9-4　肠镜病理（HE 染色，×40）：（降结肠）炎性肉芽组织形成。

在患者住院期间，给予头孢哌酮、莫西沙星、利奈唑胺抗感染，更替洛韦抗病毒，甲泼尼龙抗炎，丙种球蛋白冲击治疗，及抑酸、抑酶、补充白蛋白、调节肠道菌群治疗等。经治疗，患者便血较前好转，但腹泻频次仍为 15～20 次/日。2023 年 6 月 5 日，复查直乙结肠镜（图 9-5）示：循腔进镜 15cm 至直乙结肠，管腔水肿狭窄，所见肠道黏膜水肿、充血，可见点片状糜烂，予以多点活检。病理示：（肠黏膜组织）送检组织镜下见少量破碎坏死黏膜上皮，有大量中性粒细胞及炎性纤维素性渗出物。

2023 年 6 月 8 日下午，患者再次出现腹痛不适伴腹泻，遂至我院急诊科就诊。急诊完善腹盆 CT 示：乙状结肠局部壁稍厚，肠系膜稍模糊伴多发淋巴结显示。转入我院消化内科住院治疗。

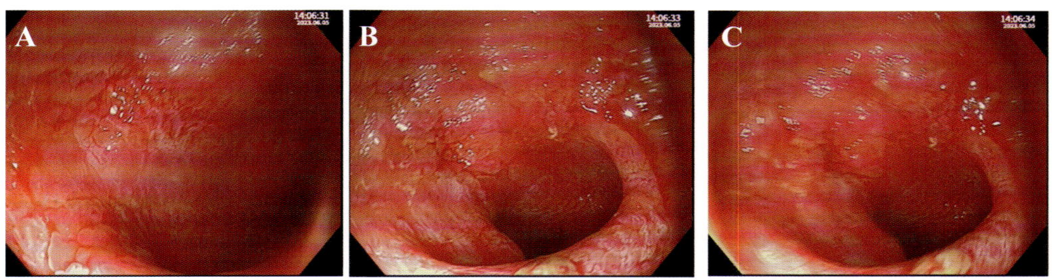

图 9-5 直乙结肠镜（2023 年 6 月 5 日）：循腔进镜 15cm 至直乙结肠，管腔水肿狭窄，所见肠道黏膜水肿、充血，可见点片状糜烂。

▶ 入院查体

体温 36.5℃，脉搏 105 次/分，呼吸 21 次/分，血压 90/50mmHg，神志清楚，生命体征平稳，正常面容。双肺呼吸音清，未闻及干湿啰音，未闻及胸膜摩擦音。心率 105 次/分，律齐，各瓣膜区未闻及杂音。腹软，脐周轻压痛、反跳痛，余腹部无明显压痛及反跳痛，全腹未触及包块，肝、脾肋下未触及，胆囊未触及，墨菲征阴性。肝、肾区无叩痛。移动性浊音阴性，肠鸣音 5 次/分，未闻及振水音及血管杂音，双下肢无水肿。

既往史、个人史、家族史：无殊。

▶ 实验室检查

血常规、C 反应蛋白和电解质：

2023 年 6 月 12 日，白细胞计数 11.89×10^9/L，中性粒细胞百分比 72.6%，红细胞计数 3.79×10^{12}/L，血红蛋白 112g/L，血小板计数 205×10^9/L；C 反应蛋白 24mg/L（↑）；钾 3.29mmol/L（↓）。

2023 年 6 月 13 日，白细胞计数 13.83×10^9/L，中性粒细胞百分比 75.8%，红细胞计数 3.68×10^{12}/L；血红蛋白 110g/L，血小板计数 229×10^9/L；C 反应蛋白 13mg/L（↑）；钾 3.33mmol/L（↓）。

2023 年 6 月 15 日，白细胞计数 18.02×10^9/L（↑），中性粒细胞百分比 84.3%（↑），淋巴细胞百分比 9.6%（↓），嗜酸性粒细胞百分比 0.1%（↓）；白蛋白 26g/L（↓）；钾 3.28mmol/L（↓）。

2023 年 6 月 28 日，白细胞计数 10.01×10^9/L（↑），中性粒细胞百分比 59.3%，淋巴细胞百分比 30.1%，单核细胞百分比 9.6%，嗜酸性粒细胞百分比 0.8%。

其他实验室检查：

APTT 26.3s，PT 13.7s，INR 1.18，TT 14.60s，Fg 3.6g/L（↑），纤维蛋白降解产物 2.6mg/L，D-二聚体 0.98mg/L（↑）。

铁代谢：血清铁 2.6μmol/L（↓），铁饱和度 12.1%（↓），总铁结合力 21.5μmol/L（↓）。

低密度脂蛋白胆固醇 1.32mmol/L，高密度脂蛋白胆固醇 0.54mmol/L（↓），载脂蛋白 AI 0.67g/L（↓），游离脂肪酸 0.68mmol/L（↑）。

粪常规：白细胞（+），隐血（+），粪便钙卫蛋白 609.7μg/g（↑）。

尿常规：蛋白质（+），酮体（2+）。

细胞因子：白细胞介素 8（IL-8）28.6pg/mL（↑），白细胞介素 10（IL-10）43.0pg/mL（↑）。

自身抗体：抗核抗体（+），余阴性。

病毒、T-SPOT、自身抗体、艰难梭菌、微量元素等检查均未见异常。

影像科意见

2023 年 6 月 12 日，腹部 CT：肠系膜稍模糊伴多发淋巴结显示，考虑结肠炎症。

入院后内镜复查

2023 年 6 月 23 日，胶囊内镜检查（图 9-6）提示：小肠多发溃疡伴绒毛萎缩改变。

2023 年 6 月 27 日，经口电子小肠镜检查（图 9-7）提示：十二指肠黏膜水肿，空肠上段可见黏膜水肿，绒毛萎缩，伴散在数处浅溃疡，于胃窦处活检 2 块，空肠上段活检 5 块。病理提示：胃窦轻度慢性萎缩性炎症，空肠慢性活动性小肠炎。

2023 年 6 月 27 日，结肠镜检查（图 9-8）提示：回肠下段黏膜水肿，浅溃疡伴白苔形成；全结肠可见黏膜轻度水肿，伴少量糜烂，较前次外院检查好转。分别于回肠下段和结肠多点活检。病理提示：结肠慢性活动性炎伴糜烂，回肠下段慢性活动性小肠炎；CMV（—），EBER（—）。

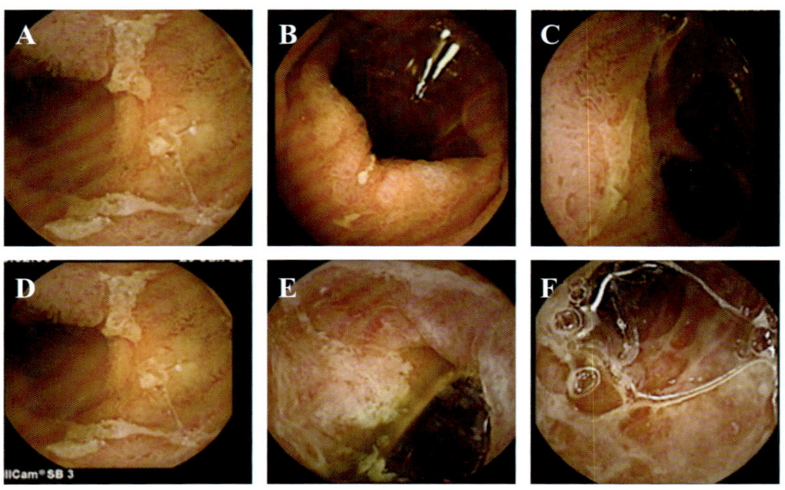

图 9-6　胶囊内镜（2023 年 6 月 23 日）：可见空肠、回肠弥漫性炎症伴多发溃疡，小肠绒毛萎缩。

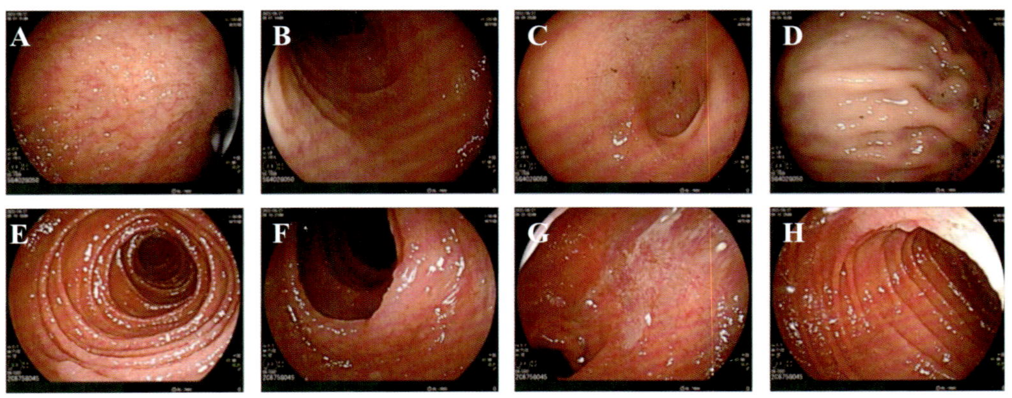

图 9-7　经口电子小肠镜（2023 年 6 月 27 日）：十二指肠黏膜水肿（图A、B），空肠上段（图E～H）可见黏膜水肿，绒毛萎缩，伴散在数处浅溃疡。图C、D示胃窦、胃体未见明显异常。

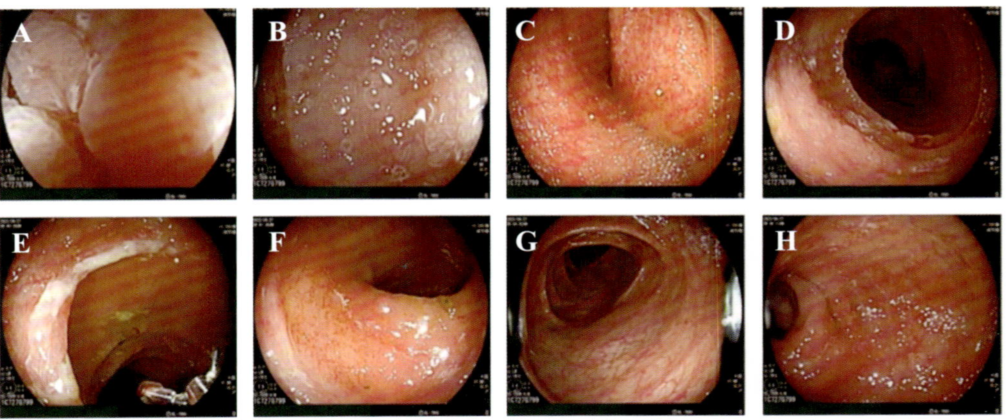

图 9-8　电子结肠镜（2023 年 6 月 27 日）：进镜至回肠末段 10cm，可见回肠末段（图C～F）黏膜水肿，浅溃疡伴白苔形成；全结肠（图G～H）可见黏膜轻度水肿，伴少量糜烂，较前次外院检查好转。图A、B示直肠黏膜轻度水肿。

病理科会诊分析

分析多次活检结果可见：外院胃镜病理活检提示活动性胃炎伴毒性-缺血性改变与糜烂；肠镜病理提示炎性肉芽组织，乙状结肠黏膜活检提示少量破碎退变的肠上皮与炎性坏死物，切片示大量脓性渗出物中散在破碎的肠上皮伴退变。

我院病理可见：回肠下段肠黏膜明显萎缩伴修复改变与炎症细胞浸润；结肠活检病理提示缓解期肠炎伴黏膜绒毛转化；空肠活检病理提示小肠黏膜明显萎缩伴修复改变与炎症细胞浸润；胃窦活检病理提示轻度慢性胃炎。

与外院早期活检对比，我院活检病理显示结肠黏膜重度破损与脱落，胃黏膜呈毒性缺血性改变。可能病因包括药物或食物中毒，以及自身免疫性疾病。但自身免疫性疾病血清学检查阴性，考虑环境因素致病可能性更大（食品或药物），建议临床结合详细病史进一步排除。空肠病理活检显示小肠黏膜扁平绒毛萎缩，隐窝部分缺失；黏膜固有层内见中等量淋巴细胞浸润与散在中性粒细胞；黏膜下层见小血管增生，上皮显示反应性改变。结肠黏膜表面绒毛转化。上述发现符合小肠结肠黏膜为损伤后修复期。未见炎症性肠病或其他小肠疾病表现。

诊　断

消化道感染。

后续治疗和随访

该患者表现为急性血性腹泻，虽然内镜下表现颇为严重，可见消化道黏膜剥脱、消化道溃疡形成以及小肠绒毛萎缩，但结合患者发病症状、病史演变以及活检病理结果，综合考虑为感染性腹泻。

入院后，予以营养支持、调节肠道菌群等综合治疗 1 个月后，患者症状好转。2023 年 7 月 11 日，患者诉解成形便 2 次。2023 年 10 月 30 日，患者再次入院复查胶囊内镜（图 9-9）、胃镜、肠镜均未见明显异常，血常规、生化、血脂、粪常规、肠道细菌培养等均未见明显异常。患者无腹痛、腹泻、便血、发热等不适，解黄色成形便，1～2 次/日，体格检查未见明显异常。考虑患者已经痊愈，遂停止治疗。

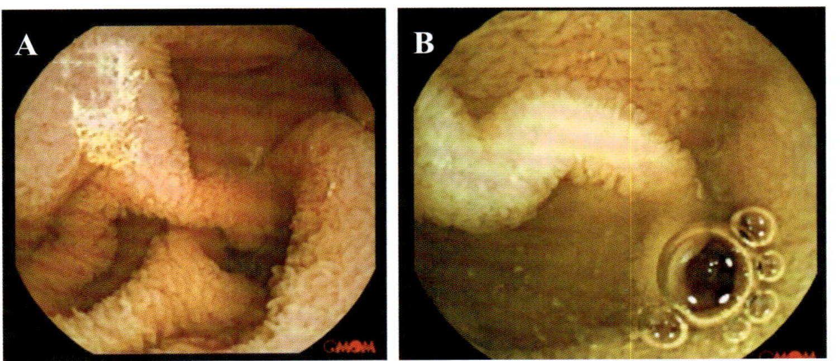

图 9-9 胶囊内镜（2023 年 10 月 30 日）。图 A：胃黏膜光整；图 B：十二指肠球部及空肠上段可见散在少许黏膜发白灶；其余所见小肠黏膜及绒毛均基本正常。

讨 论

腹泻是指每 24 小时内出现 3 次或以上异常的糊状或水样便。从病因学，腹泻可分为感染性腹泻和非感染性腹泻。该例患者表现为血性腹泻，在内镜检查中发现消化道多发溃疡、小肠绒毛萎缩，由此在诊治过程中需要进行一些鉴别诊断，如炎症性肠病、自身免疫性肠病等，但通过病理以及随访，最终确诊为重度感染性腹泻。其原因可能与患者在发病前的不洁饮食史相关，而感染加重的原因可能在于治疗过程中频繁使用复方地芬诺酯止泻，广谱抗菌药物的长时间覆盖，以及使用注射用甲泼尼龙琥珀酸钠抗炎治疗造成消化道菌群进一步失衡和紊乱，从而导致腹泻症状持续加重。

引起感染性腹泻的病原体包括细菌、病毒、寄生虫和真菌等。不同微生物感染所致腹泻的表现各异。多种细菌和寄生虫感染可引起血性腹泻，主要包括志贺菌、产志贺毒素大肠埃希菌、沙门菌、弯曲杆菌、耶尔森菌、溶组织内阿米巴原虫等。

细菌感染常有流行病学特点，如不洁食物史或疫区接触史，患者通常急性起病，伴发热和腹痛，具有自限性（病程一般为数天至 1 周，不超过 6 周）；抗菌药物治疗有效；粪便检出病原体可确诊。

阿米巴肠病有流行病学特征，特征性果酱样粪便，结肠镜下可见肠黏膜溃疡较深、边缘潜行，间以外观正常的黏膜，确诊有赖于从粪便或组织中找到病原体。非流行区患者血清阿米巴抗体阳性有助于诊断。高度疑诊病例采用抗阿米巴治疗有效。

感染性腹泻的治疗原则包括以下几个方面。①一般及对症治疗：尤其注意改善感染中毒症状，及纠正水电解质平衡失调；②病原治疗：针对引起腹泻的病原体，必要时给予相应的抗病原治疗；③营养治疗：此类患者多有营养障碍，如病情允许，应继续进食（喂养）适宜的食物。

综上所述，多种细菌及寄生虫在感染性腹泻在临床发病过程中可引起血便，临床上应注重病史分析，注意与其他肠病相鉴别。对感染性腹泻的治疗以补液、止泻为主，必要时可使用抗微生物药物进行抗感染治疗。

参考文献

[1] 缪晓辉，冉陆，张文宏，等. 成人急性感染性腹泻诊疗专家共识[J]. 中华消化杂志，2013，33（12）：10.

[2] 李晓宁. 130 例缺血性肠炎患者的临床及内镜特点分析[J]. 中国医药指南，2020，18（20）：2.

[3] 中华医学会消化病学分会炎症性肠病学组. 炎症性肠病诊断与治疗的共识意见（2018 年，北京）[J]. 中国实用内科杂志，2018，38（9）：796-813.

上海交通大学医学院附属瑞金医院太仓分院（太仓市娄江新城医院） 龚淞楠

上海交通大学医学院附属瑞金医院 顾于蓓

Case 10

放射性肠炎病例多学科讨论

消化科病史汇报

患者，女性，64岁，因"腹痛6年，加重1年"于2023年12月7日收入院。

▶ 现病史

患者自2017年起在无明显诱因下反复出现上腹痛，NRS评分9～10分，伴腹胀、恶心、呕吐胃内容物，排气减少，便秘与腹泻交替。2021年12月，查胃肠镜示慢性非萎缩性胃炎、直肠炎，予解痉治疗后症状可缓解，发作间期无明显不适，体重基本稳定。自2023年初起，患者上述症状加重，表现为全腹胀痛，发作频繁，与进食相关，每1～2周发作1次，解痉治疗无效，食量减少，近1年体重下降15kg。

2023年11月，外院查血常规示：白细胞计数2.34×10^9/L，中性粒细胞计数1.35×10^9/L；便常规及隐血（－）；血生化、炎症指标正常；肿瘤标志物：CA125 51.5U/mL，余正常；抗核抗体（－）；T-SPOT.TB、血CMV-DNA、EBV-DNA（－）。腹部增强CT：盆腔多发小肠肠壁增厚伴强化，边缘毛糙，以回肠为主，直肠及乙状结肠管壁增厚强化。为进一步诊治，收入院。

▶ 既往史

15年前患"宫颈癌"，曾行局部放疗。

▶ 个人史、婚育史、家族史

个人史、婚育史、家族史无殊。已绝经。

▶ 入院查体

体温36.5℃，心率72次/分，呼吸18次/分，血压135/75mmHg。BMI 17.10 kg/m^2。全身淋巴结未扪及肿大。心肺查体无殊。腹平坦，肠鸣音亢进，可闻及气过水声，腹部触软，无压痛、反跳痛，未触及腹部包块。

实验室检查

血常规、血生化正常；超敏C反应蛋白 2.34mg/L，红细胞沉降率 7mm/h。

影像学检查

2023 年 12 月，立位腹平片：左中下腹肠腔积气伴液平，考虑肠梗阻。肠道彩超：第 2～6 组小肠多发节段性肠壁增厚，伴肠腔增宽。结肠镜检查（图 10-1）示：回肠末段黏膜水肿明显，伴充血，绒毛钝缩不突出，全结直肠黏膜水肿。病理：小肠、结肠黏膜显慢性炎，局灶淋巴细胞聚集。

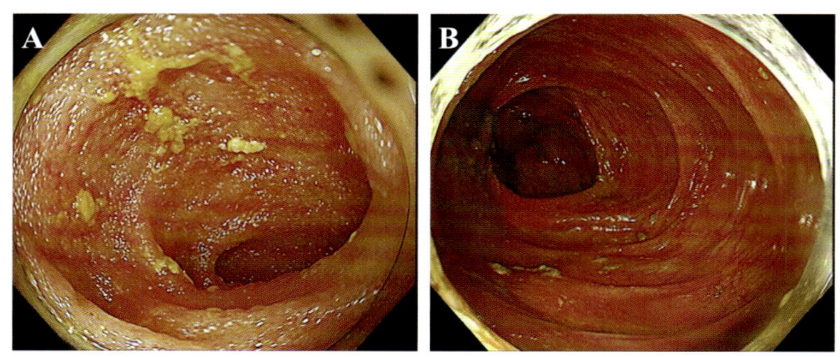

图 10-1　结肠镜（2023 年 12 月 12 日）：回肠末段黏膜充血伴水肿。

为进一步明确病因，患者于 2024 年 2 月 27 日接受经肛双气囊小肠镜（图 10-2）检查，结果提示：距回盲瓣 80cm 处回肠可见节段分布的黏膜充血伴散在毛细血管扩张。

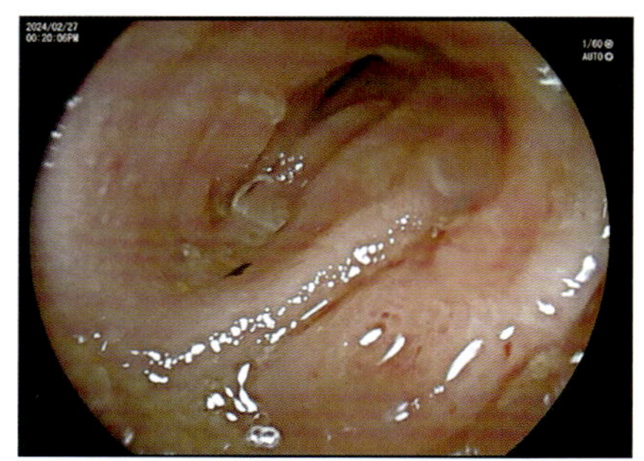

图 10-2　小肠镜（2024 年 2 月 27 日）：（距回盲瓣 80cm 处回肠）黏膜充血伴散在毛细血管扩张。

放射科意见

患者临床表现以腹泻、腹痛反复发作，伴间断排气、排便减少为主。肠道超声提示小肠多发肠壁增厚伴管腔狭窄。腹部增强CT＋重建（图 10-3）提示：盆腔内小肠局部肠壁环周增厚，黏膜面强化增高，肠腔狭窄，近端小肠不全梗阻扩张；盆腔内小肠、乙状结肠肠壁弥漫略增厚，黏膜面强化稍增高，黏膜下水肿、略增宽。膀胱壁略增厚、毛糙。

影像学表现病变相对广泛，肠道病变呈环周分布，且存在盆腔内多系统受累的表现，病变特征支持炎症性改变，但不符合炎症性肠病的分布特征和影像学特点，结合盆腔放射照射病史，首先考虑慢性放射性肠炎可能。

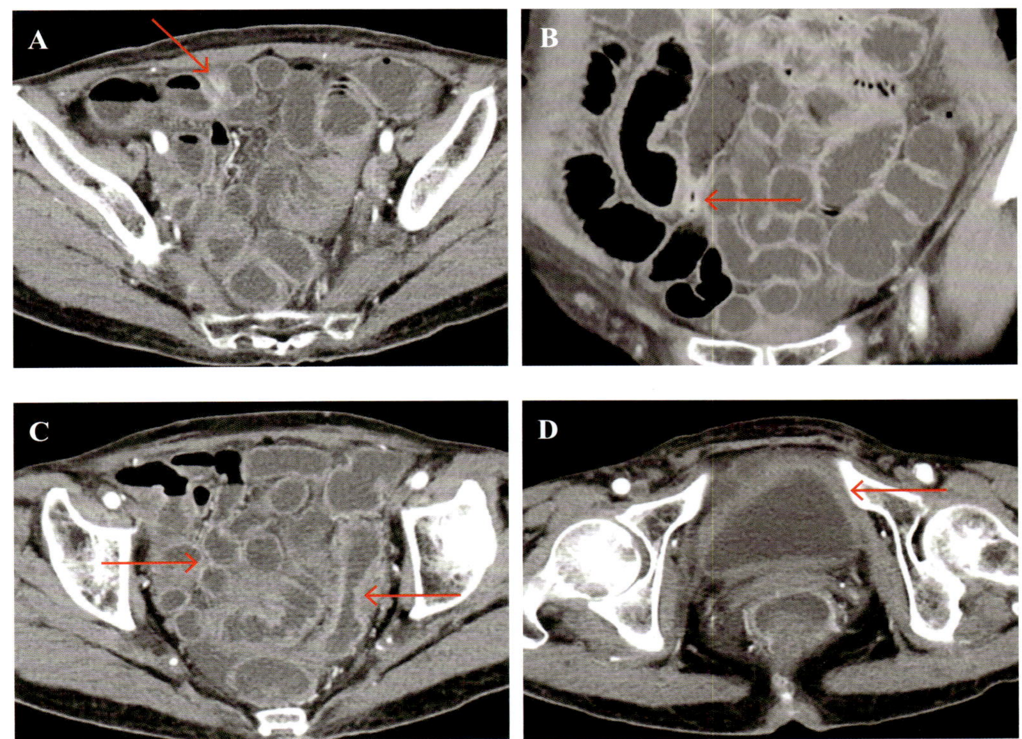

图 10-3　腹部增强 CT + 重建。图 A：盆腔内小肠局部肠壁环周增厚，黏膜面强化增高（红色箭头所示）；图 B：肠腔狭窄，近端小肠不全梗阻扩张（红色箭头所示）；图 C：盆腔内小肠、乙状结肠肠壁弥漫略增厚（红色箭头所示），黏膜面强化稍增高，黏膜下水肿、略增宽；图 D：膀胱壁略增厚、毛糙（红色箭头所示）。

病理科意见

本例患者既往有明确的宫颈癌放疗史，在放疗近 10 年后出现腹痛、腹胀、恶心、呕吐等不全肠梗阻症状。小肠镜下（图 10-4）可见散在毛细血管扩张，病理可见小肠黏膜部分绒毛水肿，黏膜基底部可见淋巴管扩张。病理学表现不具有诊断的特异性，但可以帮助临床进行排除诊断，如小肠肿瘤性疾病、炎症性肠病等。慢性放射性肠炎（chronic radiation enteritis，CRE）是指由于放射性损伤持续存在或放射线延迟效应，造成肠道纤维化、微血管异常再生、相关分子异常表达，对血管内皮产生影响，使肠壁变薄、通透性增高，促进血栓形成和肠道纤维化所致的肠道炎症表现。另外，免疫系统（如Th17/IL-23免疫轴）失衡同样可能使肠黏膜表面相关细胞因子表达改变，从而加剧肠道炎症反应，诱发肠黏膜缺血、糜烂及溃疡等。

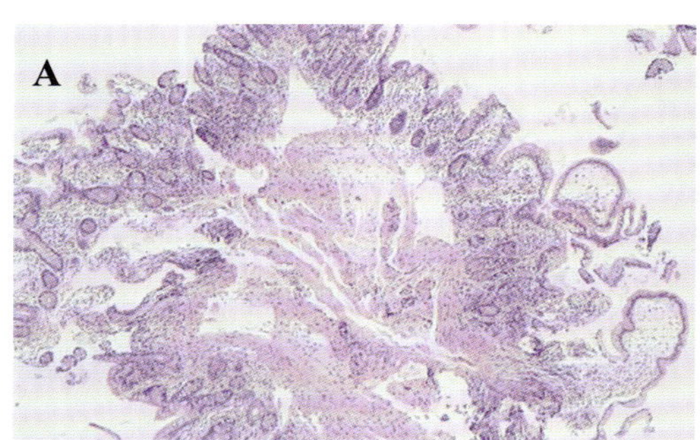

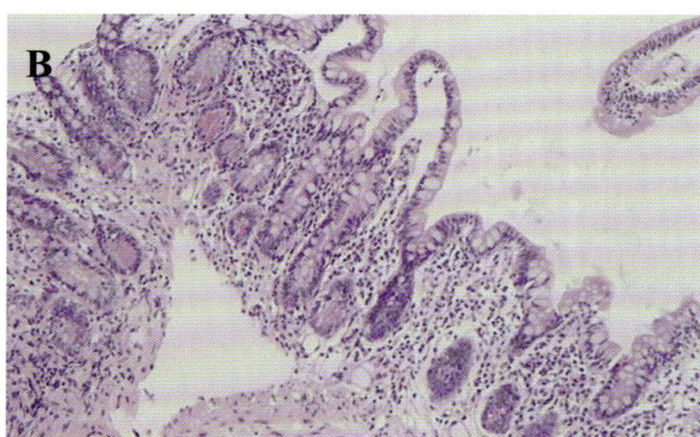

图 10-4　小肠活检病理（HE染色）：小肠绒毛部分水肿，黏膜下层淋巴管扩张（图A：×40；图B：×100）。

外科意见

该患者经肠内营养、内科药物治疗后，不全肠梗阻症状明显好转，体重回升，无明确手术指征，且患者肠道病变广泛，亦不首先考虑手术治疗，建议继续内科治疗。

最终诊断

慢性放射性肠炎；小肠不完全性肠梗阻；宫颈癌放疗及化疗后。

治疗及预后

结合患者既往患“宫颈癌”及放疗史，考虑慢性放射性肠炎、小肠不完全性肠梗阻诊断明确。予以部分肠内营养，麦滋林、乳果糖对症药物治疗后，患者症状逐渐好转。2024 年 2 月 25 日随诊，体重增加 5kg。

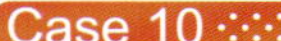

讨 论

慢性放射性肠炎是指在腹盆腔肿瘤放疗结束后3个月以上出现的一种以恶心、呕吐、腹痛、腹泻、便秘等症状为特点的放射性肠道损伤。慢性放射性肠炎以腹痛、腹泻、恶心、呕吐等非特异性消化系统症状为主，与患者受累肠段位置相关，在确定诊断前需明确患者具体照射部位及放射剂量，以及是否同时存在增加慢性放射性肠炎风险的因素，如腹部手术、同期化疗等。进一步完善腹部影像学检查可见慢性放射性肠炎患者肠道病变主要表现为肠壁增厚，肠道黏膜轻中度强化，可继发肠管狭窄；内镜下主要表现为黏膜充血、毛细血管扩张等，严重者可出现黏膜糜烂、溃疡、出血、狭窄等病变，需与炎症性肠病相鉴别。因此，通过病史确定肠道病变部位与放疗部位的相关性是至关重要的。组织学特点方面，慢性放射性肠炎多表现为弥漫性胶原沉积，伴黏膜层和浆膜层增厚、炎症细胞浸润、血管硬化和闭塞性血管炎等。综上，慢性放射性肠炎暂无诊断金标准，诊断需依据病史、临床症状特点、影像学表现及组织学表现等多方面的综合评估，同时需与肿瘤、炎症性肠病、其他病因所致的缺血性肠病等相鉴别。

该患者为中老年女性，既往有明确恶性肿瘤病史，起病以来体重明显下降，影像学检查提示肠道黏膜强化伴管腔狭窄。首先，需高度警惕肿瘤。小肠镜检查并组织病理学检查有助于除外肿瘤性病变。其次，需考虑炎症性肠病及其他可能累及胃肠道的自身免疫性疾病，患者内镜下黏膜病变表现轻，非典型炎症性肠病内镜特征，组织病理学也未见隐窝炎症、隐窝结构改变等特征。再者，治疗反应与病程特点方面，给予肠内营养、对症治疗后，患者症状可明显好转，与肿瘤及自身免疫性疾病所需抗肿瘤治疗或免疫抑制治疗明显不同，并且一般在放疗结束后8～12个月才开始出现导致患者慢性放射性肠炎的放疗毒性，并随着时间的推移而逐渐加重，与肿瘤、自身免疫性疾病起病就持续加重的自然病程存在明显差异。综上，考虑患者慢性放射性肠炎诊断基本明确。

慢性放射性肠炎的治疗以内科治疗为主，当出现出血、肠瘘、继发肿瘤等并发症时需考虑手术治疗。从疾病预防角度而言，慢性放射性肠炎的发病率与放射强度可能相关，调强放疗可减少与放疗相关的正常组织的毒性，与传统全盆腔放疗或三维适形放疗相比，调强放疗的肠道辐射剂量减少40%。因此，改进放疗技术，尽可能减少正常组织接受到的辐射剂量和在高剂量辐射下的暴露范围，对于放射性肠炎的预防亦是至关重要的。

参考文献

[1] Hauer-Jensen M, Denham JW, Andreyev HJ. Radiation enteropathy-pathogenesis, treatment and prevention[J]. Nat Rev Gastroenterol Hepatol, 2014, 11(8): 470-479.

[2] Lu LN, Li WJ, Chen LH, et al. Radiation-induced intestinal damage: latest molecular and clinical developments[J]. Future Oncology, 2019, 15(35): 4105-4118.

[3] Araujo IK, Muoz-Guglielmetti D, Mollà M. Radiation-induced damage in the lower gastrointestinal tract: Clinical presentation, diagnostic tests and treatment options[J]. Best Pract Res Clin Gastroenterol, 2020, 48-49: 101707.

北京协和医院

田博文　李　玥

Case 11

胃、十二指肠、结肠多发溃疡病例多学科讨论

消化科病史汇报

患者，男性，64岁，因“反复黑便、上腹痛半年，突发胸闷气短、腹痛加剧伴黑便3天”于2022年11月23日入院。

▶ 现病史

该患者黑便半年，间断于进食较凉食物后出现上腹痛，多可耐受，无腹胀，无恶心、呕吐，无呕血，平日口服阿司匹林。2022年9月，该患者因急性上腹疼痛无法耐受就诊于外科，诊断为消化道溃疡穿孔，查血常规显示血红蛋白44g/L。给予输血治疗，停用阿司匹林，并行修补手术治疗。此后3个月，患者因头痛间断口服去痛片，仍排黑便，每3～5天排便1次。此次入院前3天，患者突发胸闷气短，上腹部疼痛加剧伴黑便，实验室检查示血红蛋白39g/L。患者否认口腔溃疡，否认生殖器溃疡，否认关节肿痛。

▶ 既往史

高血压20年，血压最高190/100mmHg，近期低血压，未服用降压药。无光过敏史。

▶ 入院查体

体温36.5℃，脉搏78次/分，呼吸18次/分，血压125/80mmHg。神清，睑结膜苍白，贫血貌。腹软，可见纵行长约15cm手术疤痕，上腹部正中轻压痛，无反跳痛，无肌紧张。

▶ 实验室检查

血常规：白细胞计数2.8×10^9/L，血红蛋白71g/L，平均红细胞体积83fL，平均血红蛋白浓度306g/L，血小板计数395×10^9/L。

便常规：白细胞（－），红细胞（－），隐血（＋）。

白蛋白 33.8g/L；C 反应蛋白 1.95mg/L。

结核斑点试验：A26、B3（+）。乙肝病毒、丙肝病毒检测均为阴性。幽门螺杆菌 -IgG（—）。

免疫相关检查：pANCA（—），cANCA（—）；抗核抗体系列均（—）；狼疮抗凝物（—）。

贫血系列：促红细胞生成素 373.39mU/mL，铁蛋白 5.1ng/mL，叶酸 9.13ng/mL。

病理科意见

2022 年 12 月，胃镜检查（图 11-1）示：胃窦近幽门处见一溃疡（大小约为 0.6cm× 1.2cm），十二指肠球部及球降交界处各见一溃疡（大小约为 1.2cm×2.0cm）；黏膜病理提示慢性浅表性胃炎（轻度），考虑非甾体抗炎药（NSAIDs）相关性改变。

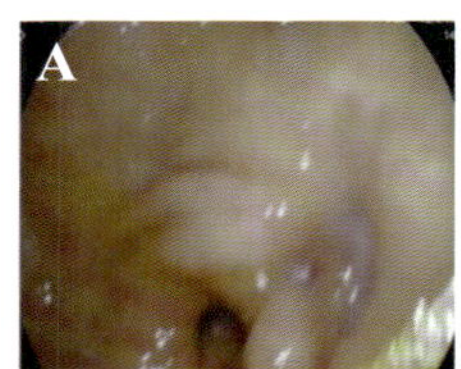

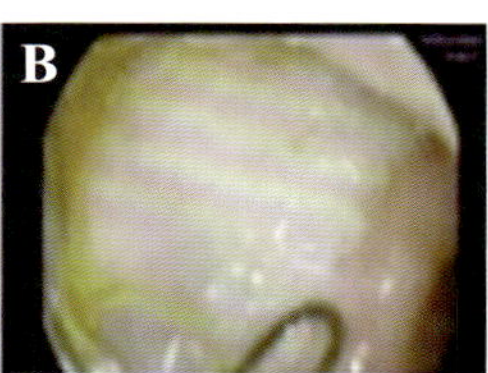

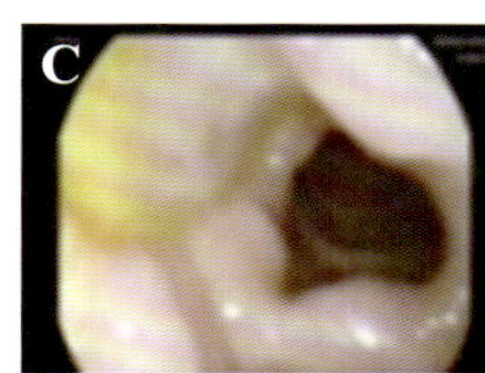

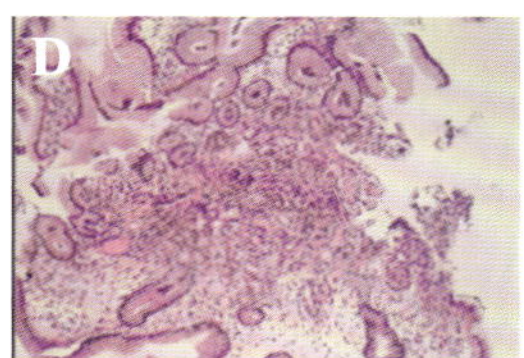

图 11-1　胃镜检查（2022 年 12 月）。图 A：胃窦溃疡；图 B：十二指肠球部溃疡；图 C：十二指肠球降交界处溃疡；图 D：黏膜病理（HE 染色，×200）示见小块胃黏膜组织，间质炎症细胞浸润，慢性浅表性胃炎（轻度）。

2022 年 12 月，结肠镜检查（图 11-2）示：横结肠至降乙结肠交界可见多发片状溃疡性病变，直径约为 0.5～3.0cm；降结肠较大溃疡约环肠腔 1/2～2/3。病理：慢性活动性炎症（轻度），结合患者病史考虑药物相关性肠道改变可能性大。

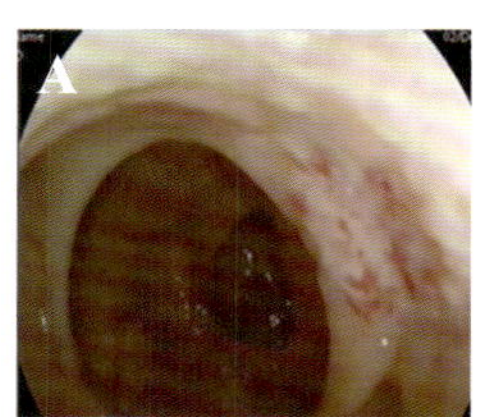

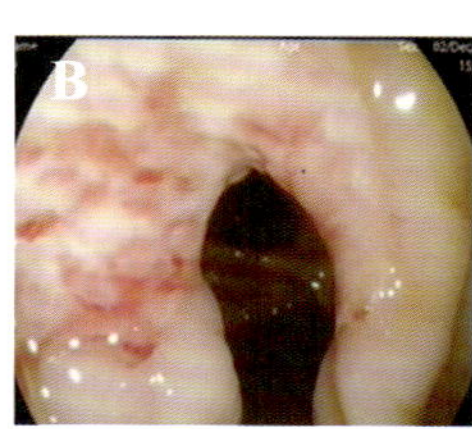

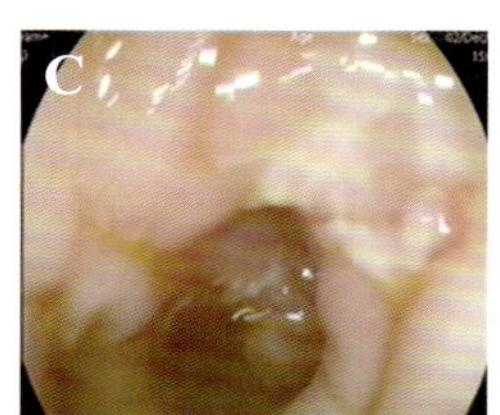

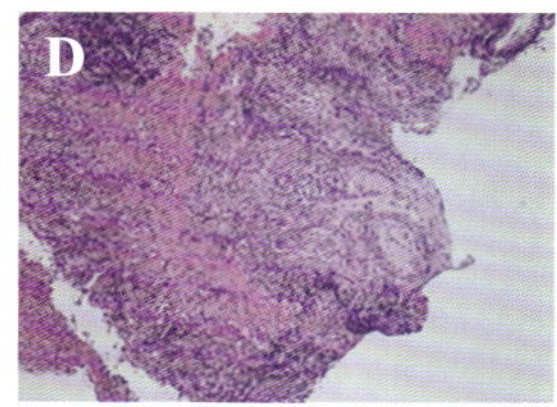

图 11-2　结肠镜检查（2022 年 12 月）。图 A：横结肠溃疡；图 B：降结肠溃疡；图 C：乙状结肠溃疡；图 D：肠黏膜病理（HE 染色，×200）示局灶隐窝略不整，个别隐窝破坏、凋亡，固有层及黏膜下层见较多淋巴、浆细胞浸润，可见渗出物及肉芽组织，慢性活动性炎症（轻度）。

影像科意见

2022年11月，腹部增强CT（图11-3）示：横结肠及结肠脾曲肠壁增厚，整体不考虑克罗恩病。

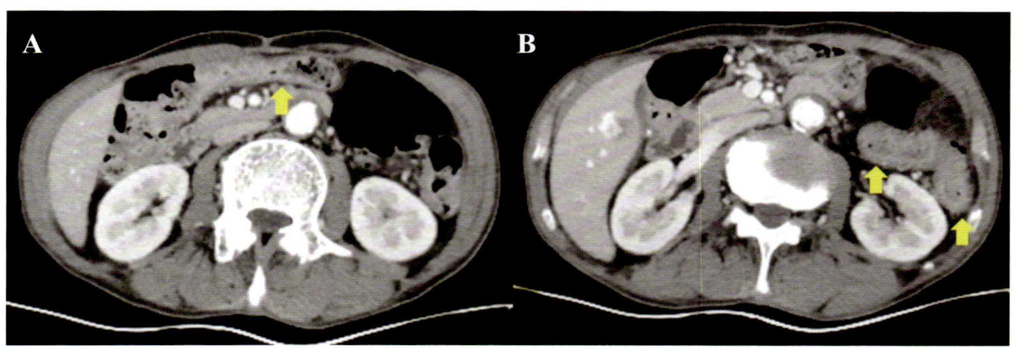

图11-3 腹部增强CT（2022年11月）。图A：横结肠肠壁增厚（黄色箭头所示）；图B：横结肠脾曲肠壁增厚（黄色箭头所示）。

初步诊断

非甾体抗炎药相关性胃肠炎可能性大。

诊断依据：患者老年，既往曾口服阿司匹林，近期口服去痛片。胃溃疡，十二指肠溃疡，结肠多发溃疡。综合病情，考虑非甾体抗炎药相关胃肠炎的可能性大。

后续诊疗和随访

停用去痛片及阿司匹林。予美沙拉秦口服2.0g/次，2次/日；谷氨酰胺肠溶胶囊口服2粒/次，3次/日，上述药物应用3个月。艾司奥美拉唑口服40mg/次，1次/日；康复新液口服，10mL/次，3次/日，上述药物应用2个月。多糖铁复合物口服，150mg/次，1次/日，应用1个月。2个月后，复查胃镜了解胃溃疡及十二指肠溃疡转归；3个月后，复查结肠镜及全腹增强CT，了解结肠溃疡转归。

2023年6月复诊，患者坚持口服美沙拉秦、谷氨酰胺肠溶胶囊、艾司奥美拉唑及康复新液，治疗半年后体重增加约5kg。血常规：白细胞计数3.28×10^9/L，血红蛋白75g/L，MCV 80fL，MCHC 309g/L，血小板计数505×10^9/L。贫血相

关 促红细胞生成素57.95mU/mL，铁蛋白355.6ng/mL，叶酸9.13ng/mL。红细胞沉降率91mm/h（↑），C反应蛋白69.7mg/L（↑），白蛋白23g/L。骨髓穿刺：增生明显活跃骨髓象，粒红比例正常，未见产板型巨核细胞；在本次检测范围内，原始细胞比例不高，未见明显异常表达；成熟淋巴细胞比例不高，未见明显异常表达；浆细胞比例正常，表型未见明显异常；粒细胞比例正常，单核细胞、嗜酸性粒细胞、有核红细胞比例正常。

病理科二次讨论意见

2023年5月，患者复查胃镜（图11-4）：幽门管溃疡；病理：（幽门）黏膜轻度浅表性胃炎改变，与前次病理表现相仿。

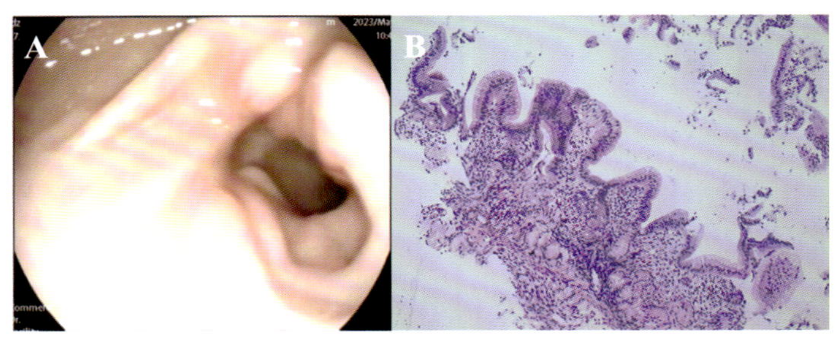

图11-4 胃镜及病理（2023年5月）。图A：幽门管溃疡；图B：病理（HE染色，×100）提示（幽门）黏膜轻度浅表性胃炎改变。

2023年5月，患者复查结肠镜（图11-5）：横结肠肝曲-距肛门20cm处可见片状溃疡，环管腔1/2，间断可见正常黏膜；病理：部分腺体细胞核大，排列密集，间质炎症细胞浸润，另见少许炎性渗出物质；肠黏膜炎症改变，局灶上皮轻度非典型增生，考虑药物相关性肠炎。

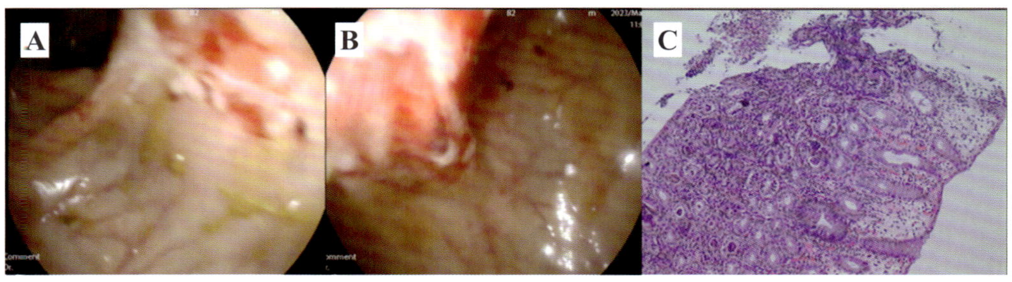

图11-5 结肠镜及病理（2023年5月）。图A：横结肠肝曲溃疡；图B：降结肠溃疡；图C：病理（HE染色，×200）：示肠黏膜炎症改变，局灶上皮轻度非典型增生。

影像科二次意见

2023 年 5 月，全腹增强CT（图 11-6）：横结肠及结肠脾曲肠壁较前增厚。

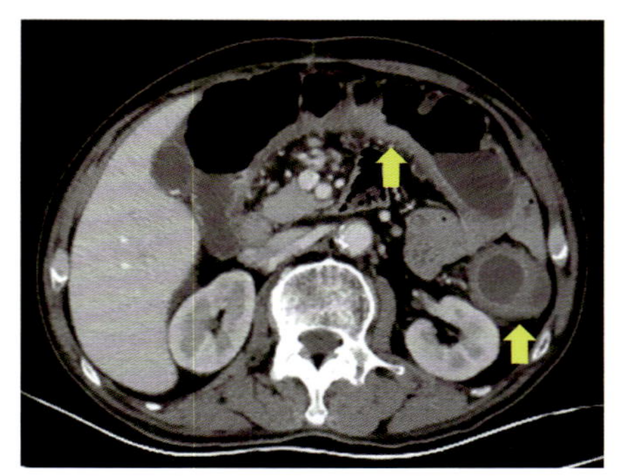

图 11-6 全腹增强CT（2023 年 5 月）：横结肠及结肠脾曲肠壁较前增厚（黄色箭头所示）。

消化科整体意见

该老年患者反复贫血，小细胞低色素缺铁性贫血，间断排黑便，低蛋白血症，曾长期口服去痛片。2022 年 11 月，患者内镜检查提示胃、十二指肠及结肠多发溃疡。停用非甾体抗炎药半年，给予美沙拉秦、谷氨酰胺肠溶胶囊、艾司奥美拉唑口服治疗半年。2023 年 5 月，复查胃肠镜提示十二指肠溃疡愈合，但仍有幽门管溃疡，结肠多发溃疡未见好转。结肠镜下，患者直肠不受累，结肠多发片状溃疡，胶囊内镜未见小肠异常改变。腹部CT对比，2022 年 11 月，结肠脾曲病变为重；2023 年 6 月，复查结肠病变范围较前扩大，病变程度较前加重。2022 年 11 月与 2023 年 5 月胃肠镜病理表现类似，主要为隐窝大小不等，隐窝萎缩，无缺血改变。患者胃肠道病变广泛，无梗阻表现，无恶性证据，暂无外科手术指征。患者在停用非甾体抗炎药并系统治疗半年后，病变较前进展且贫血未改善，故可排除非甾体抗炎药相关性胃肠道损伤。

综合病情，患者胃肠道多发溃疡，考虑克罗恩病及血管炎均不能除外。给予醋酸泼尼松 50mg/d 口服并逐渐减量直至停药，沙利度胺 25mg/d 口服并逐渐加量至 100mg/d。拟于 3 个月后复查胃肠镜了解溃疡转归情况。

疾病转归

2023 年 10 月，患者醋酸泼尼松已减停，沙利度胺 100mg/d 口服治疗中，复查血红蛋白 122g/L，血小板正常，C反应蛋白及红细胞沉降率正常。复查胃镜（图 11-7）示：红斑/渗出性胃炎，十二指肠球炎。复查结肠镜（图 11-8）：未见异常改变。复查情况说明患者激素联合沙利度胺治疗有效，继续沙利度胺 100mg/d 长期维持治疗。

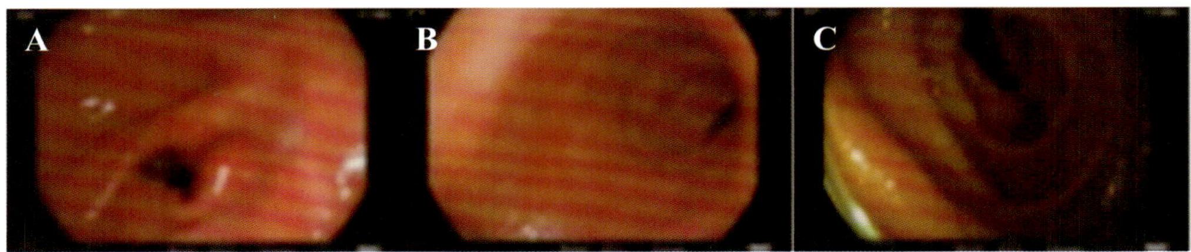

图 11-7　胃镜检查（2023 年 10 月）示：红斑/渗出性胃炎，十二指肠球炎。图 A：胃窦；图 B：十二指肠球部；图 C：十二指肠球部后端。

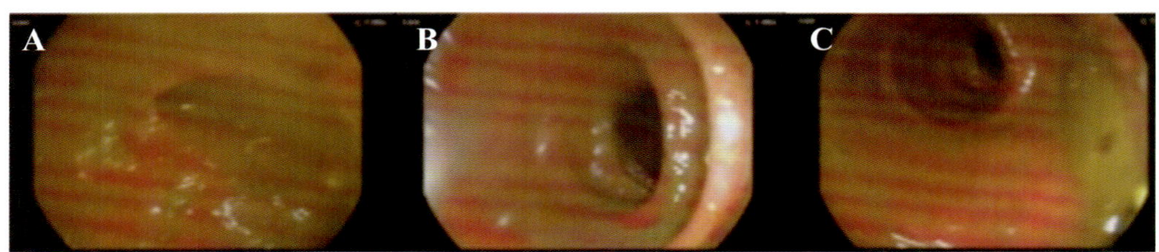

图 11-8　结肠镜检查（2023 年 10 月）：未见异常改变。图 A：横结肠；图 B：降结肠；图 C：乙状结肠。

最终诊断

胃、十二指肠、结肠多发溃疡，非甾体抗炎药相关可能性大。

总　结

非甾体抗炎药可引起胃肠道损伤，多发生于长期用药的老年人，可表现为全消化道糜烂或溃疡改变，进而引起慢性贫血、低蛋白血症等，其中以胃、十二指肠及小肠受累较为常见。研究显示，非甾体抗炎药相关性胃肠道损伤最短可发生在用药后 2 周，病变通常在停药后 3 个月内好转，内镜下溃疡表现各异，也可出现肠道狭窄和小肠膈膜样改变。据报道，质子泵抑制剂、美沙拉秦、抗肿瘤坏死因子等药物治疗可能对非甾体抗炎药相关性胃肠炎有效。

本例老年患者长期应用非甾体抗炎药，有慢性缺铁性贫血，低蛋白血症，胃、十二指肠、结肠多发溃疡改变，初步诊断考虑非甾体抗炎药相关性胃肠炎。但患者停用非甾体抗炎药半年以上，且规律应用质子泵抑制剂及美沙拉秦治疗半年后，贫血仍未改善，低蛋白血症加重，C反应蛋白及红细胞沉降率升高，血小板计数升高，胃溃疡、结肠溃疡持续存在且范围较前扩大，常规治疗无效，因此可以排除非甾体抗炎药相关性胃肠炎。

患者结肠镜下改变为多发片状表浅溃疡，直肠不受累，非结肠连续性病变，因此不符合溃疡性结肠炎特点。虽然患者结肠节段性分布溃疡性病变，且同时存在胃及十二指肠溃疡，但多次活检病理未见全层炎以及非干酪样肉芽肿病变，故患者内镜、病理及CT改变诊断克罗恩病依据不足，同时血管炎类疾病亦不能除外。克罗恩病和血管炎治疗方案相似，故我们考虑给予激素和沙利度胺治疗上述两个疾病。这样可以兼顾覆盖，最终在应用激素联合沙利度胺治疗5个月后，患者血红蛋白恢复正常，消化道溃疡均愈合，治疗有效。

该病例给我们的启示是胃肠道溃疡性病变有时诊断非常困难，但患者关心的重点并不是诊断，而是如何治疗和控制疾病的症状和进展。我们考虑对于该患者的胃肠道溃疡改变，常规治疗无效，故考虑与免疫性疾病相关，给予激素和沙利度胺治疗和长期随访是当时正确的选择，随访结果也证实了这一点。关键时刻完整全面的鉴别诊断、及时果断的治疗选择也体现了一名优秀临床医生的价值。

参考文献

[1] Goldstein JL, Eisen GM, Lewis B, et al. Video capsule endoscopy to prospectively assess small bowel injury with celecoxib, naproxen plus omeprazole, and placebo[J]. Clin Gastroenterol Hepatol, 2005, 3(2): 133-141.

[2] Rácz I, Szalai M, Kovács V, et al. Mucosal healing effect of mesalazine granules in naproxen-induced small bowel enteropathy[J]. World J Gastroenterol, 2013, 19(6): 889-896.

[3] Watanabe T, Tanigawa T, Shiba M, et al. Anti-tumour necrosis factor agents reduce non-steroidal anti-inflammatory drug-induced small bowel injury in rheumatoid arthritis patients[J]. Gut, 2014, 63(3): 409-414.

中国医科大学附属盛京医院

解　莹　田　丰

舒　红　高玉颖

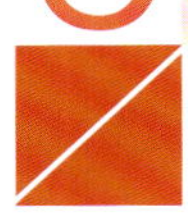

Case 12 非甾体抗炎药相关性结肠溃疡病例多学科讨论

消化科汇报病史

患者，男性，51岁，因“间断腹泻4年余”于2023年7月4日入住西京医院消化内科。

▶ 现病史

2019年，患者因膝关节疼痛开始服用双氯芬酸钠缓释片（1片/次，3次/日），服药后出现腹泻，4～5次/日，为黄色稀水样便，伴间断腹部绞痛，未在意，继续用上述药物治疗。

2021年6月，患者于当地医院查腹部CT及结肠镜提示降结肠溃疡，结肠癌可能性大，克罗恩病不除外，遂行结肠部分切除术。术后病理示：肠黏膜慢性炎，部分黏膜糜烂、渗出、坏死，局部肉芽组织增生，溃疡形成；黏膜下淋巴组织增生，淋巴滤泡形成，较多浆细胞及嗜酸性粒细胞等浸润；镜下符合局限性结肠炎改变，游离淋巴结未见恶性细胞。术后患者腹泻及腹痛症状明显缓解，因关节疼痛继续服用双氯芬酸钠。2021年11月，复查结肠镜提示：升结肠可见术后瘢痕形成，表面覆污苔，周边红肿，余未见明显异常。

2022年8月，该患者在无明显诱因下再次出现腹泻，4～5次/日，为少量黏液血便，伴腹痛、恶心呕吐、乏力、双膝关节疼痛，无发热、寒战、口腔溃疡等不适，予补充营养、抑酸等对症治疗，症状稍缓解，未行进一步诊治。2023年1月，患者上述症状再次发作，于当地医院行结肠镜检查可见吻合口周缘溃疡，底覆白苔，局部狭窄，内镜无法通过；乙状结肠可见多个直径约0.5cm的小溃疡，底覆白苔，周围黏膜水肿；内镜病理提示（横结肠）黏膜慢性炎伴急性炎、出血。腹平片可见左侧腹部数个大小不等的气液平面影；腹部超声及CT示回肠末段肠壁环状水肿增厚，周围淋巴结肿大，考虑感染性改变，占位性病变待排。综合以上资料诊断为不全性肠梗阻，予药物对症治疗，具体药物不详，症状缓解不明显。2023 年 6 月，外院再次予完善CT检查提示：回肠末段肠壁水肿增厚较前吸收减轻，大部分淋巴结较前缩小，部分较前稍增大；考虑炎性改变可能性大，继续予补蛋白、输血、营养支持等对症治疗。2023 年 7 月初，患者再次出现腹痛、腹泻，伴乏力，外院复查腹部CT示回肠末段肠壁增厚、淋巴结肿大较前无明显改变，结合病史及相关检查，考虑克罗恩病可能性大，药物相关性结肠溃疡不除外。予停用双氯芬酸钠，对症支持治疗，症状持续不缓解，为进一步诊治至我院急诊科。实验室检查提示：血红蛋白 98g/ L，白蛋白 17.1g/L，C反应蛋白 10.00mg/L，白细胞介素 6（IL-6）14.260pg/mL，降钙素原 0.079ng/ mL。肠道双源CT示：胃壁肿胀增厚，胃窦紧贴横结肠，局部瘘管形成可能；多段肠壁节段性肿胀增厚，多系炎性改变；回肠远段局部憩室并憩室炎或穿孔可能。门诊以“结肠溃疡；贫血；低蛋白血症；肠梗阻术后”收入院。

▶ 入院查体

心肺查体无异常。腹平坦，右下腹有一长约 15cm的手术疤痕。未见胃肠形、蠕动波、腹壁静脉曲张。全腹无压痛、反跳痛、肌紧张，墨菲征阴性，全腹未扪及包块，肝、脾肋下未及。肝、肾区无叩痛。腹部移动性浊音阴性。

▶ 实验室检查

血细胞分析＋五分类（全血）：红细胞计数 3.69×10^{12}/L，血红蛋白 98g/L，血细胞比容 0.324，血小板计数 636×10^{9}/L，白细胞计数 5.85×10^{9}/L。

肝功能：ALT 5U/L，AST 10U/L，白蛋白 17.1g/L。

甲状腺功能五项：促甲状腺激素 2.630μU/mL，甲状腺素 51.90nmol/L，游离甲状腺素 12.300pmol/L，三碘甲状腺原氨酸 0.885nmol/L，游离三碘甲状腺原氨酸 2.400pmo1/L。

类风湿因子、免疫球蛋白系列、自身抗体系列及TORCH核酸等未见明显异常。

内镜及影像学检查追溯

2021 年 7 月，患者结肠镜检查（图 12-1）可见：降结肠脾曲处环周黏膜红肿，周边覆污苔，管腔狭窄镜身无法通过。诊断：降结肠溃疡，结肠癌可能性大，克罗恩病不除外。遂行结肠部分切除术。

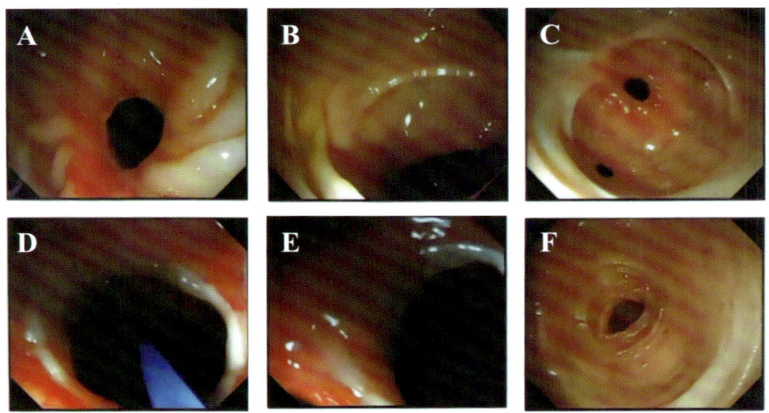

图 12-1　结肠镜（2021 年 7 月）：可见降结肠脾曲处环周黏膜红肿，周边覆污苔，管腔狭窄，镜身无法通过。内镜下表现提示溃疡性结肠炎，结肠癌、克罗恩病待排。图 A～E：降结肠；图 F：乙状结肠。

2021 年 11 月，复查结肠镜（图 12-2）：升结肠可见术后瘢痕形成，表面覆污苔，周边红肿，余未见明显异常。

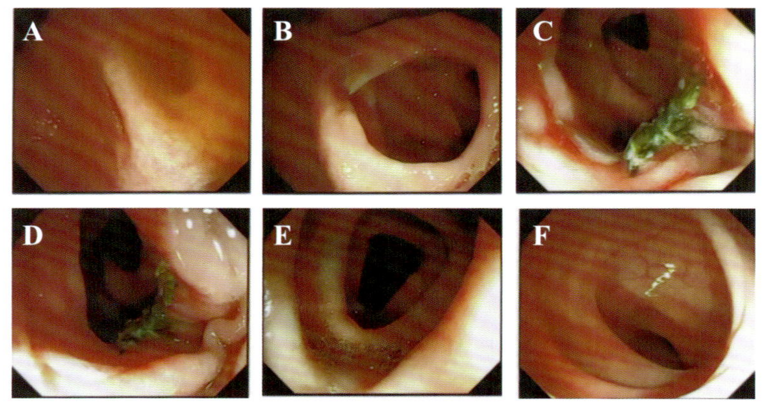

图 12-2　结肠镜（2021 年 11 月）：可见升结肠术后瘢痕形成，表面覆污苔，周边黏膜红肿，余结直肠黏膜光滑，未见明显异常。图 A：阑尾开口；图 B：回盲部；图 C：结肠升部；图 D：乙状结肠；图 E：升结肠；图 F：乙状结肠。

2023 年 1 月，复查结肠镜（图 12-3）可见吻合口周缘溃疡，底覆白苔，局部狭窄，内镜无法通过；乙状结肠可见多个直径约 0.5cm 的小溃疡，底覆白苔，周围黏膜水肿。

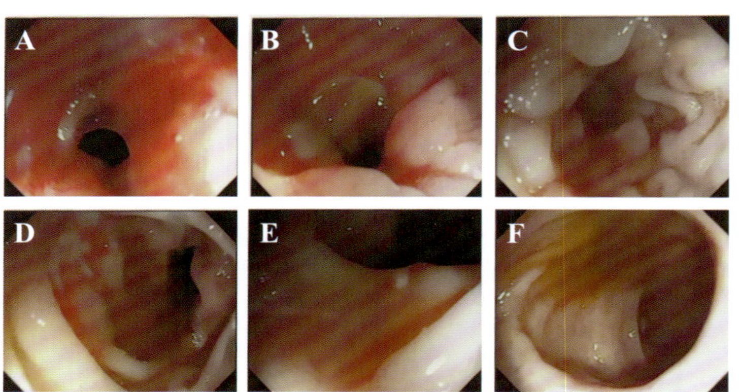

图 12-3　结肠镜（2023 年 1 月）：吻合口周缘溃疡，底覆白苔，局部狭窄，镜身无法通过；乙状结肠黏膜可见多个直径约 0.5cm 的小溃疡，底覆白苔，周围黏膜水肿；直肠黏膜未见异常。图 A～B：吻合口；图 C：结肠近吻合口处；图 D：横结肠 30cm 处；图 E：乙状结肠；图 F：直肠。

2023 年 1 月，腹部B超（图 12-4）示：回肠末段肠壁环状水肿增厚，周围淋巴结肿大，考虑感染性改变，占位性病变待排。

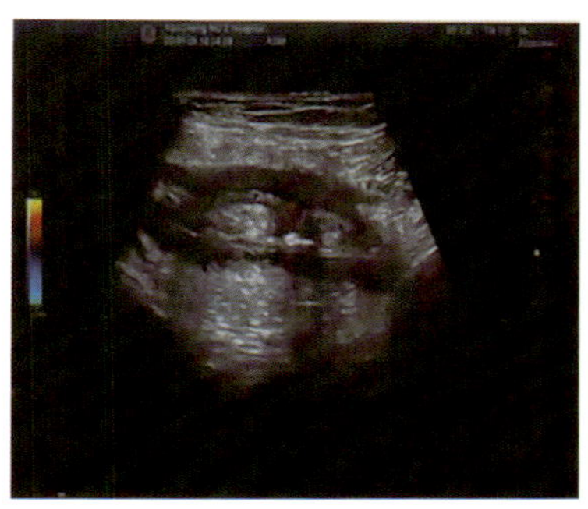

图 12-4　腹部B超（2023 年 1 月）：可见回盲部肠管肠壁水肿、周围淋巴结肿大、液性渗出，考虑炎性改变。

2023 年 7 月 23 日，全肠道CT成像（图 12-5）提示：可见胃壁肿胀增厚；回肠中远段、回盲部、阑尾、升结肠、横结肠节段性肠壁肿胀、增厚，多系炎性改变；胃窦紧贴横结肠，局部瘘管形成可能；回肠远端局部憩室，并憩室炎或憩室穿孔可能；回肠远端系膜、回结肠系膜渗出。

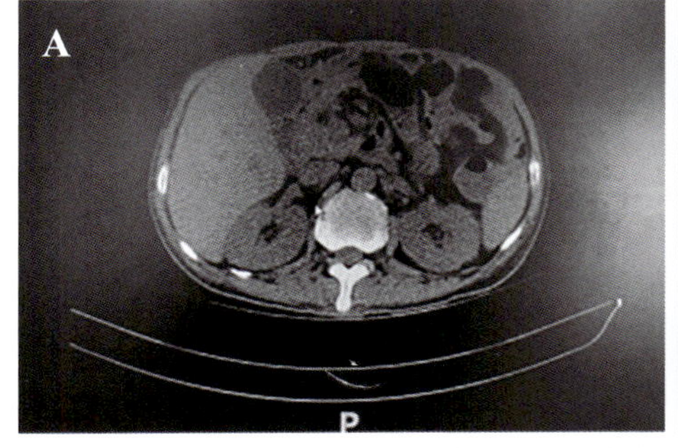

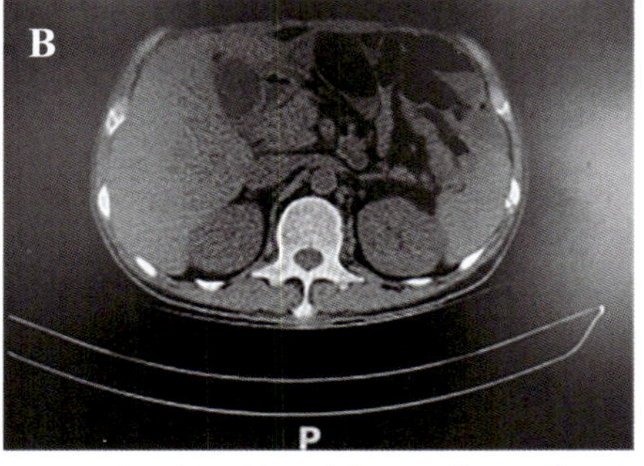

图 12-5　肠道双源 CT（2023 年 7 月）：可见胃壁肿胀增厚；结肠节段性肠壁肿胀、增厚，多系炎性改变；局部瘘管形成可能；回肠憩室炎或穿孔可能；回肠远端系膜、回结肠系膜渗出。

因腹部CT提示胃窦紧贴横结肠，局部瘘管形成可能。7 月 26 日，进一步完善胃镜检查（图 12-6）示：胃窦腔略变形，胃小弯侧溃疡（S_1 期），余黏膜未见明显异常，可排除局部瘘管形成可能。

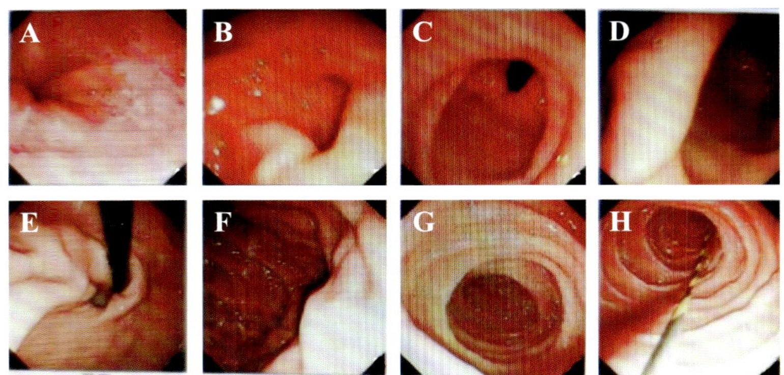

图 12-6　胃镜检查（2023 年 7 月）：可见胃窦腔略变形，胃小弯侧溃疡（S_1 期），余黏膜未见明显异常。图A：食管下段；图B～C：胃窦；图D：胃角；图E：胃底；图F：胃体；图G：水平段；图H：保留导丝。

病理科意见

2021 年 7 月，患者术后病理（图 12-7）示：肠黏膜慢性炎，部分黏膜糜烂、渗出、坏死，局部肉芽组织增生，溃疡形成；黏膜下淋巴组织增生，淋巴滤泡形成，较多浆细胞及嗜酸性粒细胞等浸润，整体考虑非甾体抗炎药相关性肠炎。

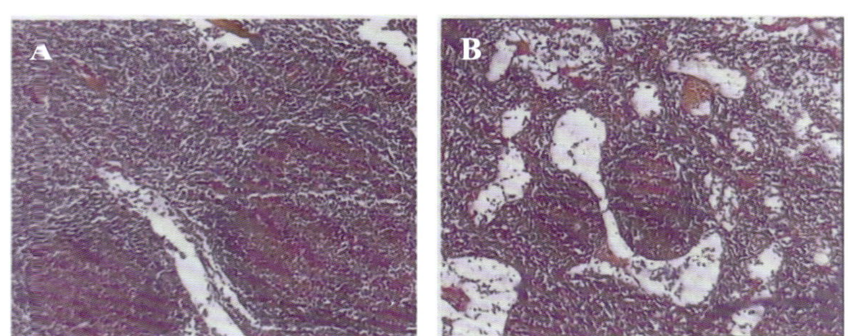

图 12-7　结肠组织术后病理（2021 年 7 月）：可见肠黏膜呈慢性炎，部分黏膜糜烂、渗出、坏死，局部肉芽组织增生，溃疡形成，黏膜下平滑肌组之间淋巴细胞组织增生，淋巴滤泡形成，并见较多浆细胞及嗜酸性粒细胞等浸润。镜下表现符合局限性结肠炎改变，游离淋巴结未见恶性细胞。

2023 年 7 月 25 日，病理会诊意见：横结肠送检结肠组织局部可见慢性活动性肠炎改变，多发溃疡形成，黏膜下层和浆膜层可见串珠样淋巴组织增生，上述形态学表现可提示克罗恩病。但本例溃疡界限较清晰，该特征并非克罗恩病的典型表现。同时，患者有非甾体抗炎药长期服用史，且肠镜提示环形溃疡和狭窄，需考虑非甾体抗炎药相关性肠炎。

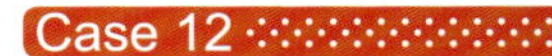

影像科意见

2023年7月，患者全肠道双源CT检查（图12-5）示：①胃壁肿胀增厚：回肠中远端、回盲部、阑尾、升结肠、横结肠节段性肠壁肿胀、增厚，多系炎性改变；胃窦紧贴横结肠，局部瘘管形成可能；回肠远端局部憩室并憩室炎或穿孔可能；回肠远端系膜、回结肠系膜渗出。②肝囊肿，肝内钙化灶。③双肺下叶胸膜下少许渗出；右肺上叶前段小结节，请随诊。

最终诊断

非甾体抗炎药相关溃疡；贫血；肠切除吻合术后；左膝关节退行性病变。

治疗及随访

嘱患者继续停用双氯芬酸钠，于2023年7月26日行空肠营养管置入术，并予肠内营养混悬液泵入治疗，柳氮磺吡啶（4粒，3次/日）抗炎缓解关节病变，辅以抑酸、补液、补充白蛋白、输血等治疗。患者诉乏力、腹泻较前减轻，出院时每天解稀糊状便3次，无明显肉眼血便，余无特殊不适。1个月后，拔除空肠营养管，继续柳氮磺吡啶保护黏膜治疗，随访病情平稳。

总　结

该患者为中年男性，主因间断腹泻4年余入院治疗，有非甾体抗炎药（双氯芬酸钠缓释片）长期用药史。患者于2019年起开始服用双氯芬酸钠，服药后出现腹痛、腹泻，之后症状反复出现。多次肠镜示结肠溃疡伴环形狭窄。腹部CT示多段结肠肠壁增厚，强化明显，考虑肠腔狭窄可能有恶性病变。于是，行结肠部分切除术，术后病理提示炎性改变。患者术后继续服用双氯芬酸钠，腹痛、腹泻症状仍反复出现，停药后联合柳氮磺吡啶、肠内营养等对症治疗，症状可明显缓解，因此考虑诊断为非甾体抗炎药相关性肠炎。

非甾体抗炎药主要通过抑制环氧合酶（COX）发挥抗炎、抗风湿、镇痛、退热、抗凝血等作用，临床上广泛用于骨关节炎、类风湿关节炎、多种发热和各种疼痛症状的缓解治疗，其中能造成胃肠道不良反应的主要是非选择COX抑制剂。非选择COX抑制剂会同时抑制COX-1（保护黏膜）和COX-2（诱导炎症），在抗炎的同时导致前列腺素（PG）产生减少，降低胃肠道黏膜的完整性，使肠道通透性增加、营养物质吸收不良，甚至形成黏膜溃疡。此外，非甾体抗炎药也可以通过其他途径导致胃肠道损伤，如改变胆汁酸产生和信号传导，调节肠道细菌，导致肠上皮细胞线粒体功能障碍，改变先天免疫系统，包括激活肿瘤坏死因子（TNF）等。目前，多数研究集中关注非甾体抗炎药对上消化道的不良反应，但溃疡和炎性狭窄等并发症可能发生在胃肠道的任何部位，当病变发生在非典型部位时，需要与克罗恩病等疾病鉴别。非甾体抗炎药相关性结肠溃疡的特点是界限分明，溃疡通常伴糜烂及出血，周围黏膜正常，常见于右半结肠和回肠末段，这点与克罗恩病类似，因此最初也不能除外克罗恩病。但非甾体抗炎药相关性结肠溃疡多为不规则的地图状，溃疡瘢痕化后可形成狭窄，多为圆周狭窄；而克罗恩病溃疡典型表现为纵形、裂隙状，因此多形成偏心性狭窄。镜下典型表现有助于两者的鉴别诊断。非甾体抗炎药长期使用者可以出现膈肌样狭窄，为特征性表现，常见于小肠远端和右半结肠，常为多个，急性发作时也可能引起阻塞症状。

非甾体抗炎药相关性结肠溃疡没有特定的组织病理学特征，镜下可以表现为炎症细胞浸润、上皮细胞糜烂及肉芽组织增生，若病理检查见克罗恩病特征性表现，如非干酪样肉芽肿等，则可加以鉴别。若病理检查未见克罗恩病特征性表现，除结合内镜、影像学等相关检查外，用药史的询问在诊断过程中也是十分重要的。停用相关药物可使临床和病理表现消退，但病变愈合仍需要数周甚至数月的时间。

在治疗上，对于合并结肠溃疡的关节炎患者，在非甾体抗炎药用药的同时使用柳氮磺吡啶，可以保护肠黏膜、减少肠道炎症、失血，并可同时缓解关节疼痛。需长期使用非甾体抗炎药的患者，可联合使用质子泵抑制剂（PPI）或黏膜保护性药物（最常见的前列素类似物米索前列醇），也可改用选择性COX-2抑制剂（如塞来昔布）。当狭窄持续存在或有开放性出血时，可能需要内镜球囊扩张或手术治疗。另外，肠道细菌作为中性粒细胞趋化剂，似乎也在致病过程中发挥了一定的作用，通过操纵微生物生态可以减弱细菌诱导的炎症级联反应。因此，抗菌药物，如四环素、卡那霉素、甲硝唑等，对肠道炎症也有一定的缓解作用。但有研究显示，非甾体抗炎药会增加炎症性肠病的发生风险，英国和美国胃肠病学会均将非甾体抗炎药视为炎症性肠病恶化的潜在诱因，不建议用于缓解炎症性肠病患者的疼痛，因此炎症性肠病患者应谨慎使用非甾体抗炎药。

参考文献

[1] Watanabe T, Fujiwara Y, Chan FKL. Current knowledge on non-steroidal anti-inflammatory drug-induced small-bowel damage: a comprehensive review[J]. J Gastroenterol, 2020, 55(5): 481-495.

[2] Kurahara K, Matsumoto T, Iida M, et al. Clinical and endoscopic features of nonsteroidal anti-inflammatory drug-induced colonic ulcerations[J]. Am J Gastroenterol, 2001, 96(2): 473-480.

[3] Kornbluth A, Sachar DB. Practice Parameters Committee of the American College of Gastroenterology. Ulcerative colitis practice guidelines in adults: American College of Gastroenterology, Practice Parameters Committee[J]. Am J Gastroenterol, 2010, 105(3): 501-523.

[4] Hirai F, Matsui T. Rare entity of small bowel inflammatory bowel disease: NSAIDs induced small bowel injury and chronic nonspecific multiple ulcers of small intestine[J]. Nihon Naika Gakkai Zasshi, 2011, 100(1): 96-101.

空军军医大学附属西京医院
刘小宁

Case 13

合并多种免疫指标异常的肠道病变病例多学科讨论

消化科病史汇报

患者，女性，46 岁，因“间断腹痛 7 年，肠梗阻反复发作 4 个月，加重 2 天”收住入院。

▶ 现病史

患者自 2015 年 6 月开始间断出现右下腹痛伴大便不成形，2～3 次/日，未予以特别重视。2020 年 7 月 ，于外院行肠镜检查示：回肠末段多发溃疡，升结肠多发疤痕，病理示黏膜慢性炎；小肠 CTE 示：回肠末段、升结肠节段性病变。临床考虑克罗恩病可能。因 ANA 阳性（1：1000）、p-ANCA 阳性（1：40），抗 SSA 抗体、Coomb's 试验、抗磷脂抗体均为阳性，外院风湿科考虑系统性红斑狼疮累及肠道不能除外，予泼尼松龙 55mg/d，患者不耐受，改服美沙拉秦，腹痛好转。2020 年 10 月，患者于外院接受腮腺造影检查，结果异常，被诊断为干燥综合征，予以来氟米特 20mg/d，泼尼松龙 15mg/d，激素逐渐减量至停用，美沙拉秦继续服用，此间间断腹痛发作。

2021 年 12 月，患者于风湿科住院，查 ANA 1：1000，p-ANCA、抗 SSA 抗体、抗磷脂抗体（+），IgG 、IgA 、IgM 均升高，抗 dsDNA、溢泪试验（－），诊断结缔组织病。予甲泼尼龙琥珀酸钠 4mg/d、羟氯喹 100mg tid 短期用药。

自 2022 年以来，患者多次查 ALP、γ -GT 升高（< 2UL），自身免疫性肝病抗体全套阴性，完善肝穿刺，病理示部分肝细胞轻度水肿变性，个别点状坏死，枯否细胞增多；汇管区见少量慢性炎症细胞浸润，局灶轻度细胆管反应，纤维组织轻度增生；提示损伤程度达慢性肝炎（G_1S_1）样改变，没有非酒精性肝病、原发性硬化性胆管炎、自身免疫性肝炎依据，考虑美沙拉秦所致药物性肝损伤的可能性大。

入院前近 4 个月，患者不全性肠梗阻反复发作，多次于院外住院保守治疗好转，行肠内营养联合美沙拉秦口服效果不佳。入院前 2 天，患者于进食后再发右下腹痛加重伴恶心呕吐、腹部鼓包，以肠梗阻收住病房。

▶ 既往史

剖宫产手术史；否认光敏、皮疹、口干眼干、关节肿痛、肌痛；否认口腔溃疡、肛周病变。

▶ 实验室检查

血红蛋白 98g/L，白蛋白 34.2g/L，ALP 192U/L，γ-GT 76U/L，C反应蛋白 6.1mg/L，红细胞沉降率 50mm/h，粪便钙卫蛋白> 1800μg/g。

肠镜示（图 13-1）：进镜至距肛缘 60cm，前方肠腔狭窄，狭窄处见多发息肉样增生，未见溃疡，狭窄肛侧见较多疤痕形成，余结肠黏膜未见明显异常。

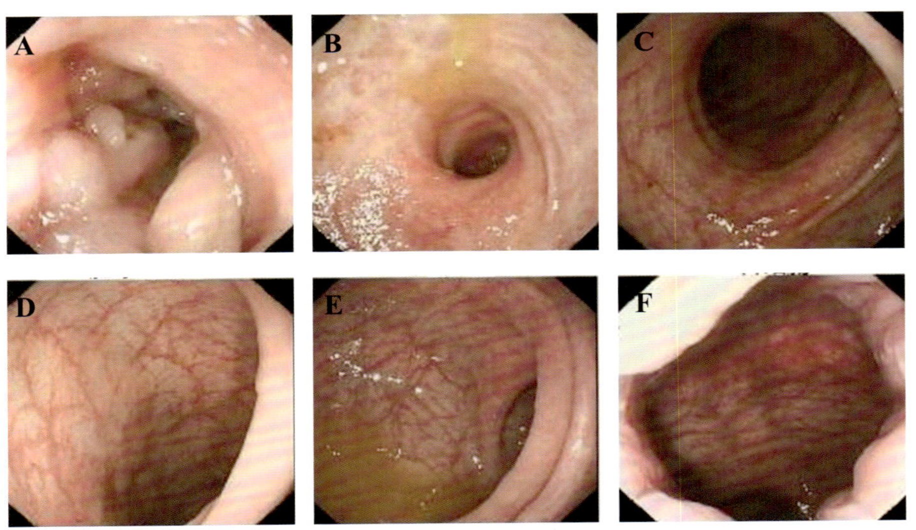

图 13-1 肠镜：进镜至距肛缘 60cm，前方肠腔狭窄，狭窄处见多发息肉样增生，未见溃疡。

难 点

诊断不清晰，该患者是克罗恩病合并肠外表现，克罗恩病合并结缔组织病，还是结缔组织病累及肠道？

病理科意见

该患者肠镜表现距肛缘 60cm、降结肠、乙状结肠、直肠取材发现局灶活动性慢性结肠炎（图 13-2），可见炎症细胞浸润，上皮结构破坏，血管炎表现不充分，需要考虑克罗恩病。

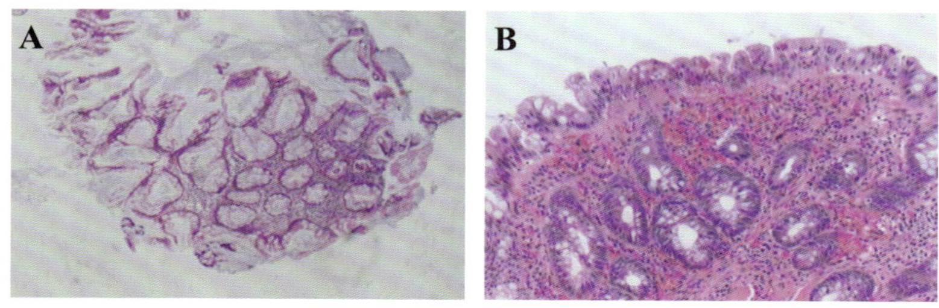

图 13-2　直肠黏膜病理（HE 染色）：局灶活动性慢性结肠炎（图 A），可见大量炎症细胞浸润（图 B）。

影像科意见

肠道 CTE（图 13-3）提示：回肠末段、回盲部肠管及部分结肠管壁增厚，回肠远端节段性狭窄，狭窄近端肠腔扩张，回盲部炎性包块，与腹壁粘连，见窦道形成，见“梳状征”，考虑克罗恩病表现，但也有可能与多项免疫指标异常导致的血管炎相关，不排除为两种因素混杂的表现。

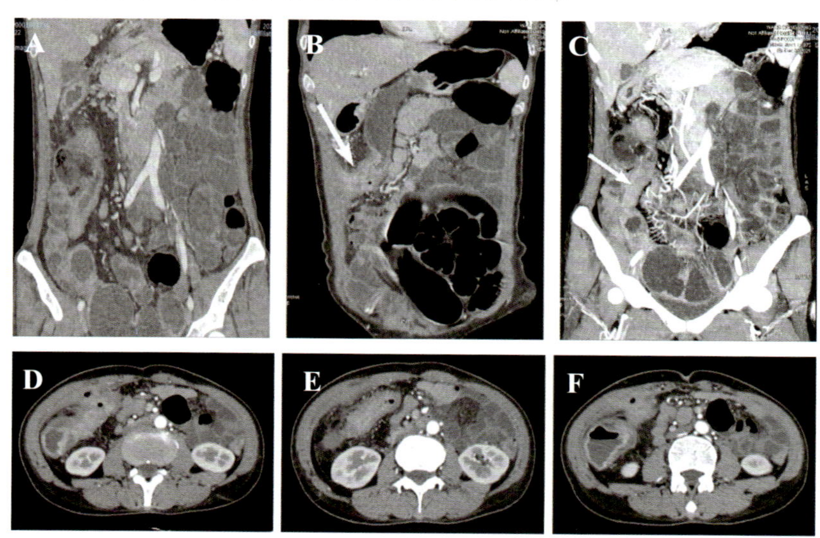

图 13-3　肠道 CTE：白色箭头所指部位有狭窄，克罗恩病表现可疑。

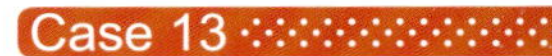

外科意见

患者不完全肠梗阻诊断明确，梗阻近端肠腔扩张，有内瘘形成，有手术指征。

后续随访

患者于 2022 年 2 月接受肿块切除加粘连松解手术治疗，术中于回盲部探及一大小约 6cm×10cm 的肿块，与侧腹壁粘连，钝性加锐性分离后，见肿块粘连面有一窦道形成，大小约 1.5cm×1.5cm，行右半结肠切除加肠粘连松解术，病灶送病理检查。

病理科二次意见

术后病理（图 13-4）提示：镜检慢性回结肠炎伴裂隙样溃疡及窦道形成，黏膜肌增厚，黏膜下层纤维化伴较多淋巴细胞浸润，神经纤维增生明显，固有肌层外见串珠状淋巴组织增生，局灶见类上皮细胞聚集，符合克罗恩病病理特征。

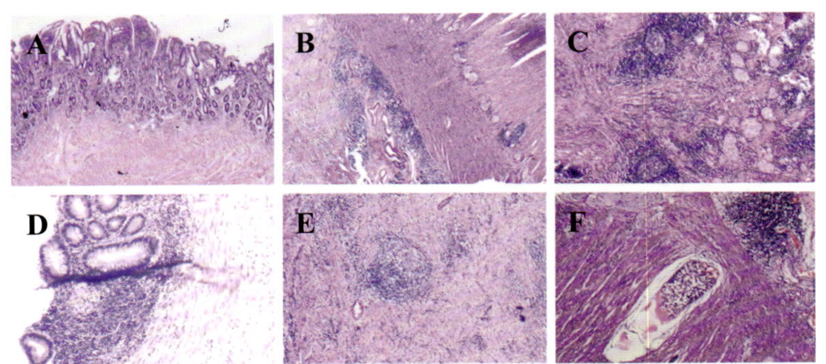

图 13-4　回结肠黏膜组织病理（HE 染色）：显示黏膜下层纤维化伴较多淋巴细胞浸润，神经纤维增生明显，固有肌层外见串珠状淋巴组织增生，局灶见类上皮细胞聚集，考虑克罗恩病病理特征。

消化科二次意见

结合局灶性病变、内瘘形成及术后病理，克罗恩病诊断的可能性大。患者自身抗体、血管炎、免疫球蛋白、抗磷脂抗体等一系列指标阳性，需要考虑克罗恩病合并结缔组织病的可能。

风湿免疫科意见

患者多项自身抗体阳性，且滴度较高，治疗应以结缔组织病为主。针对预防肠道克罗恩病术后复发的用药，硫唑嘌呤有加重肝功能损伤风险；抗肿瘤坏死因子制剂存在诱发临床狼疮样综合征、加重血管炎的风险；乌司奴单抗虽然无免疫原性，安全性高，但能否降低抗核抗体尚缺乏依据。故暂予注射用甲泼尼龙琥珀酸钠 8mg/d，羟氯喹 200mg bid，雷公藤多苷 10mg/d，熊去氧胆酸 250mg tid 及部分肠内营养治疗。患者无腹痛，排成形软便 1～2 次/日，体重增加 3kg。复查指标：血红蛋白、白蛋白恢复正常，ALP 92U/L，γ-GT 84U/L，C 反应蛋白正常。拟复查肠镜。

总　结

该患者为中年女性，表现为肠道病变合并多项自身抗体及免疫指标异常，由于 克罗恩病与风湿免疫病存在共同的发病机制，诊断具有挑战，需层层递进，抽丝剥茧，多学科协作。克罗恩病合并风湿免疫病在治疗上缺乏共识，以两病同治为上策，但药物选择需兼顾两种疾病的受益和风险，需要消化科和风湿科通力合作，制定个体化治疗方案，更好地规避风险，为患者带来最大获益。

参考文献

[1] Picardo S, So K, Venugopal K. Anti-TNF-induced lupus in patients with inflammatory bowel disease[J]. JGH Open, 2019, 4(3): 507-510.

[2] García MJ, Rodríguez-Duque JC, Pascual M, et al. Montserrat Rivero Prevalence of antinuclear antibodies in inflammatory bowel disease and seroconversion after biological therapy[J]. Therap Adv Gastroenterol, 2022, 15: 17562848221077837.

安徽医科大学第一附属医院
张培培　胡乃中

Case 14

反复不全梗阻的幼年性息肉病例多学科讨论

消化科病史汇报

患者，女性，38岁，因“反复上腹胀痛不适，伴间断恶心、呕吐4个月，加重3天”就诊。

▸ 现病史

患者于2022年4月因乏力、腹部偶有轻度不适，在外院接受化验和胃肠镜检查。血常规提示患者中度贫血，血红蛋白89g/L。胃镜检查（图14-1A～C）示：胃弥漫性腺体增生，局部呈息肉样隆起；十二指肠球部后可见1枚1.2cm带蒂息肉；十二指肠降部起始部可见1枚长粗蒂息肉，头端大小约2.0cm，向下延伸覆盖十二指肠乳头，上述息肉样病灶均在内镜下予以摘除并送病理检查。胃镜病理提示：胃内及十二指肠多处增生性病变，符合错构瘤性息肉特征。结肠镜检查（图14-1D）提示：横结肠近肝曲可见1枚长蒂息肉，头端大小约2.5cm；直乙交界处可见1枚大小约1.2cm分叶状息肉，上述息肉均在内镜下予以摘除并送病理检查。肠镜病理提示：多发性息肉，间质水肿，符合错构瘤性息肉特征。为进一步评估全消化道病变情况，进一步行小肠CT检查，提示：小肠未见明显异常。后予以口服铁剂治疗，患者贫血症状逐步好转。

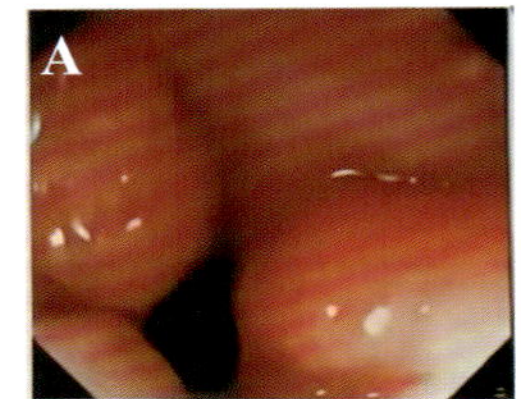

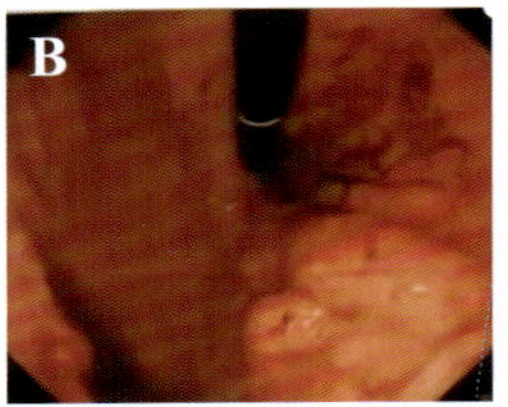

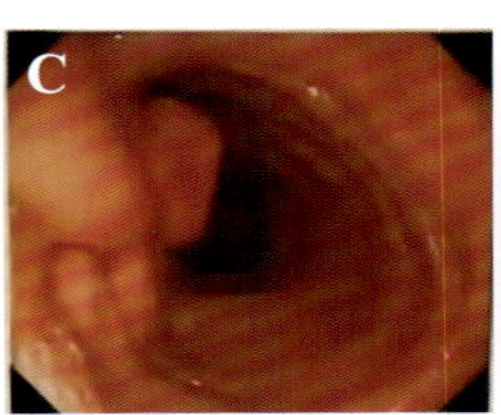

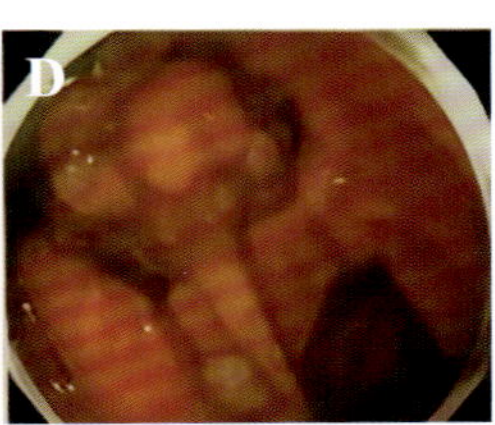

图14-1　胃肠镜（2022年4月）。图A：贲门未见息肉形成；图B：胃体可见弥漫性腺体增生及息肉样隆起；图C：十二指肠降部起始部可见1枚长蒂息肉，头端大小约2.0cm，向下延伸覆盖十二指肠乳头；图D：横结肠近肝曲可见1枚长蒂息肉，头端大小约2.5cm。

首次发病3个月后，患者再次因反复上腹饱胀不适，恶心、呕吐症状加重，于2022年8月30日收入北京和睦家医院。入院查体：贫血貌，毛发量可，面部口唇及指尖皮肤未见色素沉着斑点，手指及脚趾指甲发育正常，上腹部稍膨隆，轻压痛。实验室检查示：血红蛋白111g/L，血钾2.6mmol/L，白蛋白29g/L，促甲状腺激素16.32mU/L。淀粉酶、脂肪酶正常。肝肾功能正常。腹部增强CT示：全胃及十二指肠黏膜广泛增厚，胃窦可见绒毛结节样及肿块样改变，伴发幽门梗阻。入院后，行胃肠减压、抑酸补液、营养支持等治疗；经治疗，症状较前缓解。2022年8月31日，胃镜复查（图14-2）示：胃内皱襞粗大、多发息肉样隆起；胃体下部小弯侧不规则息肉样隆起导致胃体下部狭窄，但内镜尚可顺利通过；胃窦可见不规则巨大隆起，累及胃窦上部小弯及前后壁，胃窦明显狭窄，胃镜勉强通过；十二指肠球部可见1枚粗蒂息肉，头端大小约2.0cm×3.5cm，质软。考虑患者存在明显的上消化道梗阻症状，遂于2022年9月2日行胃镜下治疗（图14-3）。术中使用超声内镜观察病变内部实质为等回声混杂颗粒状高回声，分别于内镜下切除十二指肠球部息肉和胃体中下部小弯侧巨大息肉。术后，患者上消化道梗阻症状逐渐改善，出院。

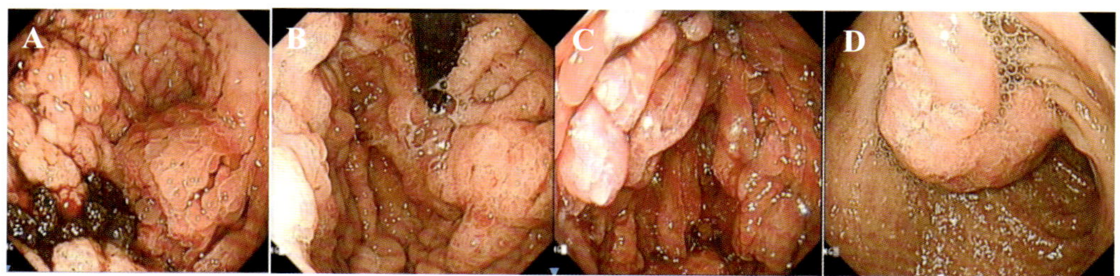

图14-2　胃镜检查（2022年8月31日）。图A：胃体下部小弯不规则息肉样隆起导致胃体下部狭窄；图B：胃内皱襞粗大；图C：胃窦不规则巨大隆起，累及胃窦上部小弯及前后壁，胃窦明显狭窄；图D：十二指肠球部可见一巨大带蒂息肉。

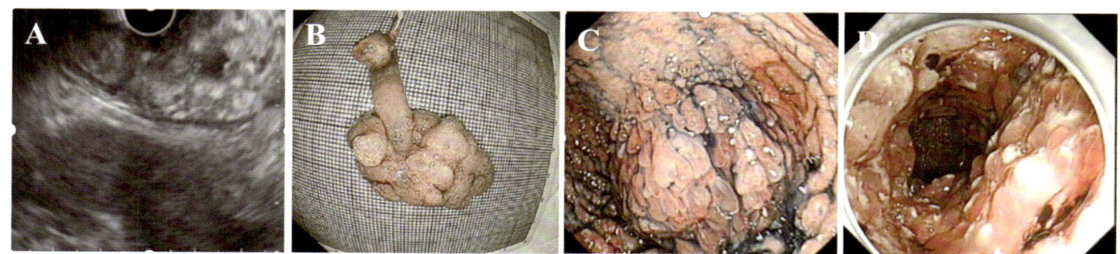

图14-3　内镜治疗术视野（2022年9月2日）。图A：线阵EUS下可见胃黏膜层增厚并侵及固有肌层；图B：十二指肠球腔息肉切除；图C、D：内镜黏膜下剥离胃体息肉。

2023年6月，患者再次因上腹痛、腹胀，伴恶心、呕吐入院诊治。入院查体示双下肢明显凹陷性水肿，半年内体重下降2.5kg。2023年6月26日，胃镜复查示：胃体、胃窦再发息肉，病灶较前次检查均有所增大，遂再次予以内镜治疗术。术后，患者不适症状逐渐缓解。

出院3个月后，患者症状复发，诉明显腹胀、乏力，排便减少伴消瘦。入院后复查胃镜（图14-4）可见：胃腔变形、狭窄，胃黏膜被覆黄色黏稠黏液；胃底、胃体及胃窦，胃角黏膜结密布鱼籽状，半透明状增生物；胃窦、幽门变形狭窄。遂予以胃肠减压，每日引流黄色液体2500～3000mL，同时行营养支持、纠正电解质失调等综合治疗。因患者疾病反复发作，病情较为复杂，于2023年10月12日进行多学科会诊。

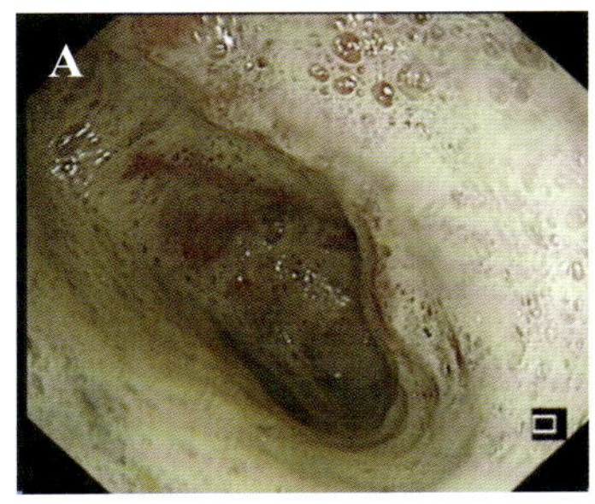

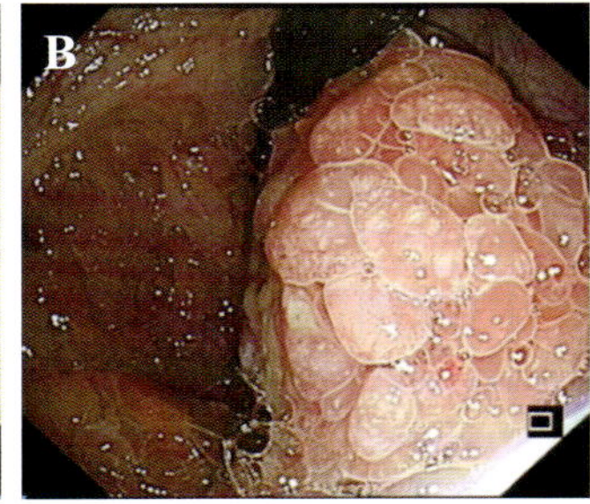

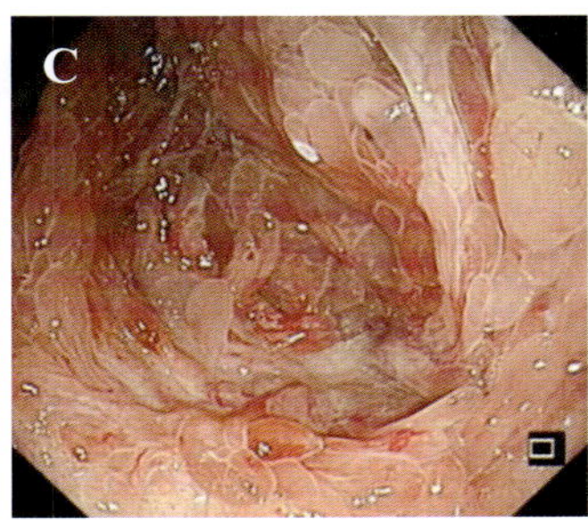

图14-4　胃镜（2023年10月13日）。图A：胃腔变形、狭窄，胃黏膜被覆黄色黏稠黏液；图B：胃底、胃体及胃窦，胃角黏膜结密布鱼籽状、半透明增生物；图C：胃窦、幽门变形狭窄。

影像科意见

腹部增强CT检查（图14-5）可见：全胃及十二指肠黏膜广泛增厚，呈绒毛结节样及肿块样改变。胃内巨大肿物，大小约为6.8cm×13.5cm×15.1cm，病灶突入十二指肠球部，引发堵塞。

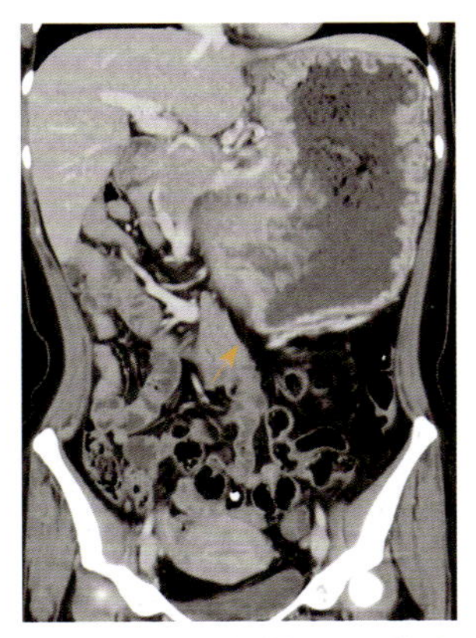

图14-5　腹部增强CT检查（2022年8月）：全胃及十二指肠黏膜广泛增厚，呈绒毛结节样及肿块样改变，引起胃出口梗阻（箭头所示）。

病理科意见

患者多次消化道息肉标本病理检查均提示：囊性增生，胃小凹扩张，局部炎症细胞聚集，呈现错构瘤表现。该病理表现需要鉴别的疾病有Cowden综合征、黑斑息肉综合征、Cronkhite-Canade综合征、幼年性息肉病等。可进一步完善遗传性消化道肿瘤的血液基因检测，以协助诊断。

消化科意见

针对病理科提示的数种疾病进行分析，Cowden综合征往往合并肠道纤维化、食管棘皮征；黑斑息肉综合征是一种常染色体显性遗传性疾病，且往往合并口唇黑斑；Cronkhite-Canade综合征则以自身免疫紊乱为主要发病原因，多见于老年男性，常伴随毛发稀疏、味觉减退、指甲脱落等临床表现。综合考虑该患者临床表现与上述均不符，遂需进一步完善基因检测。

2022年10月23日，患者基因检测结果显示胚系SMAD4致病变异，明确诊断为幼年性息肉病。由于患者胃部息肉反复生长，且生长速度较快，频繁引发贫血、低蛋白血症、电解质紊乱等并发症，内镜治疗效果欠佳，建议进一步实施手术治疗。后实施全胃切除术，术中可见全胃增厚、僵硬，胃内弥漫性息肉增生。术后病理提示：息肉为分化良好而大小不规则的腺体，腺上皮分化成熟无异型增生，符合幼年性息肉病病理特征（图14-6）。

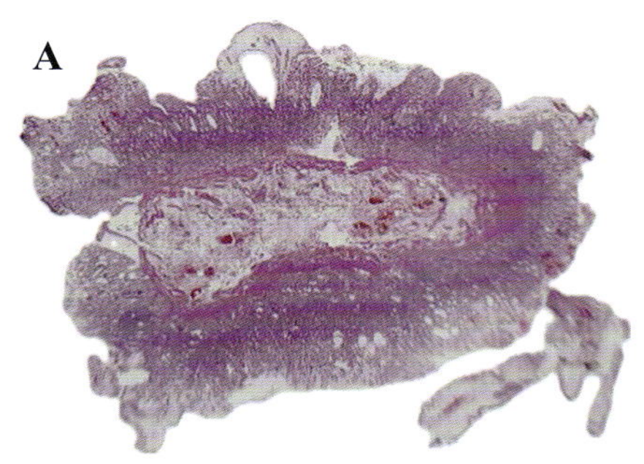

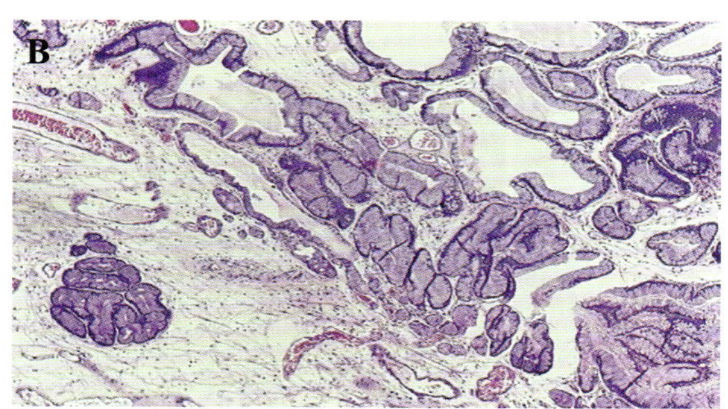

图14-6　全胃切除术术后病理。图A：显微镜下息肉内为分化良好而大小不规则的腺体，腺上皮分化成熟，无异型增生；图B：间质由大量肉芽组织构成，腺体呈不同程度的囊状扩张，贮有液体，以固有层大量水肿为特征，固有层内有大量炎症细胞和囊状扩张的腺体，内衬立方状至柱状上皮。扩张的腺体充满黏液和炎性碎片。

患者术后切口愈合良好，1周后出院。出院后于门诊随访，症状恢复可，血红蛋白和白蛋白分别恢复至104g/L及41g/L。

讨 论

消化道息肉病可分为遗传性和非遗传性。遗传性息肉病包括腺瘤性息肉病和错构瘤性息肉病。腺瘤性息肉病包括家族性腺瘤性息肉病（familial adenomatous polyposis，FAP）和MutY人类基因相关息肉病（MUTYH-associated polyposis，MAP）。错构瘤性息肉病主要包含Peutz-Jeghers综合征（Peutz-Jeghers syndrome，PJS）、幼年息肉综合征（Juvenile polyp syndrome，JPS）、Cowden综合征。非遗传性息肉病主要为Cronkhite-Canada综合征（Cronkhite-Canada syndrome，CCS）。

该例患者无消化道疾病家族史，中年起病，多次病理显示错构瘤性息肉，体格检查未见皮肤、口唇、指趾尖的色素黑斑，毛发指甲分布正常。内镜下食管表现正常。根据临床、内镜等表现，鉴别诊断集中在JPS、CCS和PJS三者中进行。临床上三者在内镜检查时鉴别非常困难，需要结合消化道外病变、基因检测等进行综合诊断。

JPS是一种罕见疾病，发病率在1/10万～1/16万，其特征是胃肠道内多发性错构瘤性息肉，约一半的患者具有*SMAD4*或*BMPR1A*基因突变。该患者基因检测显示为*SMAD4*突变，确诊为JPS。JPS根据息肉分布的特点分为三类，包括全消化道型、结肠息肉型和胃息肉型。JPS患者多在20岁之前出现症状，最常见的临床表现是便血引起的贫血，其次是腹痛、腹泻和肠套叠，肠外表现有心脏异常、脾动脉和髂动脉的动脉瘤、头颅畸形、癫痫、隐睾和孤独症等。

该病内镜下可见息肉的数量从几个到300余个不等，大小从几毫米到几厘米不等，小息肉为无蒂型，大息肉为亚蒂或有蒂型，主要表现为细长棍棒状、拇指状，大小不等，具有透明感，形态为乳头状或鱼籽状。当息肉非常密集，无法见到正常黏膜时，由于黏液过度产生，可呈现钟乳岩洞的石柱样外观。放大内镜及窄带成像可见稀疏分布的腺管开口，周围有密集的毛细血管。超声内镜显示囊状扩张的腺管为低回声区。病理表现为腺管囊状扩张，无水肿、间质水肿和炎症细胞浸润。

JPS无法根治，对于有症状的息肉患者，推荐内镜切除术；对于合并癌变、肠套叠、难治性贫血和低蛋白血症的患者，推荐手术切除；对于直径大于5mm的息肉，即使无症状，也推荐内镜切除，以防止肠套叠和癌变。

JPS患者胃肠癌的发病率为9%～68%，其中以结直肠癌的发病率最高（35岁时，为17%～22%；60岁时，为68%；平均发病年龄为34岁），胃癌多见于*SMAD4*突变的患者（风险为30%，平均发病年龄为58岁）。考虑到JPS的致癌风险，患者必须进行定期随访，建议每年进行1次胃肠镜检查。

该患者胃、十二指肠和结肠中都存在错构瘤性息肉，属于全消化道型，但病变密集分布在胃内，十二指肠和结肠只有零星分布。对于胃局限型JPS，可以先尝试内镜下切除，但若已合并低蛋白血症、贫血等难以控制的严重情况，推荐外科行全胃切除术及十二指肠球部切除，保留十二指肠降部，确保肠-肠吻合口在胃镜可以到达的范围内，便于今后内镜随访。

参考文献

[1] Matsumoto T, Umeno J, Jimbo K, et al. Clinical guidelines for diagnosis and management of juvenile polyposis syndrome in children and adults-secondary publication[J]. J Anus Rectum Colon, 2023, 7(2): 115-125.

[2] Dal Buono A, Gaiani F, Poliani L, et al. Juvenile polyposis syndrome: an overview[J]. Best Pract Res Clin Gastroenterol, 2022, 58-59: 101799.

[3] Kidambi TD, Kohli DR, Samadder NJ, et al. Hereditary polyposis syndromes[J]. Curr Treat Options Gastroenterol, 2019, 17(4): 650-665.

北京和睦家医院

耿 伟 李 闻 王赞滔 乔旭柏

上海交通大学医学院附属瑞金医院

顾于蓓

Case 15

难治性胃肠息肉-色素沉着-脱发-指(趾)甲营养不良综合征病例多学科讨论

消化科病史汇报

患者，男性，53 岁，因“间断腹泻、双手肤色发黑、指甲脱落 10 个月”入院。

▶ 现病史

患者于 2021 年 7 月起在无明显诱因下出现腹泻，3～5 次/日，量少，为稀糊样或水样便，伴下腹部隐痛，便后缓解，无里急后重。2021 年 8 月，患者自觉双手肤色发黑、指甲脱落（图 15-1），并有味觉减退，于当地医院查胃肠镜显示：胃体、胃窦及结直肠多发息肉伴黏膜充血水肿。活检病理：黏膜慢性炎，间质水肿充血，嗜酸性粒细胞浸润。诊断为Cronkhite-Canada综合征，予以泼尼松 40mg/d 口服治疗，腹泻缓解，排黄褐色成形便 1～2 次/日，双手肤色发黑减轻。2021 年 9 月、11 月，复查结肠镜提示息肉减少、黏膜充血水肿减退。2021 年 12 月，泼尼松减至 10mg/d维持。

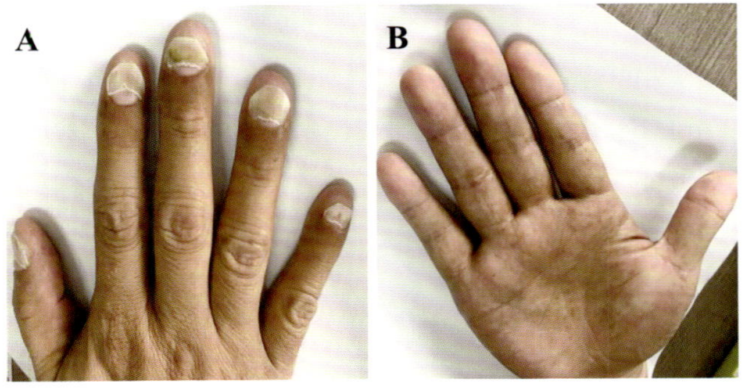

图 15-1　治疗前手部特征：双手指甲增厚脱落（图A），皮肤色素沉着（图B）。

2022 年 2 月，患者腹泻再发，为稀糊或稀水便，3～4 次/日，伴味觉减退、指甲脱落。2022 年 4 月，患者出现双下肢可凹陷性水肿，外院查血白蛋白 20g/L，予白蛋白静脉输注仍无法维持。当地医院予泼尼松加量至40mg/d、美沙拉秦口服治疗，此后激素每周逐步减量，腹泻好转至黑褐色成形或糊样便1～2次/日，味觉稍有恢复，双手指甲新生，局部增厚、变脆，双手色素沉着较前改善，但白蛋白仍波动在16～20g/L。自发病以来，体重下降18kg。

2022年5月，患者查血常规：白细胞计数、淋巴细胞计数均正常，血红蛋白84g/L；血生化：白蛋白21g/L，余正常；炎症指标：超敏C反应蛋白4.45mg/L，红细胞沉降率5mm/h；24小时尿蛋白总量0.19g；抗核抗体谱、抗中性粒细胞胞浆抗体（—）；IgG 4.79g/L，IgG_4正常；外周血CMV-DNA、EBV-DNA（—），T-SPOT.TB早期分泌抗原靶6（ESAT-6）72FC/10S6MC，CFP-10 64 FC/10S6MC；癌胚抗原（—）；血清蛋白电泳、血清免疫固定电泳＋游离轻链2项（—）。肠道彩超：小肠、全结肠多发节段性肠壁增厚。腹盆增强CT＋小肠重建：胃腔、小肠、结肠弥漫多发息肉，回肠末段及升结肠近段肠壁增厚、肠腔狭窄。结肠镜（图15-2A）：全结肠多发无蒂、色红息肉，右半结肠尤著。胃镜（图15-2B）：胃底、胃体黏膜充血、水肿，胃体中下部、胃角、胃窦弥漫多发无蒂息肉，十二指肠球部黏膜充血水肿，多发息肉样隆起；病理符合错构瘤性息肉特征。结合患者临床表现、影像学改变及典型病理特征，考虑患者Cronkhite-Canada综合征诊断明确，低蛋白血症突出，考虑肠黏膜屏障功能异常、导致肠道丢失蛋白可能性大。予肠内营养混悬液（TP-MCT）、甲泼尼龙60mg/d（静脉用药2周，后改相当剂量口服）、硫唑嘌呤50mg/d口服，患者腹泻缓解，监测白蛋白水平22～26g/L，仍有间断双下肢水肿。病程中曾有粪艰难梭菌毒素阳性，予万古霉素、甲硝唑抗感染治疗后转阴。患者出院后，甲泼尼龙逐渐减量至20mg/d，硫唑嘌呤增加至100mg/d，坚持口服肠内营养混悬液1000～1500mL/d，白蛋白波动在26～28g/L，无明显腹泻，仍有皮肤色素沉着。2022年7月，患者出现发热，最高体温38℃，伴胸闷、活动耐量下降，爬2～3层楼需休息，无咳嗽、咳痰。当地医院查新型冠状病毒核酸（—），血CMV-DNA（＋），胸部CT示双肺多发磨玻璃斑片影，支气管镜肺泡灌洗液mNGS-DNA回报可检出耶氏肺孢子菌1717条和人类疱疹病毒5型（CMV）2条，考虑耶氏肺孢子菌肺炎、CMV感染诊断明确。

▶ 既往史

阑尾切除术后，长期大量吸烟、饮酒史。

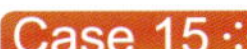

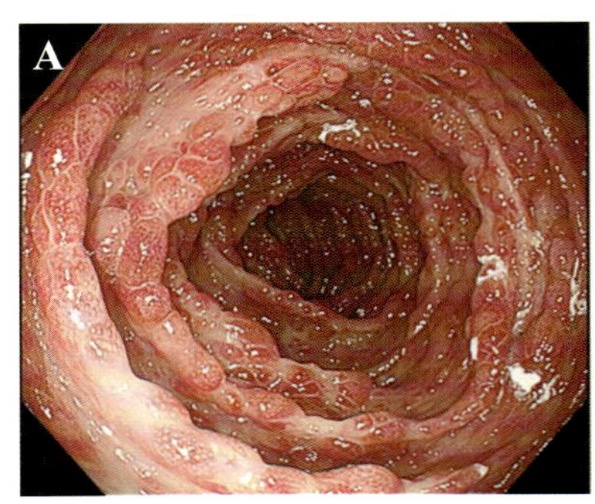
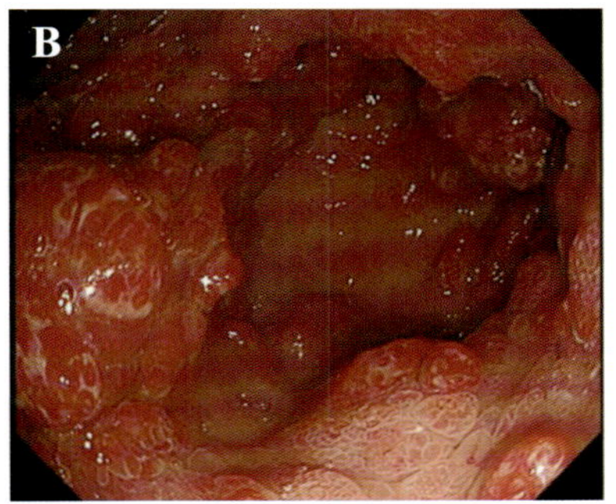

图 15-2　活动期胃肠镜表现。图 A（2022 年 5 月）：结肠镜下可见弥漫性结肠息肉样隆起，多为无蒂息肉；图 B（2022 年 5 月）：胃镜下可见多发息肉样隆起，胃窦尤著。

▶ **入院查体**

BMI 24.8kg/m^2，双手皮肤发黑，双侧手掌散在直径 0.2～0.3cm 灰褐色斑点，双手指甲新生，局部增厚、变脆。心律齐，双肺呼吸音正常。腹平软，腹部无压痛、反跳痛，肠鸣音正常，双下肢轻度对称性可凹性水肿。

放射科意见

2022 年 7 月，患者胸部 CT（图 15-3）示双肺多发磨玻璃斑片影，首先考虑感染，结合支气管镜肺泡灌洗液 mNGS-DNA 回报可检出耶氏肺孢子菌 1717 条和人类疱疹病毒 5 型（CMV）2 条，考虑耶氏肺孢子菌肺炎、CMV 感染诊断明确。

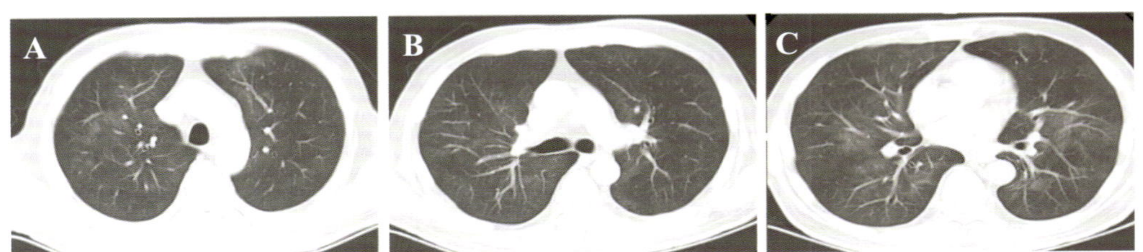

图 15-3　胸部 CT（2022 年 7 月）：双肺多发磨玻璃斑片影，边界稍模糊。

病理科意见

患者胃肠道多发息肉的组织病理学特征为息肉固有腺体显著增生，部分伴囊性扩张，存在轻中度炎症细胞浸润及嗜酸性粒细胞浸润，符合错构瘤性息肉的病理学特征。病理改变为错构瘤性息肉的疾病包括Peutz-Jeghers综合征、幼年性息肉病等。Peutz-Jeghers综合征的典型病理改变为息肉内存在树杈状的平滑肌核心，表面上皮形态正常；而幼年性息肉病的病理学表现为息肉间质成分增加、腺管扭曲扩张，有上皮炎性改变。其中，幼年性息肉病的病理特点与Cronkhite-Canada综合征相似，息肉间黏膜病理是否存在异常有助于两者的鉴别，前者息肉间黏膜往往正常，后者息肉间外观正常的黏膜组织学存在明显炎症改变。

营养科意见

患者腹泻、体质量下降、低蛋白血症、中度贫血，存在营养不良风险，因此除原发病治疗外，还需积极肠内营养支持。患者存在肠道失蛋白，可考虑给予中链脂肪酸（MCT）膳食或补充MCT肠内营养制剂，同时还需长期补充微量元素和维生素，尤其是脂溶性维生素。

呼吸科意见

患者长期应用激素和免疫抑制剂，为免疫抑制人群，合并营养不良，治疗过程中出现发热、活动耐量下降，胸部CT提示双肺分布磨玻璃斑片影，需考虑机会性感染。肺泡灌洗液回报耶氏肺孢子菌阳性，诊断耶氏肺孢子菌肺炎明确。肺孢子菌肺炎是由耶氏肺孢子菌引起的间质性肺炎，多发生于免疫抑制宿主，尤其是细胞免疫受抑，临床表现有发热、咳嗽、胸痛、低氧血症、呼吸困难等。该病最佳的诊断方法有免疫荧光镜检、实时PCR和血G实验联合检测等。其典型胸部CT表现为双肺广泛的磨玻璃改变，首选治疗为口服复方磺胺甲噁唑（TMP-SMZ）。对于存在进行性低氧血症的患者，可考虑早期联合激素治疗，以避免类赫氏反应。耶氏肺孢子菌肺炎常合并其他感染（如CMV感染），该例患者肺泡灌洗液高通量测序可找到CMV-DNA，可经验性应用抗病毒药物治疗。

最终诊断

Cronkhite-Canada综合征［息肉-色素沉着-脱发-指（趾）甲营养不良综合征］，全胃、十二指肠、小肠及结肠受累低；低蛋白血症；中度贫血；营养不良（NRS2002 评分 3 分）；艰难梭菌感染；耶氏肺孢子菌肺炎；CMV感染。

治疗及预后

停用硫唑嘌呤，加用复方磺胺甲噁唑 4 片 q6h 口服、甲泼尼龙 40mg q12h 静脉注射和更昔洛韦经验性抗感染治疗。2022 年 8 月，患者症状明显改善，复查胸部CT明显好转，此后甲泼尼龙逐渐减量至 20mg/d。2022 年 10 月，复查血白蛋白恢复至 36g/L，血红蛋白 134g/L，遂逐渐停用肠内营养制剂，甲泼尼龙减量至 10mg/d维持。2023 年 7 月，患者于门诊评估骨密度无异常，血糖、血压稳定，白蛋白正常。胃肠镜（图 15-4）提示胃和十二指肠病变明显好转，结肠黏膜未见异常。

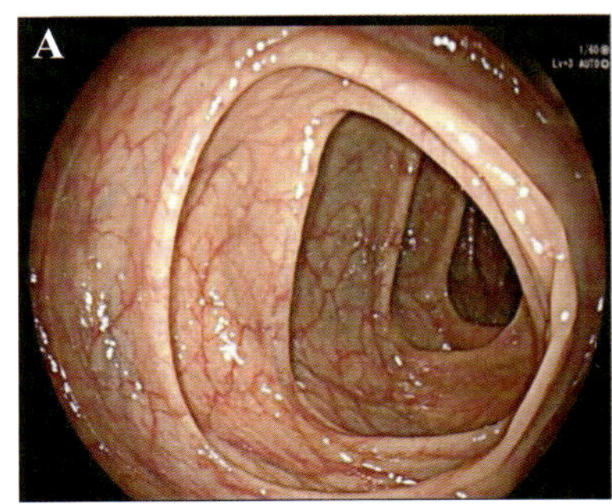

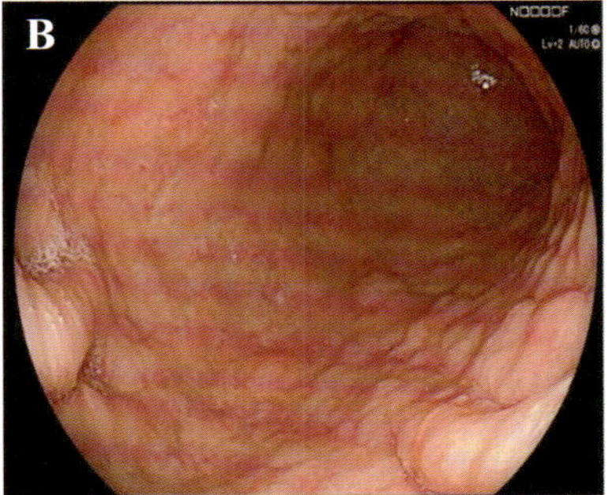

图 15-4　恢复期胃肠镜表现（2023 年 7 月）。图A（2023 年 7 月）：复查结肠镜未见结直肠病变；图B：复查胃镜提示胃内病变明显好转，仍有结节不平。

总　结

Cronkhite-Canada综合征是一种以胃肠道多发息肉和外胚层改变为特征的罕见非遗传性息肉综合征。其临床表现包括腹泻、腹痛，可并发消化道出血和肠套叠，外胚层改变表现包括皮肤色素沉着、脱发、指/趾甲营养不良等。其经典的胃肠息肉病理为错构瘤性息肉，表现为固有层水肿、腺体囊性扩张、单个核细胞浸润。其发病机制尚不明确，目前认为自身免疫、炎症参与其中。该病诊断需符合以下标准，包括：吸收不良、外胚层改变表现、胃肠道多发错构瘤性息肉等典型病理改变，并除外其他息肉病表现。治疗方面，目前尚无指南或共识推荐，首选以糖皮质激素为主的免疫抑制治疗，起始治疗为中等或足量激素，相当于甲泼尼龙0.5～1mg/（kg · d）治疗1个月，后逐渐减量，大部分患者可达临床缓解，但激素减量过程中易复发。有研究报道支持免疫抑制剂（如氨甲蝶呤、硫唑嘌呤、环磷酰胺、环孢菌素A等）在激素不耐受或激素抵抗患者中的疗效。

目前，我院单中心研究初步结果表明，硫唑嘌呤对于激素不耐受或激素抵抗的Cronkhite-Canada综合征患者长期维持治疗有效，但需警惕骨髓抑制、肝功能异常、继发机会性感染等药物不良反应。鉴于本例患者内镜下病变较重、持续存在低蛋白血症，既往外院足量激素治疗有效，但在激素减量过程中也出现病情复发，考虑为难治性Cronkhite-Canada综合征，故采用静脉足量激素联合硫唑嘌呤强化治疗。但在治疗过程中出现包括CMV、肺孢子菌感染等在内的机会性感染，后经及时诊断及恰当治疗痊愈。因此，在患者存在明显营养不良、激素联合免疫抑制治疗时，需时刻警惕机会性感染，力争早发现、早治疗，必要时预防性治疗有助于改善患者的预后。

参考文献

[1] 刘爽，游燕，吴东，等. 24例Cronkhite-Canada综合征患者的内镜特点及临床相关性分析[J]. 中华医学杂志，2020，100（20）：5.

[2] Watanabe C, Komoto S, Tomita K, et al. Endoscopic and clinical evaluation of treatment and prognosis of Cronkhite-Canada syndrome: a Japanese nationwide survey[J]. J Gastroenterol, 2016, 51(4): 327-336.

北京协和医院

徐秋实　李　骥

Case 16

反复腹泻、低蛋白血症病例多学科讨论

消化科病史汇报

患者，男性，70岁，因“反复腹痛、排稀便，伴周身水肿4年，加重1个月”于2023年4月入院治疗。

▶ **现病史**

4年前，患者在无明显诱因下出现腹痛，为脐周隐痛，可忍受，排便后腹痛可缓解，排稀便10～20次/日，先为糊状便，后为水样便，总量约1500mL/d，无黏液和脓血，未予诊治；后出现双脚踝部水肿，逐渐加重至周身水肿。于外院行血生化检查示血白蛋白降低（最低时为15g/L），多次查尿蛋白均为阴性，未确诊。4年来，患者间断接受静脉输注白蛋白治疗，水肿略缓解。1个月前，患者周身水肿较前加重，伴下肢针刺样疼痛，补充白蛋白后水肿缓解不明显，于外院完善胃镜示“胃炎”，肠镜示“结肠息肉”，入消化科。

患者病来无发热、盗汗，无胸闷、气短，无关节肿痛，无口腔溃疡，有口干、眼干、乏力，尿少（24小时尿量<1000mL），食欲可，睡眠差，近20天体重下降12.5kg。

▶ **既往史**

无殊，否认长期用药史。

▶ **个人史**

吸烟史20年，20支/天，戒烟3年，否认饮酒史。

▶ **家族史**

哥哥患肝癌，弟弟患淋巴瘤。

▶ **入院查体**

神志清，周身水肿。浅表淋巴结未触及肿大，双肺听诊呼吸音弱，右肺为

著，可闻及少许湿啰音，心脏查体未见异常。腹软，腹壁指压痕阳性，全腹无压痛、反跳痛及肌紧张，移动性浊音阴性。肠鸣音正常，约 4 次/分。双下肢重度凹陷性水肿。

▶ 实验室检查

血常规：白细胞计数 10.41×10⁹/L，淋巴细胞绝对值 5.8×10⁹/L，血嗜酸粒细胞计数 0.23×10⁹/L，血红蛋白 96g/L，MCV 86fL，血小板计数 163×10⁹/L。

肝功能：总蛋白 35g/L，白蛋白 20.3g/L，碱性磷酸酶 70U/L，谷氨酰转肽酶 14U/L。

肾功能：肌酐 96.4μmol/L。

离子：血钾 3.43mmol/L，血钙 1.5mmol/L。

凝血：D- 二聚体 389μg/L。B 型钠尿肽：86.8pg/mL。

24 小时尿蛋白定量：0.18g。

余肝炎病毒、T-SPOT 均为阴性，艰难梭菌阴性。甲状腺功能正常。肿瘤标记物（CEA、AFP、CA199）均为阴性。

免疫球蛋白：IgG 3.85g/L（↓），IgA 1.88g/L，IgM 2g/L（↑）。

血清补体：补体C3 0.239（↓），补体C4 0.0895（↓）。C反应蛋白 5.91mg/L。ANA 1∶80，抗SSB弱阳性。外周血淋巴细胞计数及亚群：总B细胞 63.68%（↑），总B细胞绝对计数 2565/μL。余狼疮抗凝物、抗心磷脂抗体、β_2 糖蛋白、ANCA、类风湿因子、抗O、IgG_4 均阴性。乳糜泻相关抗体（thTG IgG、thTG IgA、Cliadin IgG、Cliadin IgA、DGP IgG、DGP IgA）均为阴性。

既往检查追溯

2023 年 4 月，患者入院心脏超声检查提示：左房稍大（内径 41mm），左室各壁向心运动良好，未见节段性运动异常。主动脉瓣局限性增厚，回声增强，开放不受限。下腔静脉内径宽 13.9mm。心包膜未见增厚，心包腔未见液性暗区。EF：76%。

2023 年 4 月 14 日，胃镜检查（图 16-1）示：食管管腔通畅，黏膜光滑、色

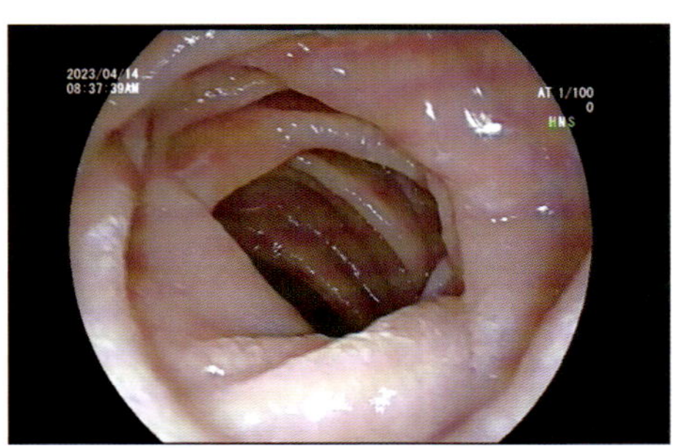

图 16-1 胃镜检查（2023 年 4 月 14 日）：空肠上段黏膜略充血。

泽正常，蠕动良好。贲门黏膜色泽正常，开放与关闭良好。胃底黏膜充血，胃体黏膜光滑、色泽正常，蠕动良好，黏液湖清澈，液体量中等。胃角、胃窦黏膜红白相间，以白为主，散在糜烂。幽门口形态正常，收缩舒张良好。十二指肠球部及球后黏膜光滑、色泽正常，空肠上段，黏膜略充血，未见黏膜萎缩。

胶囊内镜（图 16-2）：空肠多处卵圆形溃疡，大小为 6～10mm，表面覆薄白苔，周围轻度水肿，边界清晰。回肠正常。

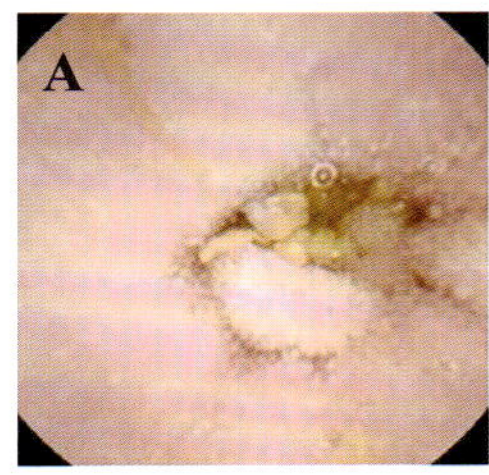

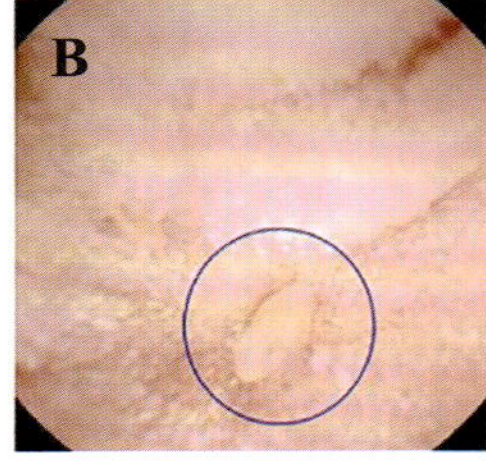

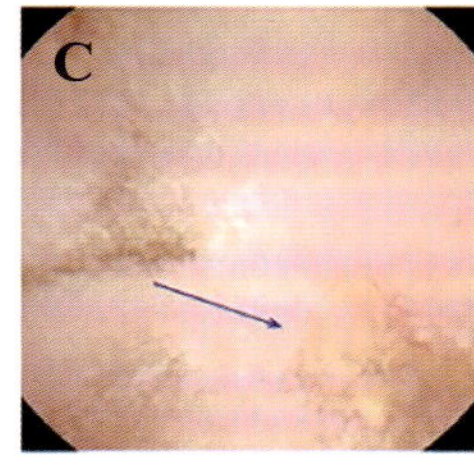

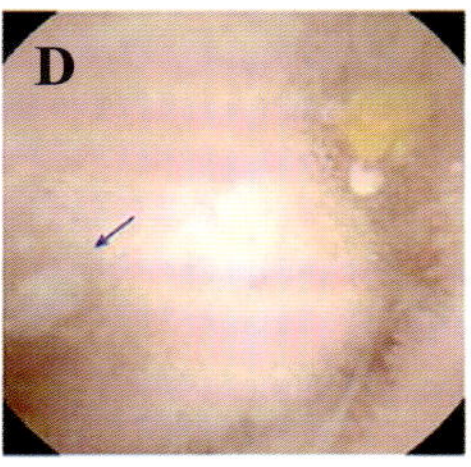

图 16-2　胶囊内镜（2023 年 4 月）：可见空肠多发卵圆形溃疡，边界清晰（箭头、圆圈所示）。

初步诊断

蛋白丢失性肠病。

影像科意见

该患者腹部增强 CT（图 16-3）可见：小肠肠壁增厚，以空肠肠壁增厚为著，病变呈连续性，增强扫描可见黏膜明显强化，影像学改变不符合克罗恩病特点，倾向于血管炎。

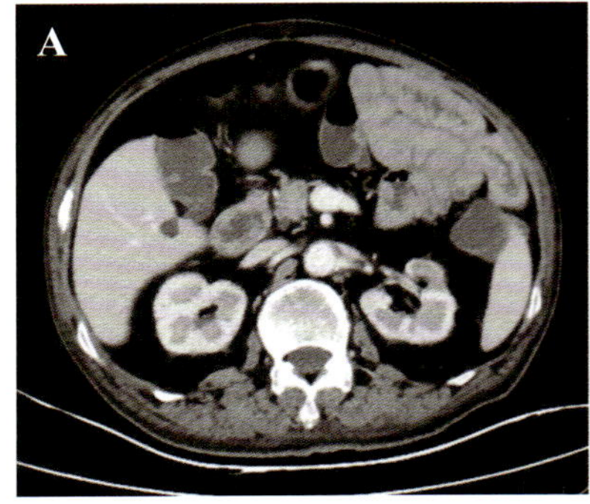

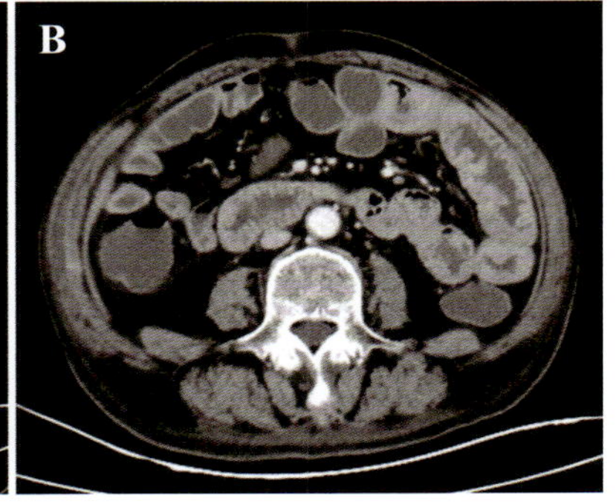

图 16-3　腹部增强 CT：空肠肠壁增厚，病变连续，黏膜明显强化。

病理科意见

肠黏膜活检病理检查（图16-4）可见：小肠绒毛大部分存在，隐窝规则，略增生，杯细胞及潘氏细胞存在，固有层见少量淋巴细胞、浆细胞及一些嗜酸性粒细胞浸润，嗜酸性粒细胞40个/HP，绒毛间质略水肿，上皮内偶见淋巴细胞浸润。病理诊断：（空肠）黏膜浅层轻度水肿，伴嗜酸性粒细胞浸润。

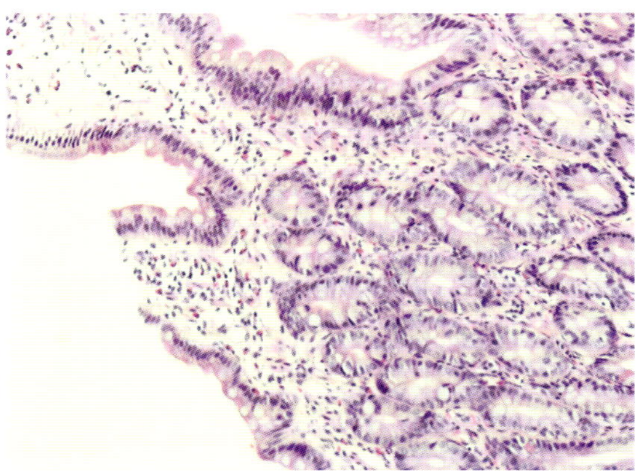
图16-4　空肠黏膜活检：黏膜浅层轻度水肿，伴嗜酸性粒细胞浸润（HE染色，×100）。

风湿免疫科意见

患者有口干、眼干症状，血补体低，抗SSB弱阳性，不除外干燥综合征可能，建议进一步完善唇黏膜活检以明确诊断。

消化科意见

蛋白丢失性肠病的病理生理机制有如下几点：①肠黏膜破损，如溃疡性结肠炎、恶性肿瘤等。②肠黏膜或血管的蛋白质通透性增加，如系统性红斑狼疮、嗜酸性胃肠炎、过敏性疾病、干燥综合征等。③肠道淋巴管阻塞或淋巴管压力增高，如小肠淋巴管扩张症、肠系膜淋巴结结核、小肠淋巴瘤等可直接累及淋巴管，或缩窄性心包炎、右心衰竭、门静脉高压等引起静脉回流障碍，造成肠道淋巴管内压力增高。

该老年患者，慢性病程，排大量水样便，伴周身高度水肿，严重低蛋白血症，尿蛋白阴性，以上临床特点符合“蛋白丢失性肠病”，但其原因不清。该患者十二指肠和空肠黏膜无萎缩表现，病理小肠绒毛结构存在，乳糜泻相关抗体均为阴性，排除乳糜泻和自身免疫性小肠炎。患者外周血淋巴细胞计数明显高于正常，小肠未见白色绒毛等特异性改变，内镜表现不支持小肠淋巴管扩张症诊断。另外，心脏彩超未见心包钙化或增厚，亦排除缩窄性心包炎。结合胶囊内镜所见溃疡呈卵圆形，边界清楚，增强CT可见小肠呈同心圆增厚，故考虑蛋白丢失性肠病原因为小肠血管炎可能性大，建议进一步完善小肠镜和黏膜活检以明确诊断，可给予激素治疗。

治疗及随访

患者一般状态差，无法耐受小肠镜检查，并拒绝唾液腺ECT、唇黏膜活检。予注射用甲泼尼龙琥珀酸钠60mg/d静点，治疗后患者便次较前明显减少，每日2～3次，周身水肿较前缓解，但未完全消失，血清白蛋白上升至29g/L。复查腹部CT见空肠水肿较前缓解，予激素逐渐减量至口服。患者口服泼尼松龙20mg/d时腹泻再次加重，加用免疫抑制剂（吗替麦考酚酯）0.5g/d 2次口服，患者要求出院。出院后，患者周身水肿逐渐加重，尿量减少，24小时尿量约400mL，排便5～6次/日。于2023年7月再次入院。

▶ 入院查体

周身水肿，散在瘀斑，腹软，全腹无压痛、反跳痛及肌紧张。移动性浊音阴性。双下肢水肿，双足重度水肿，指压痕阳性。

辅助检查

血常规：白细胞计数3.65×10^9/L，淋巴细胞绝对值0.5×10^9/L，血红蛋白86g/L，MCV 92fL，血小板计数82×10^9/L。

肝肾功能：总蛋白37.3g/L，白蛋白25.3g/L，肌酐248.4μmol/L。

离子：血钾6.79mmol/L，血钙1.69mmol/L。Pro BNP：22047pg/mL。

尿常规：隐血（3+），尿蛋白（2+），红细胞49个/HP，白细胞4.12个/HP，24小时尿蛋白定量0.27g。凝血：D-二聚体287μg/L。

血栓弹力图：凝血功能降低，凝血因子水平正常，纤维蛋白原功能降低，血小板聚集功能降低。

血免疫固定电泳：疑似κ型IgM单克隆免疫球蛋白。血免疫球蛋白轻链：

κ型轻链 2.33g/L（↓），λ型轻链 0.517g/L（↓）。血游离轻链：κ型游离轻链 213mg/L（↑），λ型游离轻链 59.2mg/L（↑），κ/λ比值 3.598（↑）。

尿免疫固定电泳：阴性。尿免疫球蛋白κ型轻链 0.159 g/L（↑）。

骨髓象：增生活跃骨髓象，粒、红细胞比例偏低，偶见产板巨核细胞，成熟浆细胞 2.8%。骨髓免疫分型：8.64%（占有核细胞）为恶性单克隆成熟B淋巴细胞，0.87%（占有核细胞）为异常表型单克隆浆细胞，考虑为B细胞淋巴瘤伴浆细胞分化。

腹部CT（图 16-5）示：小肠肠壁多发增厚较前稍减轻，肠系膜散在渗出。

心脏超声（图 16-6）示：左室心肌及心瓣膜回声轻度增强，建议进一步完善游离轻链检查，排除淀粉样变性。

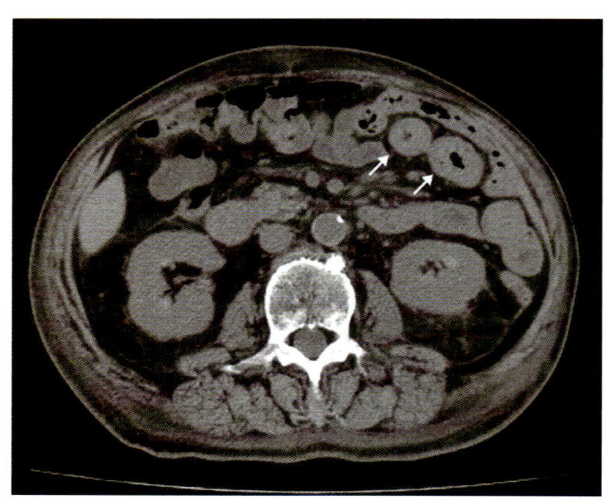

图 16-5　腹部CT（2023 年 7 月）：肠系膜散在渗出，肠壁增厚（箭头所示）。

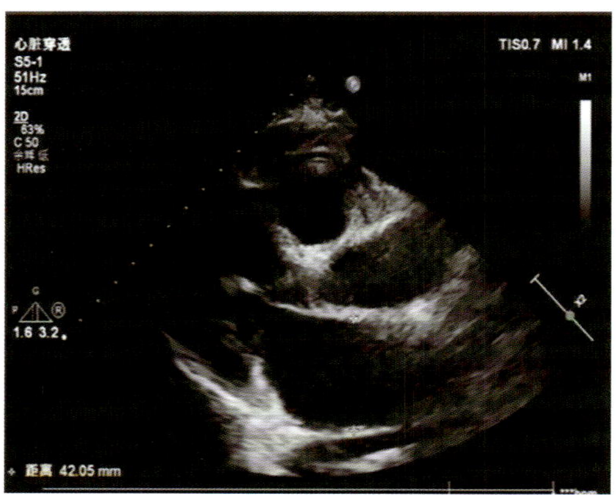

图 16-6　心脏超声（2023 年 7 月）：左室心肌及心瓣膜回声轻度增强。

血液科意见

该患者为老年男性，存在心功能不全、肾功能不全、凝血功能异常，心脏超声提示淀粉样变性，血免疫固定电泳可见疑似κ型IgM单克隆免疫球蛋白、κ型游离轻链明显升高。骨髓免疫分型考虑为B细胞淋巴瘤伴浆细胞分化。综合以上结果，不除外B细胞淋巴瘤继发淀粉样变性，建议进一步完善肾穿刺和胸骨穿刺活检以明确诊断。

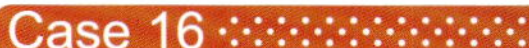

最终诊断

蛋白丢失性肠病；系统性轻链型淀粉样变性可能性大；B细胞淋巴瘤可能性大。

后续随访

建议患者进一步完善肾穿刺、胸骨穿刺活检和PET-CT检查，以获取病理学证据并进一步评估病变范围。患者拒绝并退院。

总　结

系统性轻链（amyloidosis，AL）型淀粉样变性是由单克隆免疫球蛋白轻链错误折叠形成淀粉样蛋白沉积于组织器官，造成组织结构破坏、器官功能障碍并进行性进展的疾病，主要与克隆性浆细胞异常增殖有关。AL型淀粉样变性多见于老年人，诊断中位年龄约为60岁，男性发病率略高于女性，可分为原发性和继发性。继发性AL型淀粉样变性可继发于其他浆细胞或B细胞疾病，如多发性骨髓瘤、华氏巨球蛋白血症及部分能分泌球蛋白的套细胞淋巴瘤等，其中2%～4%为B细胞淋巴瘤。AL型淀粉样变性的临床表现多样，可累及多个器官，最常见的受累器官是肾脏和心脏，其他受累器官包括肝脏、自主或外周神经、消化道、皮肤软组织等。胃肠道受累的临床症状常无特异性，可表现为胃轻瘫、早饱、吞咽困难、慢性腹泻、排便不规律、腹泻与便秘交替、胃肠道出血、体重减轻，伴有低蛋白血症和贫血，消化道内镜可表现为细颗粒外观、黏膜脆性、糜烂、浅溃疡、黏膜下血肿、多发性息肉样凸起等。

本例为老年患者，慢性病程，起病表现为白蛋白丢失性肠病，原因不明，结合胶囊内镜和CT检查表现考虑为小肠血管炎。给予激素治疗后，患者腹泻迅速缓解，白蛋白较前上升，但下肢仍表现为重度水肿，水肿症状不能完全用低蛋白血症解释。随着病情进展，患者出现肾脏、心脏、血液系统功能受累，进一步检查发现血κ型IgM单克隆免疫球蛋白和κ型游离轻链升高，结合骨髓免疫分型结果，考虑为B细胞淋巴瘤继发淀粉样变性。但本例患者病史较长，且有眼干、口干症状，抗SSB弱阳性，亦不能排除干燥综合征的可能。干燥综合征是自身免疫性疾病与淋巴增殖性疾病的交叉，其特点是多克隆B细胞活化和淋巴细胞侵及外分泌腺。随着疾病的发展，多克隆B细胞增殖可演化为单克隆B细胞的增殖，导致多种淋巴增殖性疾病，如AL型淀粉样变性、淋巴瘤等。淀粉样变性通常在干燥综合征诊断后的1～25年出现，大部分患者有高球蛋白血症，伴类风湿因子阳性，或抗SSA和抗SSB抗体阳性。遗憾的是，本例患者“干燥综合征”诊断仍存在疑问。

总之，蛋白丢失性肠病是一种综合征，可继发于多种疾病，对于老年患者，如果合并多系统受累，需考虑浆细胞病的可能。

参考文献

[1] 中国系统性轻链型淀粉样变性协作组，国家肾脏疾病临床医学研究中心，国家血液系统疾病临床医学研究中心.系统性轻链型淀粉样变性诊断和治疗指南（2021年修订）[J].中华医学杂志，2021，101（22）：1646-1656.

[2] Telio D, Bailey D, Chen C, et al. Two distinct syndromes of lymphoma-associated AL amyloidosis: a case series and review of the literature[J]. Am J Hematol, 2010, 85(10): 805-808.

[3] Iida T, Yamano H, Nakase H. Systemic amyloidosis with gastrointestinal involvement: diagnosis from endoscopic and histological views[J]. J Gastroenterol Hepatol, 2018, 33(3): 583-590.

[4] 吴艳芳,朱燕林，严晓伟.干燥综合征合并心脏淀粉样变一例[J]. 中华内科杂志, 2018, 57(5): 363-364.

中国医科大学附属盛京医院

田　丰　李　卉　张晓莉

舒　红　高玉颖

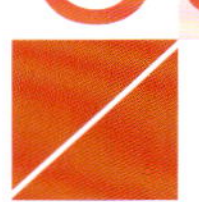

Case 17 放疗后反复肠梗阻病例多学科讨论

消化科病史汇报

患者，女性，58 岁，因“反复腹胀、腹痛 4 年余”入院。

▶ 现病史

4 年前，患者在无明显诱因下出现腹痛。当地医院考虑其腹痛与放化疗相关，予以中药保守治疗。后患者腹胀、腹痛反复出现，均予以消炎、止痛、中药灌肠等保守治疗。2 个月前，患者再次出现腹胀、腹痛，呈阵发性绞痛，伴进食后呕吐胃内容物，肛门停止排便、排气。于当地医院就诊查腹部CT示：多发小肠扩张伴液平，考虑肠梗阻，其中盆腔右侧小肠局部肠壁增厚伴肠腔变窄；直肠、结肠多发肠壁增厚、肿胀。予禁食、抗感染、护胃、补液等支持治疗后，症状好转。为求进一步手术治疗来邵逸夫医院。拟诊“放射性肠炎、肠梗阻”收住入院。

▶ 既往史

胆囊切除术 30 余年。宫颈癌术后行放疗 6 年，先后放疗 32 次。

▶ 入院查体

体温（耳）36.0℃，血压 110/77mmHg，脉搏 87 次/分，呼吸 20 次/分。神清，口唇无发绀，全身浅表淋巴结未及肿大。皮肤、巩膜未见黄染。心肺查体无殊。腹平软，未见胃肠型及蠕动波，无压痛、反跳痛。全腹未及包块，可见瘢痕。肝脾肋下未及，胆囊未触及。肠鸣音 3～5 次/分，移动性浊音阴性。双下肢无水肿。

▶ 实验室检查

白细胞计数 3.6×10^9/L，血红蛋白 112g/L，白蛋白 34.2g/L，C反应蛋白 4.1mg/L，大便隐血、肝肾功能、肿瘤标志物等无明显异常。

影像学检查

肠镜检查（图 17-1）示：直乙状结肠炎，性质待病理，放射性肠炎首先考虑。肠镜病理显示：乙状结肠黏膜慢性炎，表面糜烂，间质水肿；直肠黏膜慢性炎。

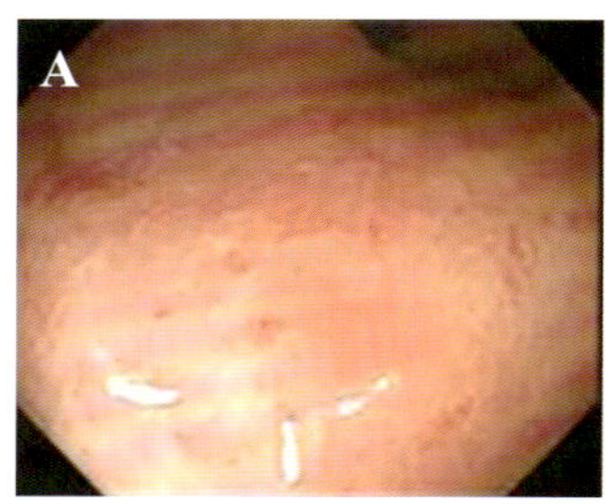
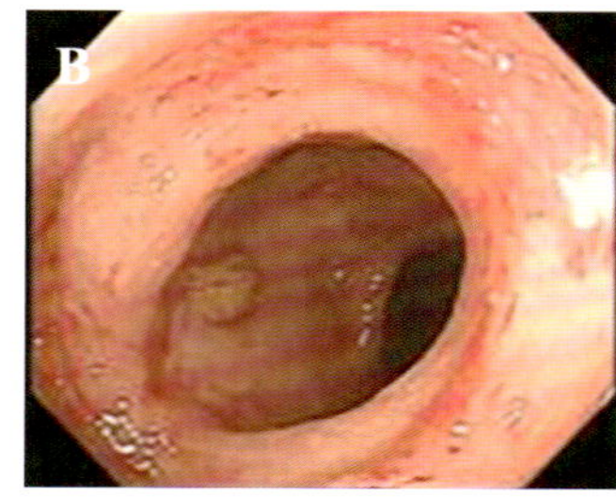
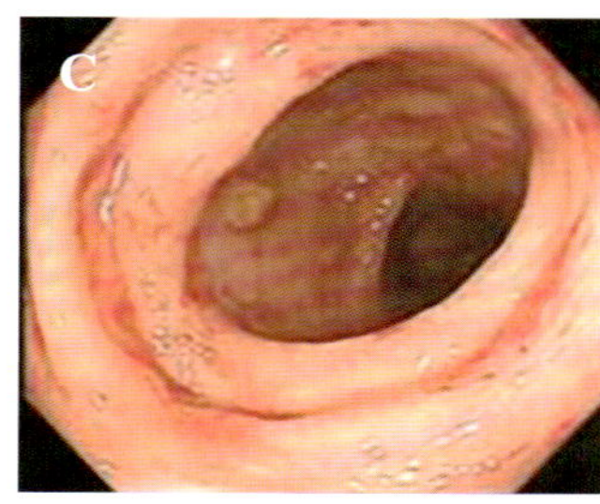

图 17-1　肠镜：直乙状结肠炎。直肠（图A）：黏膜充血水肿，少许毛细血管扩张，血管纹理模糊，少许接触性出血。乙状结肠（图B、C）：黏膜粗糙略充血质脆，接触易出血。

腹部CT（图 17-2）：多发小肠扩张伴液平，不全性肠梗阻考虑，盆腔右侧小肠局部肠壁增厚伴肠腔变窄，局部可疑小肠-小肠内瘘形成。附见：胆囊术后，胆总管扩张，左肾小囊肿。

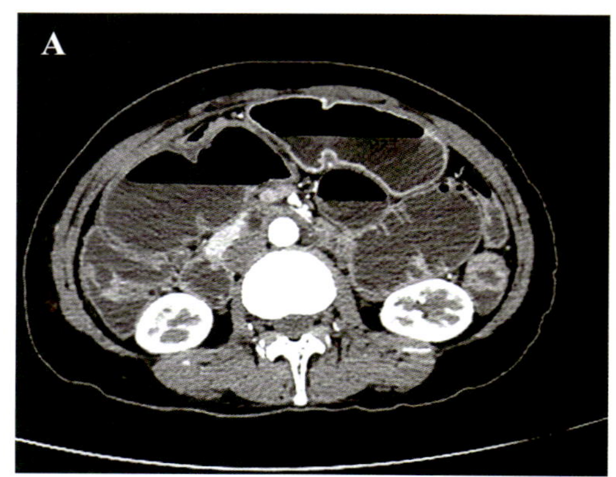
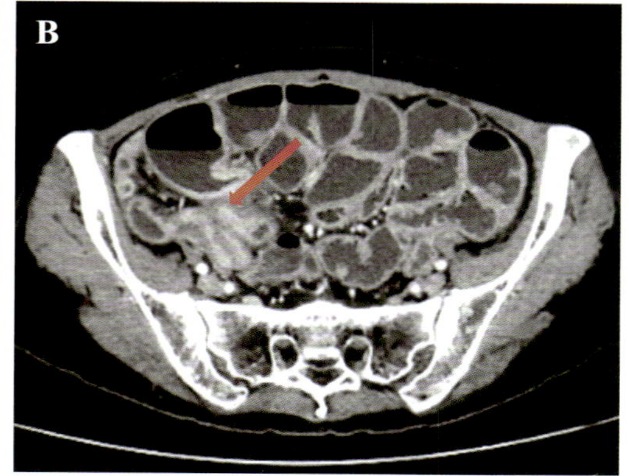

图 17-2　腹部CT。图A：多发小肠扩张伴液平，不全性肠梗阻考虑；图B：盆腔右侧小肠局部肠壁增厚伴肠腔变窄，局部可疑小肠-小肠内瘘形成（箭头所示）。

盆腔MR（图 17-3）：多发小肠扩张伴液平，其中盆腔右侧小肠局部肠壁增厚强化，局部肠管间见瘘管样结构。子宫较小。膀胱充盈欠佳。盆缘未见明显肿大淋巴结，盆腔未见明显积液；骨盆结构清晰。

全消化道造影检查（图 17-4）：食管各段碘剂通过顺利，食管管壁柔软，蠕动良好，黏膜线完整连续，未见明显破坏征象。胃张力中等，胃大、小弯轮廓完整，黏膜皱襞规则，未见明显龛影和充盈缺损，胃壁柔软，蠕动良好，幽门开放自然，胃排空良好。十二指肠球部充盈良好，降部及水平部黏膜无殊。空回肠扩张积气，可见多发气液平，延迟 40min、90min、180min后摄影，仍未见结肠显影，提示小肠梗阻。

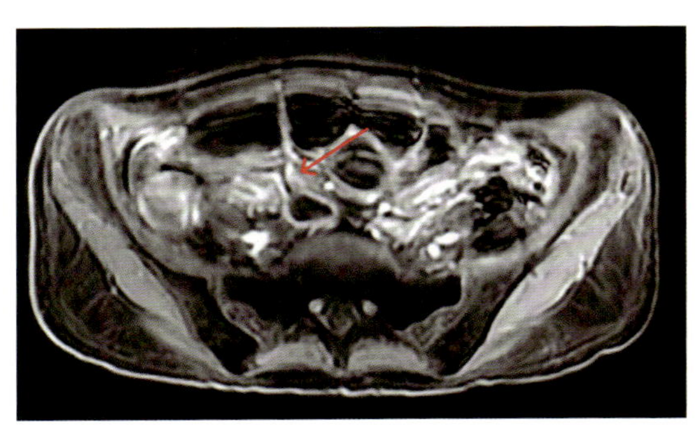

图 17-3 盆腔 MR：盆腔右侧小肠局部肠壁增厚强化，局部肠管间肠瘘形成（箭头所示）。

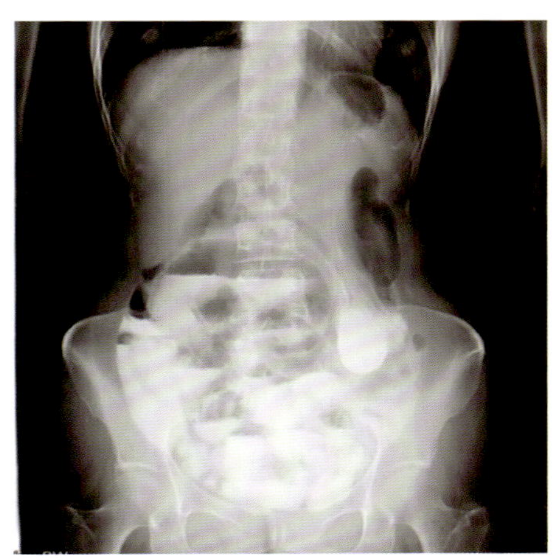

图 17-4 全消化道造影：空回肠扩张积气，可见多发气液平，提示小肠梗阻。

外科意见

患者放射性小肠炎合并肠瘘及肠梗阻，具有外科手术指征。行腹腔镜探查转开放回肠部分切除术＋肠粘连松解术＋小肠造口术。腹腔探查可见肠管色苍白，多段肠管致密粘连，局部肠管扩张明显。分离肠管与腹壁及盆腔粘连，探查见病变肠管主要位于回肠，结肠及盆腔脏器未见明显异常。距离回盲部20～100cm小肠致密粘连，伴肠内瘘形成（图 17-5A），予以切除。近端 240cm小肠粘连分离后未见明显狭窄异常。右下腹远近残端肠管拖出后行双腔造口。剖视标本（图 17-5B）：肠管增厚，节段性狭窄伴扩张，部分组织黏膜消失，肠管色苍白，呈现放射性肠炎表现。

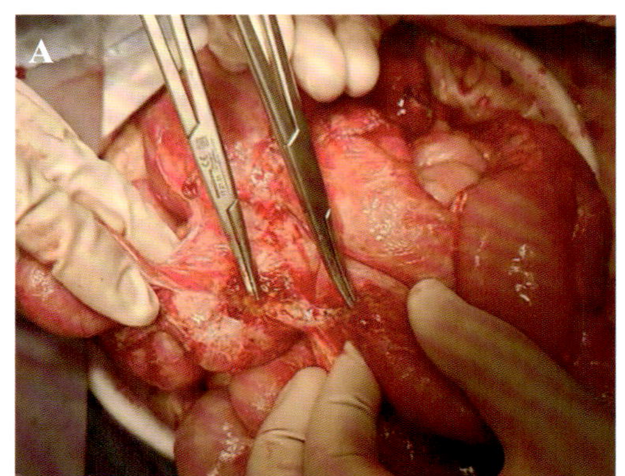

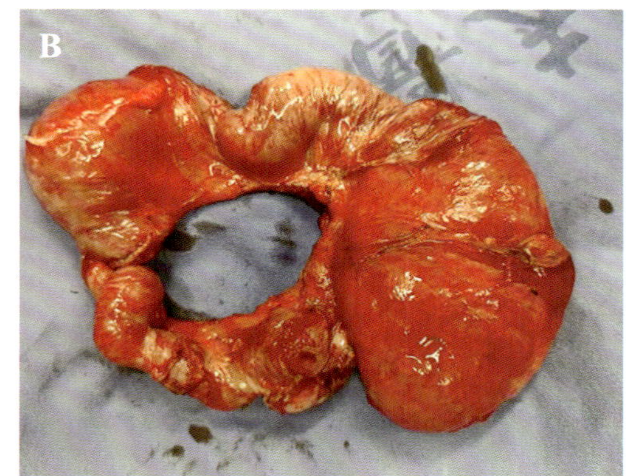

图 17-5　手术视野及切除肠管。图 A：小肠肠间瘘（血管钳所示）；图 B：手术切除标本。

病理科意见

部分回肠切除标本，长 30.2cm，肠管较多粘连，粘连范围约为 5.0cm×4.6cm×2.0cm，部分黏膜粗糙。镜下显示：小肠黏膜上皮损伤脱开，绒毛轻度增宽，部分隐窝扭曲，间质出血，局灶溃疡形成，局灶幽门腺化生，黏膜肌增生，黏膜下可见不典型成纤维细胞，固有肌层水肿，部分区域固有肌层之间神经节细胞数量减少，肠壁内部分血管周围平滑肌增生，局灶可见肠粘连，肠壁内瘘管形成。结合患者治疗史，符合放射性肠炎伴肠粘连及瘘管形成特征。

最终诊断

放射性肠炎；不全性肠梗阻；肠瘘。

讨　论

放射性肠炎（radiation enteritis，RE）是一种严重的放射性损伤，通常发生于接受放疗的癌症患者。尽管放疗对癌症具有显著的效果，但其不可避免地会损伤邻近消化道黏膜，导致放射性肠炎的发生。对于严重放射性肠炎患者，特别是在保守治疗无效或有严重并发症的情况下，外科干预可能是唯一的治疗选择。

放射性肠炎急性期表现为病变一过性、自限性，通常在放疗后3个月内恢复正常；而慢性期放射性肠炎发生于治疗后3个月至30年间，表现为不可逆的血管病变和间质纤维化改变，可以导致各种严重并发症，其发生率为5%～20%。

当放射性肠炎迁延反复、进行性加重后，患者如出现消化道大出血、肠梗阻、肠坏死、穿孔、肠瘘等晚期并发症，需要手术治疗。在考虑进行外科手术治疗之前，需要进行全面评估，包括患者的一般情况、肠道病变的严重程度以及手术的可行性。此外，还应评估患者的全身情况和手术风险，以确定最佳的治疗方案。外科手术的选择取决于患者的临床症状、病变的位置和严重程度，常见的手术方式有肠切除吻合术、肠造瘘术等。

放射性肠损伤可导致进行性闭塞性动脉内膜炎和间质纤维化，患者组织愈合能力差，盆腔纤维化和多器官受累严重，因此并发症的发生率及病死率较高。对于慢性放射性肠炎，应严格把握手术适应证，根据患者病变严重程度及手术耐受程度选择合理的手术方式，并以解决临床症状为首要目标。

目前，国内外尚没有标准的放射性肠炎的手术方式，最常用的是确定性的病变肠管切除术，确保吻合处肠管无放射性损伤是减少吻合口漏的关键。若患者盆腹腔粘连严重、难以分离，肠管广泛损伤，腹腔感染严重，难以行确定性手术，则应行近端肠造口术，待炎症反应消退后再行确定性手术。

慢性放射性肠炎的手术治疗存在较多的难点与陷阱，应由诊治经验丰富的专科团队实施，并以“损伤控制”为指导原则，进行多学科团队协作管理，以改善患者远期生存及生活质量。

参考文献

[1] 马腾辉，王辉，汪建平．慢性放射性肠损伤的手术难点与对策[J]．中华胃肠外科杂志，2020，23（8）：728-733.

[2] 王剑，姚丹华，郑磊，等．慢性放射性肠损伤外科治疗专家共识（2019版）[J]．中国实用外科杂志，2019，39（4）：307-311.

[3] Gami B, Harrington K, Blake P, et al. How patients manage gastrointestinal symptoms after pelvic radiotherapy[J]. Aliment Pharmacol Ther, 2003, 18(10):

987-994.

[4] Hasleton PS, Carr N, Schofield PF. Vascular changes in radiation bowel disease[J]. Histopathology, 1985, 9(5): 517-534.

[5] Lefevre JH, Amiot A, Joly F,et al. Risk of recurrence after surgery for chronic radiation enteritis[J]. Br J Surg, 2011, 98(12): 1792-1797.

浙江大学医学院附属邵逸夫医院

戚卫林　周　伟

Case 18

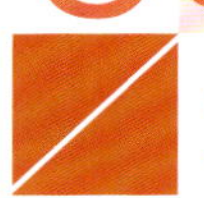

难治性溃疡性结肠炎病例多学科讨论

消化科病史汇报

患者，女性，51 岁，因“腹痛、血便 1 年余”入院。

▶ 现病史

2021 年 5 月，患者在无明显诱因下出现下腹痛，伴大便次数增多，5～6 次/日，少量血便。外院肠镜显示：进镜至回肠末段，距肛缘 60cm 处可见黏膜充血、糜烂，有大小不等多发溃疡。病理提示：黏膜组织急慢性炎，表面糜烂，见多个隐窝脓肿形成，请结合内镜所见，排除炎症性肠病（如溃疡性结肠炎）。外院腹部增强 CT 显示：升结肠、横结肠及直肠下段局部管壁增厚、水肿，浆膜面毛糙，考虑炎性病变可能。外院诊断为溃疡性结肠炎，全结肠型，初发型，重度。予静脉氢化可的松治疗 8 天后，患者症状无明显改善，大便次数增加至每日 10 余次，出血量较前增加。患者停药并转至第二家医院就诊。第二家医院给予美沙拉秦口服及灌肠、抗感染及营养支持等治疗，患者腹泻及便血较前无明显好转，大便 10～15 次/日，其中 5～10 次可见血便，伴明显腹痛及恶心、呕吐，遂至仁济医院就诊。

▶ 入院查体

体温 36.6 ℃；心率 65 次/分；呼吸 22 次/分；血压 117/87mmHg；BMI 为 13.9kg/m^2。神志清醒，气平，应答切题，口齿清晰，查体合作。全身皮肤、黏膜无黄染，全身浅表淋巴结无肿大。心律齐，无杂音，双肺呼吸清音。腹部平坦，下腹部轻压痛，无反跳痛，肝脾肋下未及。肠鸣音活跃，6～8 次/分。双下肢无水肿。

▶ 实验室检查

全血细胞分析：白细胞计数 11.51×10^9/L（↑），嗜中性粒细胞百分比 70.3%（↑），淋巴细胞百分比 20.7%（↓），血红蛋白 94g/L，血小板计数 304×10^9/L；

C反应蛋白16.5mg/L（↑）；红细胞沉降率18mm/h；降钙素原0.09ng/mL。

肝功能：总胆红素14.5μmol/L，丙氨酸氨基转移酶8U/L，天门冬氨酸氨基转移酶13U/L，碱性磷酸酶35U/L，γ谷氨酰基转移酶9U/L，总胆汁酸0.3μmol/L，总蛋白45.1g/L（↓），白蛋白28.9g/L（↓），球蛋白16.2g/L（↓），前白蛋白156.10mg/L（↓）。肌酐35.0μmol/L。

电解质：钾3.59mmol/L，钠132.50mmol/L（↓），氯98.90mmol/L（↓）。

肿瘤指标（－）；ANA、ENA、ANCA、ds-DNA均（－）。

粪便常规＋隐血：红细胞15～20个/HP，白细胞1～3个/HP，脓细胞 未查见/HP，粪隐血试验（2＋，↑）；粪培养（－）；寄生虫（－）；艰难梭状芽孢杆菌：抗原及毒素均（－）；粪便钙卫蛋白69.5μg/g。CMV-DNA、EBV-DNA、T-SPOT均（－）；肝炎病毒等（－）。

肠镜检查（图18-1）显示：横结肠部分肠段可见不规则小片状浅溃疡，部分黏膜表面脓性分泌物覆着。

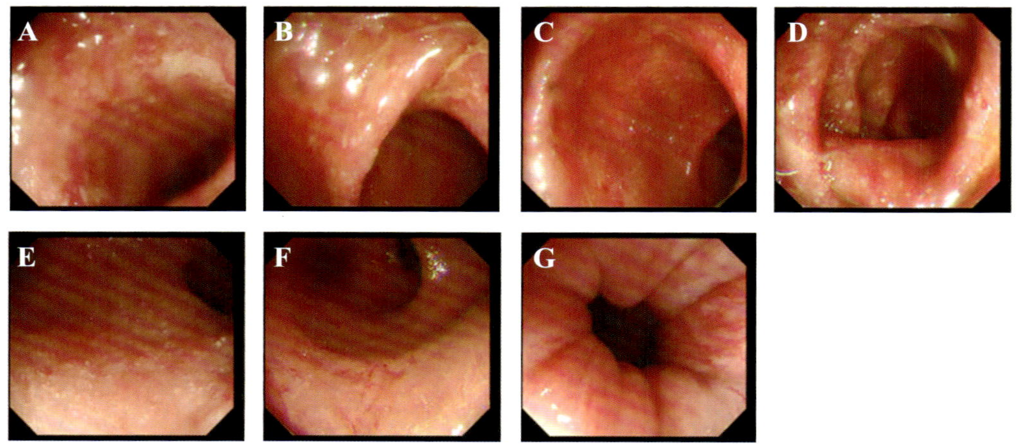

图18-1　肠镜：插镜至横结肠，因患者不能耐受而未能深入检查。所见结肠黏膜充血水肿明显，可见散在点状糜烂灶，横结肠部分肠段可见不规则小片状浅溃疡，部分黏膜表面覆着脓性分泌物。

病理科意见

乙状结肠：重度活动性慢性肠炎伴表面糜烂，隐窝凋零易见，隐窝萎缩明显；免疫酶标检查结果：CD68（散在组织细胞＋），MUM-1（浆细胞＋），CMV（－）。整体符合溃疡性结肠炎病理特征。

放射科意见

腹部CTE（图 18-2）显示：直肠及降乙状结肠管壁弥漫增厚，伴系膜血管增生，符合溃疡性结肠炎改变；肝脏多发小囊肿，肝脏小血管瘤；左肾小结石；子宫肌瘤可能。

肛瘘MR增强显示：未见明显异常；所见结直肠肠壁肿胀伴周围多发增粗血管影，盆腔积液。目前，患者处于溃疡性结肠炎活动期，未见肛周病变。

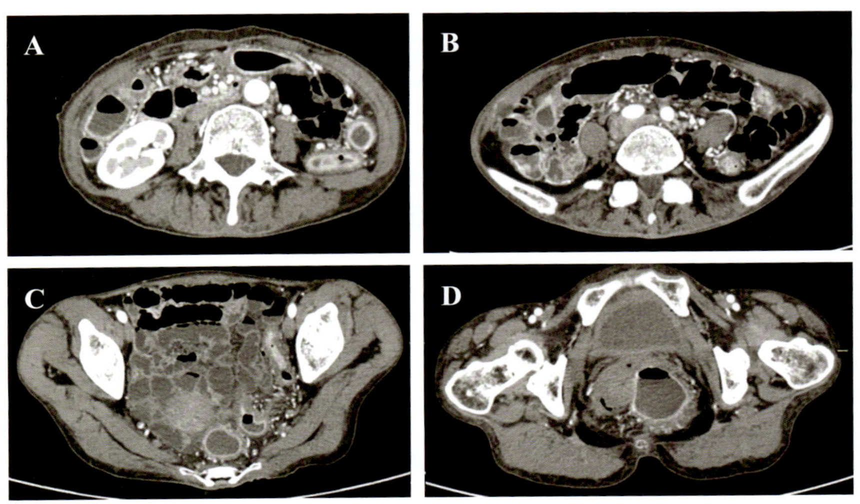

图 18-2　腹部CTE：直肠及降乙状结肠管壁弥漫增厚，伴系膜血管增生，小肠未见异常。

后续治疗

入院后第 3 天，患者自觉胸闷，无胸痛。胸部HRCT（图 18-3）示：右侧液气胸，两肺下叶少许渗出？左侧少量胸腔积液；两肺下叶小磨玻璃结节，两肺少许斑点灶，部分斑点灶显示不清。

予以胸腔闭式引流、吸氧和抗感染治疗后，患者肺部感染控制较理想，启用他克莫司早 1.5mg—晚 1mg控制原发病，血便较前减少，腹泻 5～8 次/日，测量他克莫司血药浓度 13.80ng/mL。1 周左右，患者出现烦躁及下肢痛，停用他克莫司，调整为托法替布 5mg bid治疗，并于 2 天后加量至 10mg bid，患者无便血，腹泻 3～5 次/日；同时再加用维得利珠单抗，第 2 次维得利珠单抗治疗后，托法替布减量为 5mg bid治疗。患者症状稳定。

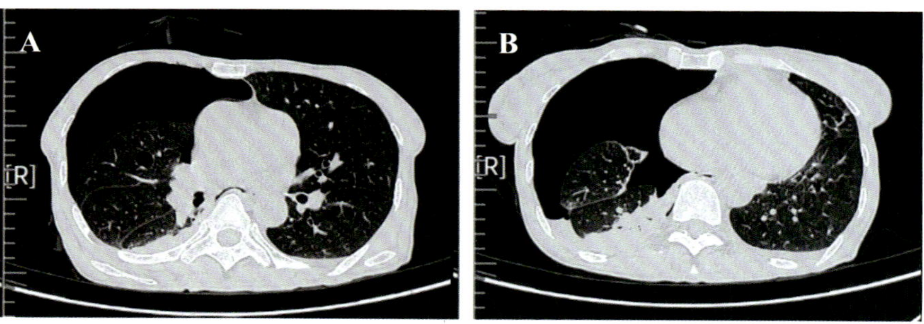

图 18-3 胸部 HRCT：患者右侧液气胸，左侧少量胸腔积液，考虑感染。

在第 5 次维得利珠单抗治疗半个月后，患者出现腹泻伴腹痛不适，排便约 10 次/日，为黄色稀水样便，无黏液脓血，无发热寒战。全血细胞分析：白细胞计数 4.81×10^9/L，嗜中性粒细胞百分比 64.3%，淋巴细胞百分比 26.7%，血红蛋白 116g/L，血小板计数 128×10^9/L；C 反应蛋白 < 0.5mg/L；红细胞沉降率 15mm/h；降钙素原 0.04ng/mL；CMV-DNA、EBV-DNA 均为（－）；粪便常规：红细胞 未查见/HP，白细胞 8～26 个/HP，脓细胞 未查见/HP，粪隐血试验（＋）；粪培养（－）；艰难梭状芽孢杆菌、抗原及毒素均为（－）；粪便钙卫蛋白 96.5μg/g。

肠镜表现（图 18-4）：直肠至升结肠中段黏膜弥漫性充血、水肿，见多发糜烂灶，血管纹理紊乱。

给予三代头孢菌素、甲硝唑及利福昔明抗感染；1 周后，患者腹泻较前好转，腹痛消失。考虑仍有肠炎活动，托法替布 5mg bid 加量至 10mg bid。托法替布加量 1 周后，患者再次出现脐周疼痛，排便后疼痛可缓解，腹泻再次加重至每日 10 余次，为咖啡棕色水样便，考虑溃疡性结肠炎再次活动，维得利珠

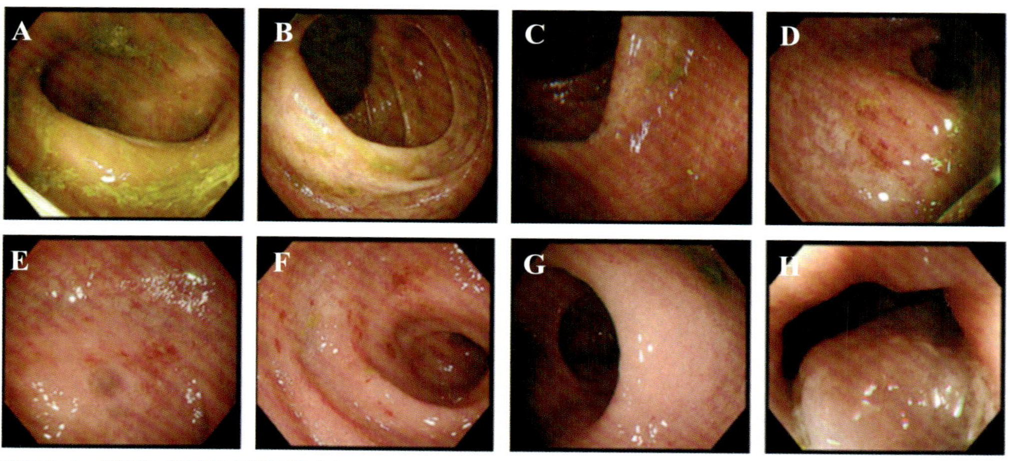

图 18-4 肠镜：回肠末段黏膜未见明显异常；回盲瓣正常；直肠至升结肠中段黏膜弥漫性充血水肿，见多发糜烂灶，血管纹理紊乱。

单抗联合托法替布治疗效果欠佳，拟转换治疗。

后予注射用甲泼尼龙琥珀酸钠 40mg 静滴，患者血便较前好转。激素改为泼尼松 35mg/d 口服，并行 3 次 300mg 英夫利昔单抗治疗。患者腹痛好转，腹泻次数减少至 3 次 / 日。第 3 次英夫利昔单抗治疗 2 周后，患者大便次数再次增多至 8 次 / 日；患者自行将泼尼松加量至 40mg/d，症状缓解不明显，并逐渐出现下腹持续性疼痛，伴每日解稀水样血便 10 余次。复查显示：白细胞计数 8.09×10^9/L，嗜中性粒细胞百分比 91.5%（↑），淋巴细胞百分比 6.8%（↓），血红蛋白 120g/L，血小板计数 193×10^9/L；C 反应蛋白 3.47mg/L；降钙素原 ＜ 0.020ng/mL；红细胞沉降率 25mm/h（↑）；总胆红素 9.3μmol/L，直接胆红素 3.3μmol/L，丙氨酸氨基转移酶 12U/L，天门冬氨酸氨基转移酶 18U/L，碱性磷酸酶 42U/L（↓），γ 谷氨酰基转移酶 26U/L，总胆汁酸 9.4μmol/L，总蛋白 63.8g/L（↓），白蛋白 34.5g/L（↓），球蛋白 29.3g/L，白球比例 1.18（↓），前白蛋白 176.40mg/L（↓）；粪便钙卫蛋白 410μg/g。

复查肠镜（图 18-5）示：直肠至降结肠脾曲黏膜弥漫性充血、水肿，伴糜烂和连续性溃疡。

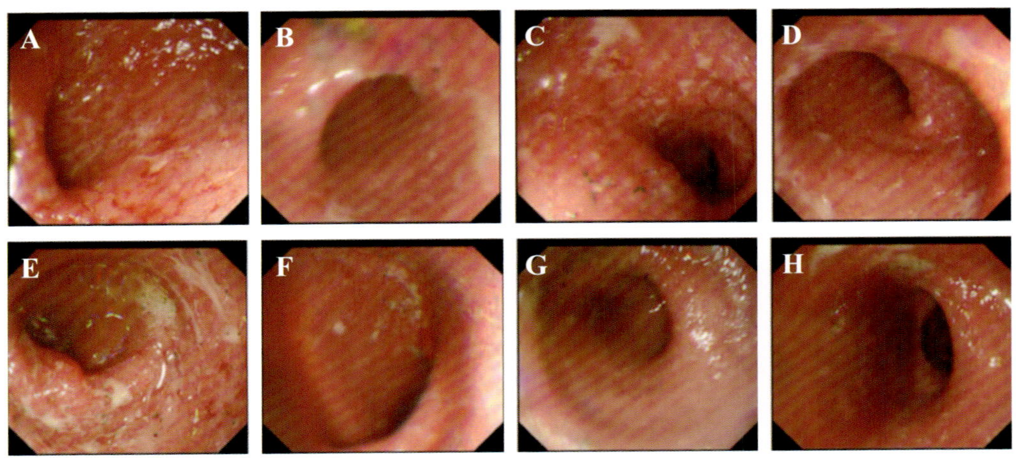

图 18-5 肠镜：内镜插至近结肠脾曲时，患者诉腹胀，遂终止进镜。所见直肠至降结肠脾曲黏膜弥漫性充血、水肿，伴糜烂，黏膜脆性增加，表面覆盖大量脓性分泌物。

外科意见

内科已经完成转换治疗，效果不佳，建议患者手术治疗。

后续随访

给予经验性抗病毒及抗细菌感染治疗，补充人免疫球蛋白及对症支持治疗，效果欠佳，仍每日排水样便 10 余次。转外科行腹腔镜下全结肠切除术＋回肠造口术。术中见：全结肠肠壁水肿、增厚，肠壁僵硬，肠腔内可及多发溃疡，周围伴息肉样隆起；探查直肠质地尚软，色泽正常；于直乙状结肠交界处在钳闭器阻断后切断，移去全结肠，并于右下腹拖出回肠末段，行造瘘术。术后病理示：（全结肠）黏膜慢性炎，中-重度，炎症累及黏膜下层，肠壁伴水肿，隐窝结构变形，可见隐窝脓肿。随访患者无腹痛，肛门无肿痛，无黏液。

总　结

该患者为中年女性，溃疡性结肠炎慢性病程，疾病逐渐进展，使用激素、免疫抑制剂、小分子药物及双靶点疗效欠佳，病程中曾出现自发性气胸。在多种治疗方式效果不佳后，还是需要考虑手术干预。虽然当前二线免疫抑制剂、双靶点治疗给予患者更多的选择，但对于重症溃疡性结肠炎患者来说，手术治疗是内科治疗效果不佳时的另一种选择，手术时机的选择应该根据患者病情需要进行判断。

参考文献

[1] Berinstein EM, Sheehan JL, Jacob J, et al. Efficacy and safety of dual targeted therapy for partially or non-responsive inflammatory bowel disease: a systematic review of the literature[J]. Dig Dis Sci, 2023, 68(6): 2604-2623.

[2] Tursi A, Mocci G, Cingolani L, et al. Use of tofacitinib as first or second-line therapy is associated with better outcomes in patients with ulcerative colitis: data from a real-world study[J]. Expert Opin Pharmacother, 2023, 28: 1-8.

上海交通大学医学院附属仁济医院

戴张晗　沈　骏　冯　琦

赵子周　崔　喆　姜剑巍

Case 19

重度营养不良病例多学科讨论

消化科病史汇报

患者，女性，16 岁，学生，因“食欲缺乏伴消瘦 1 年余”于 2024 年 1 月至瑞金医院消化科就诊。

▶ 现病史

2022 年 9 月起，患者反复出现排便不畅伴食欲缺乏，自述少量进食后上腹部饱胀感明显，食欲较前明显下降；大便约 1 周 1 次，排稀便，排气少；无反酸嗳气、恶心呕吐、血便黑便等不适。2022 年 9 月—2023 年 2 月，患者自行服用中药治疗（具体不详），效果不佳。2023 年 3 月，为进一步治疗，至外院行胃镜检查，结果（图 19-1）示：慢性浅表性胃炎伴胆汁反流。肠镜（图 19-2）示：结肠黑变病。排便造影示：乙状结肠中段局部狭窄，痉挛可能。外院予以通便、营养支持等治疗，症状未见明显好转。

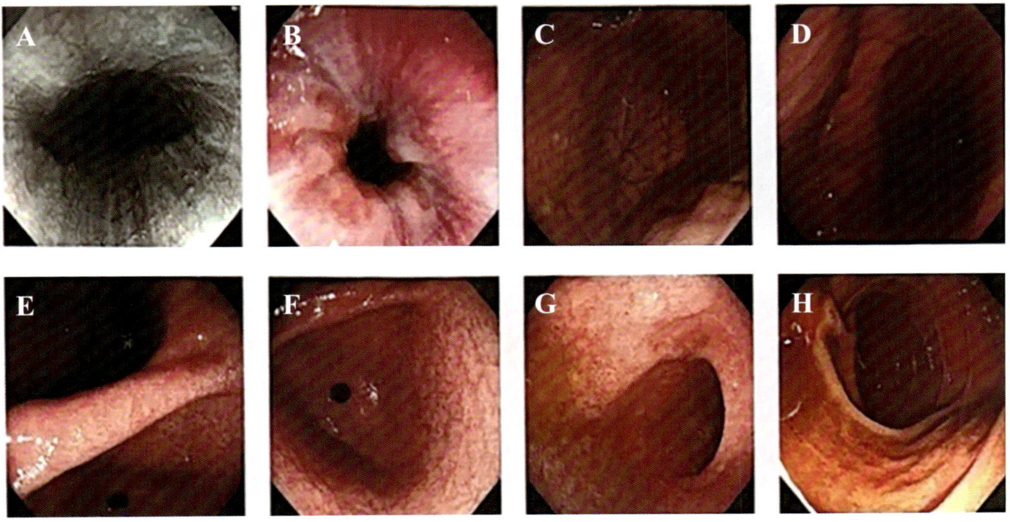

图 19-1　胃镜（2022 年 3 月）：慢性浅表性胃炎伴轻度胆汁反流。

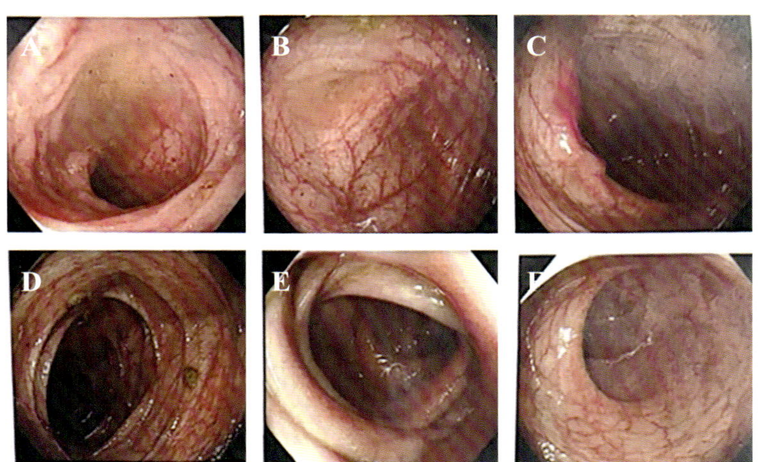

图 19-2　肠镜（2022 年 3 月）：结肠黏膜呈轻度黑色豹纹样改变，诊断为结肠黑变病。

2023 年 6 月，患者至另一家医院就诊。肠电生理检测结果提示：升结肠幅值偏低，降结肠频率偏高；餐前胃电生理检测示：疑似胃动过缓及胃节律紊乱综合征、胃轻瘫，胃体、胃窦幅值偏低；餐后胃电生理检测示：疑似胃动过缓及功能性消化不良，胃体、胃窦幅值偏低。该院继续给予通便、促胃肠动力、营养支持治疗。

此后，患者反复就诊于不同医院，各家医院均给予调节胃肠道功能、改善情绪等治疗。自发病以来，患者间断使用聚乙二醇电解质、乳果糖、甘油灌肠，比沙可啶等药物辅助通便，长期口服肠道营养制剂实施营养支持治疗。2024 年 1 月，患者为求进一步治疗至我院就诊，门诊拟“纳差，营养不良”收入院。

患者自发病以来，食纳、睡眠差，小便正常，大便如前述，体重减轻约 15kg。追问个人史，患者既往有长期减肥，主要方式为节食。月经史：闭经 1 年余。

▶ 既往史

否认糖尿病、高血压、冠心病、肾病等慢性疾病史，否认肝炎、结核等传染病病史，否认手术外伤史，否认家族遗传病病史，否认食物及药物过敏史。

▶ 入院查体

体温 36 ℃，脉搏 60 次/分，呼吸 14 次/分，血压 80/51mmHg。身高 163cm，体重 33kg，BMI 12.42kg/m^2。神志清楚，步入病房，查体合作。皮肤、

巩膜无黄染，浅表淋巴结未触及肿大。心肺未见异常。腹平软，无压痛及反跳痛，肝区叩痛（－），双肾区叩痛（－），移动性浊音（－），肠鸣音正常，约2次/分。双下肢无水肿。

实验室检查

甲状腺：三碘甲状腺原氨酸（T_3）0.38nmol/L（↓），甲状腺素（T_4）67.61nmol/L，游离三碘甲状腺原氨酸（FT_3）<1.54pmol/L（↓），游离甲状腺素（FT_4）8.83pmol/L（↓），促甲状腺素（TSH）4.3382μU/mL，甲状腺球蛋白抗体（TGAb）1.15U/mL，甲状腺过氧化物酶抗体（TPOAb）0.25U/mL。

粪便隐血试验：弱阳性（±，↑）；粪便钙卫蛋白 28.2μg/g（↑）。

生化、血脂、血凝、肿瘤、血常规、尿常规、心肌酶谱未见明显异常。

影像科意见

2024年1月15日，小肠MR（图19-3）提示：空肠黏膜萎缩；腹水；脊柱旁及盆部肌肉萎缩。

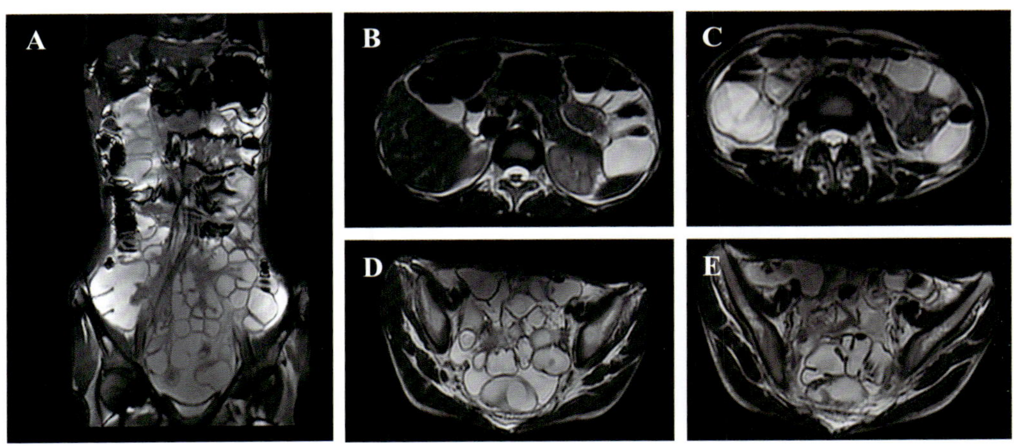

图19-3 小肠MR（2024年1月15日）：小肠绒毛萎缩，脊柱旁及盆部肌肉萎缩，伴有腹水。

2024年1月22日，腹盆增强CT（图19-4）提示：腹盆腔积液；结肠扩张积液；盆腔、腹部及臀部软组织水肿。

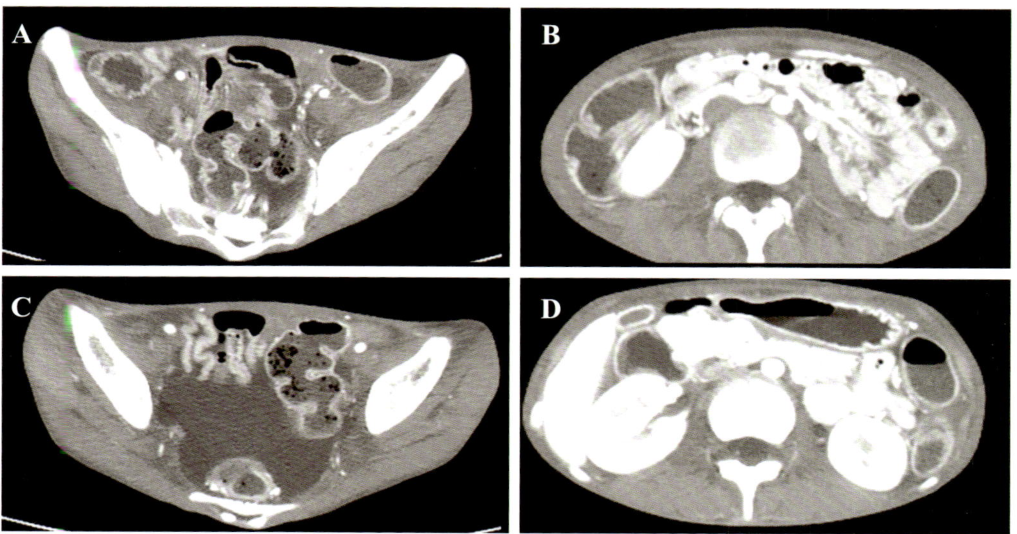

图 19-4　腹盆增强 CT（2024 年 1 月 22 日）：腹腔积液；盆腔大量积液；结肠扩张积液；盆腔、腹部及臀部软组织水肿。

消化内科、内分泌科、心理科讨论意见

患者入院时，最突出的症状为消瘦，体重仅 34kg，BMI 12.42kg/m^2；同时伴随闭经、甲状腺功能减退。上述临床表现符合重度营养不良特征，而究竟是什么原因造成患者重度营养不良，值得探讨。

追溯病史，患者曾有个人减肥史，在减肥的过程中，逐步产生消化道各种不适的临床症状，如早饱、食欲缺乏、排便不畅、排便排气减少等。随着病程发展，患者逐步出现情绪低落浮躁、夜间睡眠差等表现。外院多次详细检查未发现明显器质性病变，反复予以调整胃肠道动力药物治疗，患者症状无明显好转。从上述临床表现分析患者存在重度营养不良，同时因重度营养不良，并发甲状腺功能减退、闭经，以及小肠绒毛萎缩、肌肉萎缩和腹水等。而引起患者胃肠功能紊乱导致发生重度营养不良的起始原因推测与神经性厌食症、抑郁状态相关。因此，在既往诊疗过程中，常规给予调节胃肠道功能药物未获得满意疗效。

经多学科讨论，综合诊断：① 神经性厌食症；②重度营养不良；③慢传输型便秘；④结肠黑变病；⑤抑郁状态。建议给予氟西汀、奥氮平口服治疗，同时置入空肠营养管，加强肠内营养支持治疗。

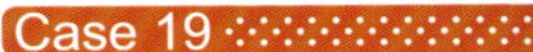

最终诊断

神经性厌食症、重度营养不良、慢传输型便秘、结肠黑变病、抑郁状态。

治疗及预后

经治疗，患者于症状稍有改善后出院继续居家治疗。2 个月后电话随访，患者症状明显改善，胃纳较前好转，排便通畅，精神恢复好，体重增长 2kg。遂嘱患者继续治疗，定期随访。

讨 论

神经性厌食症（anorexia nervosa，AN）是一种特殊的严重精神障碍，表现为持续性的热量摄取限制，强烈害怕体质量增加、变胖或持续性控制体质量增加的行为，对自我的体质量或体形产生感知紊乱等临床特征，患者的认知和情感功能均发生显著变化。

神经性厌食症的终身患病率约为 0.6%；男女比例约为 1∶8，多见于少女和年轻女性；常见发病年龄为 13～20 岁，中位年龄为 16 岁；持续发病时间约为 3.4 年。临床表现有如下三方面特征。①心理和行为特征：患者迷恋低体质量，抗拒体质量增加，拒绝维持健康体质量。②一般精神症状：包括焦虑、抑郁、强迫、情绪不稳定、易激惹和失眠等。③躯体症状：主要表现为显著的低体质量，详见表 19-1。

表 19-1 神经性厌食症的躯体症状

涉及系统	表现
体形	消瘦、虚弱、苍白、毛发稀疏
消化系统	腹胀、便秘最多见，也可见恶心、呕吐、腹泻等
内分泌系统	女性闭经，以第二性征消退多见，也可见甲状腺功能减退
心血管系统	如皮温低、肢端发绀，心率、血压下降，疾病晚期可有心力衰竭表现
血液系统	三系血细胞均可减少
泌尿系统	肾脏浓缩功能下降，表现为多尿；后期肾衰竭时表现为少尿和水肿
骨骼系统	骨量减少和骨质疏松会导致骨痛和骨折的发生风险增加
生殖系统	子宫幼稚化、不孕不育等
其他	呕吐、过度运动、药物滥用也会带来相应的躯体问题

目前，诊断神经性厌食症的必要条件有以下 3 个。①由患者自己造成的显

著低体质量，即低于正常体质量范围的最低值。ICD-11 中，成年人低体质量为 BMI＜18.5kg/m^2；儿童、青少年低于体质量的最低预期值（ICD-11 规定为BMI低于与其年龄相对应的BMI百分位的第 5 个百分点）。②BMI低于正常体质量范围的最低值，仍强烈害怕体质量增加、害怕变胖或有持续的控制体质量增加的行为。③对自己的体质量或体形有体验障碍，对体质量或体形的自我评价不恰当，或对当前低体质量的严重性持续缺乏认识。此外，ICD-11 还将快速减重作为条目①的平行标准，即如果体质量半年内下降超过体质量的 20%，即使未达到低体质量的标准，也可视为满足诊断条目①的要求。

神经性厌食症治疗的核心目标是恢复体质量。治疗原则包括：①尽早确诊，尽早开始营养重建；②重视内科监测评估，确保患者的躯体安全；③本病尚无针对性的治疗药物，但神经性厌食症共病率高，故应重视共病的识别和治疗，可给予对症药物治疗；④为患者及其整个家庭提供全面的心理教育，建立治疗联盟，提供系统的心理行为干预，实现全病程管理。

综上所述，临床对疑难肠道疾病的诊断，除考虑器质性因素外，也需要考虑患者的心理因素。对于神经性厌食症，需根据诊断标准，结合病史、临床表现、躯体评估、精神心理评估和辅助检查进行全面评估，以决定患者的治疗方式和治疗场所，并且通常需要多学科共同协作、综合治疗。早期干预也至关重要，早期治疗，预后更佳。

参考文献

[1] Zipfel S, Giel KE, Bulik CM, et al. Anorexia nervosa: aetiology, assessment, and treatment[J]. Lancet Psychiatry, 2015, 2(12): 1099-1111.

[2] 陈涵，陈妍，韩慧琴，等. 中国神经性厌食症诊疗专家共识[J]. 中国全科医学，2024，27（5）：509-520.

[3] American Psychiatric Association. Diagnostic and Statistical Manual of Mental Disorders; DSM-Ⅴ-TR; Washington, DC: American Psychiatric Association, 2022.

上海交通大学医学院附属新华医院　杜　鹏

上海交通大学医学院附属瑞金医院　顾于蓓

Case 20

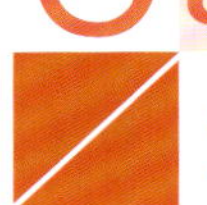

顽固性吻合口溃疡、贫血病例多学科讨论

消化科病史汇报

患者，男性，24 岁，因“腹痛 10 年余，乏力 9 年余”于 2023 年 2 月 12 日入院。

▶ 现病史

2012 年 10 月，患者（12 岁时）在无明显诱因下突发剧烈腹痛，NRS 评分 9 分，伴排气、排便减少。当地医院诊断“肠梗阻”，予禁食、胃肠减压、补液等保守治疗后，患者腹痛好转，排气、排便恢复。1 周后，患者再发剧烈腹痛。当地医院查血常规：白细胞计数 $7.72\times10^9/L$，中性粒细胞计数 $6.09\times10^9/L$，血红蛋白 129g/L，血小板计数 $164\times10^9/L$；立位腹平片：中腹区少许肠气，可见短小液平；考虑“肠梗阻”，予全麻下剖腹探查。术中见远端回肠约 80cm 处系膜及相应部位腹壁间广泛致密粘连成团，相应肠管充血、水肿、扩张，积气、积液，升结肠呈系膜结肠改变，回盲部、升结肠系膜较长，横结肠近肝曲处肠管顺时针扭转 180°，致相应部位肠管梗阻，梗阻近端结肠极度扩张，行“远端回肠约 80cm 处、回盲部、升结肠及右半横结肠切除术”。术后病理：肠壁缺血坏死，黏膜腺体脱失并慢性炎症细胞浸润。术后，患者恢复可，未再有腹痛，每日排 1 次黄色成形软便。

自 2013 年起，患者逐渐出现乏力，伴面色、唇色发白，否认巩膜黄染、皮肤瘀斑、尿便颜色变化，外院检查并监测血红蛋白 90g/L 左右，白细胞计数和血小板计数正常，予以中药治疗。自 2016 年起，患者乏力加重，极易疲劳，无腹痛、便血，查血红蛋白 67g/L，粪便隐血（+），结肠镜检查示“吻合口溃疡”，予以输血支持、柳氮磺吡啶抗炎、口服多糖铁复合物（力蜚能）补铁治疗，监测血红蛋白 90g/L，粪便隐血持续（+）。2019 年，患者再次感到乏力，查血红蛋白 77g/L，MCV 59.8fL，MCHC 284g/L。静脉输注蔗糖铁后，血红蛋白浓度升至 117g/L。至多家医院就诊检查：血清铁 2.8μmol/L（↓），铁蛋白 6.32ng/mL（↓），转铁蛋白饱和度 5.11%（↓），可溶性转铁蛋白受体 4.19mg/L（↑），维生素 B_{12} 88pg/mL（↓），叶酸＞24ng/mL，抗内因子抗体（－）；胃镜：慢性非萎缩性胃炎；结肠镜：距肛门 55cm 处见小肠-结肠吻合口，吻合口可见多个散在直径 0.2～1.0cm 的溃疡，底覆白苔，周围黏膜充血、肿胀，活检质软，可见痔疮；吻合口活检病理：黏膜中度慢性炎；胶囊内镜：小肠黏膜多发充血、糜烂；肠道增强 MRI 示：空回肠多处肠壁不规则增厚、不均匀强化，空肠为主，肠壁外稍毛糙，周围脂肪间隙不清。先后给予柳氮磺吡啶、美沙拉秦、布地奈德、沙利度胺、硫唑嘌呤等多种抗炎、免疫抑制药物治疗，持续口服多糖铁复合物补铁，维生素 B_{12} 间断肌内注射治疗，监测血红蛋白波动于 80～100g/L（小细胞低色素），粪便隐血试验多次阳性。2019—2022 年每年 1 次结肠镜检查示：吻合口充血、糜烂，多个直径 0.6～2.0cm 的溃疡；活检病理：黏膜坏死伴大量中性粒细胞渗出，肉芽组织增生。其中，2021 年结肠镜检查示吻合口黏膜未见异常（但其间贫血并未纠正）。自 2022 年 7 月开始，患者久站后感心悸、乏力。为进一步诊治，收入北京协和医院。

患者否认病程中发热、口腔或外阴溃疡、关节痛、皮疹等。自起病来，精神、食欲、睡眠可，否认偏食、异食癖，大小便正常，体重无下降。

▶ 既往史

4 月龄时，因便血诊断“肠套叠”，手术治疗后好转（具体手术不详）。痔疮史 6 年，保守治疗，无便血。

▶ 个人、婚育、家族史

无殊。

▶ 入院查体

体温 36.5℃，脉搏 75 次/分，呼吸 18 次/分，血压 116/58mmHg，BMI 18.4kg/m^2。睑结膜略苍白，巩膜无黄染。心肺查体无殊。右腹部可见一长约 10cm 的陈旧手术瘢痕，全腹软，无压痛、反跳痛，未见胃肠型、蠕动波，肠鸣音弱。

辅助检查

血常规：血红蛋白86g/L，平均红细胞体积（MCV）70.6fL，红细胞平均血红蛋白浓度（MCHC）285g/L，白细胞计数5.42×10^9/L，血小板计数325×10^9/L；网织红细胞2.15%；铁四项＋叶酸＋维生素B_{12}：铁14μg/dL（↓），铁蛋白3ng/mL（↓），转铁蛋白饱和度3.4%，血清总铁结合力416μg/dL，可溶性转铁蛋白受体55.02nmol/L，维生素B_{12} 80pg/mL，叶酸9.6ng/mL；肝肾功能、电解质、尿常规＋沉渣、凝血功能、感染四项、红细胞沉降率、C反应蛋白、免疫球蛋白、补体、ANA、ANCA、血清蛋白电泳、血清免疫固定电泳均正常。

血涂片：红细胞形态大致正常，部分红细胞中心淡染区扩大，余在正常范围内。骨髓涂片：增生活跃，红系中幼红细胞比例增高，红细胞轻度大小不等，部分红细胞中心淡染区扩大。骨髓活检：骨髓内造血组织减少，脂肪组织增多；造血组织内红系比例增高；巨核细胞可见。

胃镜：慢性浅表性胃炎。

结肠镜（图20-1）：吻合口近端小肠可见一环腔分布浅溃疡，边界清，表覆薄白苔，接触易出血；进入吻合口近端约15cm处回肠，所见黏膜未见异常，余结肠未见明显异常。吻合口病理：肉芽组织和小肠黏膜呈现灶片性慢性炎及活动性炎，未见肉芽肿，特异性不强。

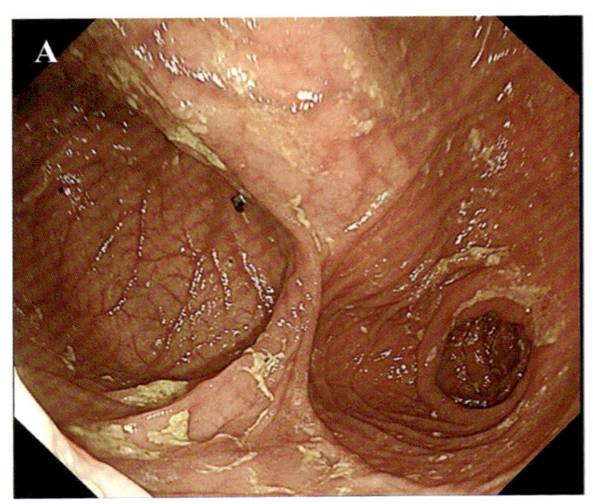

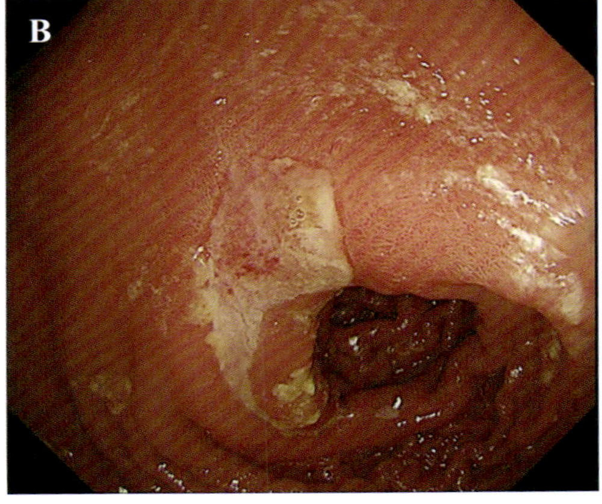

图20-1 结肠镜：吻合口近端小肠可见环腔分布浅溃疡，边界清，表覆薄白苔。

小肠胶囊内镜（图20-2）：胶囊内镜于9分41秒进入十二指肠；于1小时6分和7分可见白色点状改变；于1小时44分可见息肉样改变，小肠黏膜可见血管迂曲改变；于 5 小时 39 分进入盲肠，所见结肠内大量粪水，影响观察。

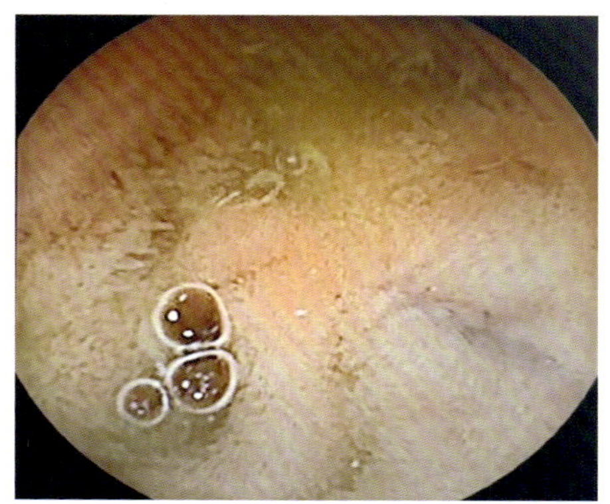

图 20-2　小肠胶囊内镜：可见散在小肠黏膜血管迂曲改变

肠道超声：远端回肠、回盲部、升结肠及右半横结肠切除术后，吻合口似位于左上腹部，吻合口处小肠侧肠壁厚约 0.4cm，结肠侧肠壁厚约 0.6cm，分层结构清晰。CDFI：可见条形血流信号。余小肠、结肠肠壁未见明显增厚。腹腔未见明确肿大淋巴结。

放射科意见

小肠 CT 重建（图 20-3）示：部分肠段切除术后改变；空回肠多发肠壁增厚伴黏膜面异常强化，考虑炎性改变可能性大；吻合口肠壁稍增厚；腹腔肠系膜区多发小淋巴结。胃肠出血部位同位素扫描：未见明确消化道出血征象。

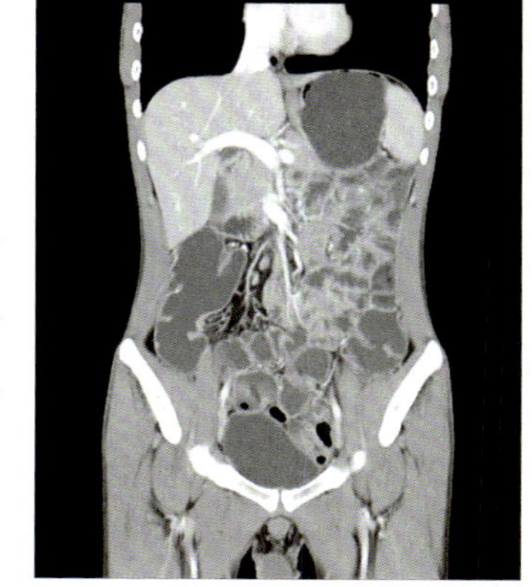

图 20-3　小肠 CT 重建：空回肠多发肠壁增厚伴黏膜面异常强化，吻合口肠壁稍增厚。

病理科意见

会诊患者 10 年前外院手术的病理资料，送检标本仅见小肠肠壁，黏膜多处局灶腺管上皮坏死脱落，血管扩张充血，部分肠壁浆膜侧纤维组织增生，其余黏膜、肌层未见诊断性异常，淋巴结显慢性炎（0/1）；病变形态倾向于缺血损伤，系膜纤维组织增生。我院行结肠镜下吻合口黏膜活检病理：肉芽组织及小肠黏膜显灶片性慢性炎及活动性炎，未见肉芽肿，诊断特异性不强。特殊染色：CMV（－），抗酸-TB（－），弱抗酸染色（－），EBER-ISH（－）。

从病理结果看，支持缺血损伤，无明确炎症性肠病、肠结核等证据，活检病理特异性不强。

血液科意见

该患者为青年男性，营养性贫血诊断明确，同时存在铁和维生素 B_{12} 缺乏。从营养性贫血的原因分析：①患者无饮食摄入不足的因素；②存在吻合口溃疡，粪便隐血阳性，有消化道慢性失血的因素；③有小肠、结肠多次手术史，可能存在铁、维生素 B_{12} 等营养物质吸收不良的因素。在纠正贫血方面，建议治疗原发病，促进溃疡愈合，以减少消化道丢失；可以尝试静脉补铁，监测血红蛋白、铁四项；同时补充维生素 B_{12}。

最终诊断

消化道吻合口周围溃疡（digestive perianastomotic ulceration，DPAU）；营养性贫血。

治疗及预后

综合患者病史及辅助检查，无炎症性肠病、肠结核等基础肠病的证据，考虑吻合口溃疡为术后的长期并发症，并发消化道慢性失血、营养性贫血。针对吻合口溃疡，予以柳氮磺吡啶抗炎、L-谷氨酰胺呱仑酸钠颗粒（麦滋林）保护肠道黏膜；针对贫血，予以静脉输注蔗糖铁、肌内注射维生素 B_{12} 治疗。2 周后，复查血常规血红蛋白 86g/L → 108g/L，MCV 70.6fL → 74.8fL，MCHC 285g/L → 295g/L。

出院后，患者继续口服琥珀酸亚铁 100mg tid，维生素 C 100mg tid，柳氮磺吡啶 1g tid，麦滋林 0.67g tid。规律随诊复查。2023 年 6 月（出院 4 个月后），复查血红蛋白 158g/L，MCV、MCHC 正常，血清铁 19.5μmol/L（正常），粪便隐血弱阳性。2023 年 9 月，患者于当地复查结肠镜：吻合口小肠侧仅见轻微糜

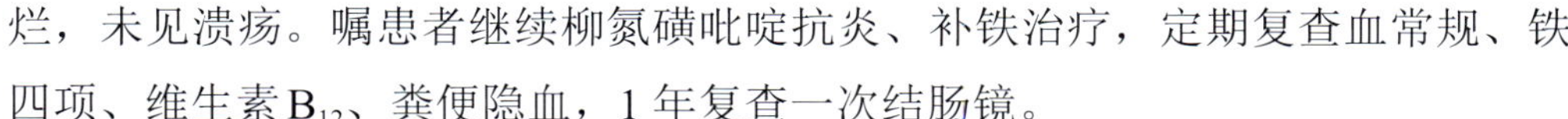

烂，未见溃疡。嘱患者继续柳氮磺吡啶抗炎、补铁治疗，定期复查血常规、铁四项、维生素 B_{12}、粪便隐血，1 年复查一次结肠镜。

总 结

该患者为青年男性，幼儿和儿童时期因“肠套叠”“肠梗阻”有过 2 次肠道手术史，部分肠段切除，此后出现顽固的吻合口溃疡、粪便隐血阳性和贫血。虽然胶囊内镜见散在小肠血管迂曲，但不能解释持续消化道出血现象，考虑消化道出血原因仍为吻合口溃疡。患者临床症状稳定，进展缓慢，无明显消耗。在病程中，患者对口服补铁治疗部分有反应，但吻合口溃疡对多种抗菌药物和免疫抑制药物反应欠佳。因此，从顽固的吻合口溃疡鉴别诊断角度，首先需排除炎症性肠病，尤其是克罗恩病，但患者肠道手术病理未见典型克罗恩病表现，故不支持。结合患者多次肠道手术史，10 余年来疾病进展缓慢，最终考虑病因可能为单纯的肠道手术后吻合口周围溃疡，合并营养性贫血。

消化道吻合口周围溃疡是肠道切除术后的一个长期并发症，主要发生于儿童和青少年。该疾病于 1988 年首次在 *Journel of Pediatric Surgery* 报道，病因尚不明确，可能的危险因素和病因包括术后血管供应障碍、原发疾病、细菌过度生长、胆汁引起的肠道损伤、高胃酸和高胃泌素血症、遗传突变等。然而，这些假设尚需要更多的研究加以论证。

消化道吻合口周围溃疡患者常见的临床表现为便血，其中大部分是粪便隐血，其他临床症状包括慢性贫血、腹泻、腹痛、腹胀、生长迟缓等。实验室检查，如粪便隐血试验、C 反应蛋白、粪便钙卫蛋白可出现异常。

消化道吻合口周围溃疡的确诊依赖肠镜检查，肠镜下可见溃疡形态多样，一般为多发，且常见于吻合口近端。活检病理提示组织中存在非特异性炎症细胞和多形细胞，无上皮样巨细胞肉芽肿。此外，其他影像学检查，如腹部超声、CT 扫描等，可帮助消化道吻合口周围溃疡与其他疾病鉴别诊断。

对消化道吻合口周围溃疡，目前尚无明确的治疗指南。患者对治疗的反应存在很大异质性。多数患者需要两种以上的药物治疗，如美沙拉秦、糖皮质激素、免疫抑制剂、抗肿瘤坏死因子（TNF）抗体、抗菌药物、益生菌、胆汁酸吸收抑制剂等；对药物治疗无效者，再考虑外科手术干预。

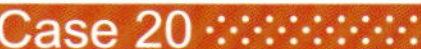

从治疗转归看本病例，患者长期抗炎（柳氮磺吡啶）和适宜铁剂补充（静脉蔗糖铁、口服琥珀酸亚铁），治疗反应可，贫血症状改善，吻合口溃疡趋向愈合。由于消化道吻合口周围溃疡易复发，因此患者需要长期随访，包括定期复查血常规、肝肾功、铁四项、叶酸、维生素B_{12}、粪便隐血，并定期复查结肠镜评估黏膜情况。

参考文献

[1] Parashar K, Kyawhla S, Booth IW, et al. Ileocolic ulceration: a long-term complication following ileocolic anastomosis[J]. J Pediatr Surg, 1988, 23(3): 226-228.

[2] Frémond ML, Viala J, Tréton X, et al. Digestive perianastomotic ulcerations and Crohn’s disease[J]. J Crohns Colitis, 2014, 8(12): 1624-1631.

[3] Fain Zhang W, Tou J. Digestive perianastomotic ulcerations after intestinal resection in children[J]. World J Pediatr Surg, 2023, 6(3): e000533.

北京协和医院

范嘉雯　李晓青

Case 21

白塞病病例多学科讨论

消化科病史汇报

患者，女性，29 岁，因“反复口腔溃疡 2 年，排便困难、外阴溃疡 1 年，突发腹痛 1 天”于 2019 年 8 月入院。

▶ 现病史

2017 年，患者在无明显诱因下出现口腔溃疡，溃疡深大且不易愈合，平均每月发作 2～3 次，未系统诊治。2018 年，患者出现排便困难，排便 2～3 日 1 次，便干结，色黑，无明显腹痛、腹胀；同时出现外阴溃疡，反复发作。2019 年 8 月，患者突发下腹痛，为阵发性绞痛，不能忍受，持续 1 天后来我院急诊就诊，行腹部 CT 等检查，诊断为“小肠穿孔”，立即转入盛京医院外科行急诊手术。

▶ 既往史

平素健康。否认特殊服药史。

▶ 入院查体

体温 38℃，心率 120 次/分，呼吸 25 次/分，血压 85/55mmHg。神清语明，查体合作，一般状态差，无贫血貌，周身皮肤、巩膜无黄染。全身淋巴结未触及肿大。心肺听诊未闻及异常。腹平坦，未见胃肠型及蠕动波，未触及包块，全腹压痛、反跳痛、肌紧张，下腹为著，未闻及肠鸣音。双下肢无水肿。

▶ 实验室检查

血常规：白细胞计数 3.1×10^9/L，血红蛋白 98g/L，MCV 96 fL，血小板计数 60×10^9/L。肝功能：白蛋白 19.5g/L。C 反应蛋白 363mg/L。贫血系列：EPO 493.96mU/mL，余铁蛋白、叶酸、维生素 B_{12} 均在正常范围内。

免疫方面：免疫球蛋白 IgM 4.28g/L（↑），抗酿酒酵母抗体 IgG 弱阳性，抗小肠杯状细胞抗体弱阳性。余抗核抗体系列、IgA、IgG、风湿系列、抗心磷脂抗体、ANCA 均为阴性。

感染方面：EBV、CMV、T-SPOT、肝炎病毒均为阴性。

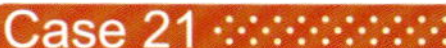

初步诊断

急性小肠穿孔，肠切除术后，克罗恩病？

诊疗经过

患者于外科行“回肠切除术、盲肠切除术、升结肠切除术、回肠升结肠端侧吻合术和腹腔粘连松解术”，术中诊断“克罗恩病？”。术后，患者出现脓毒性休克，转入ICU继续接受抗休克、抗感染、器官功能支持等治疗，病情平稳后转入消化科。入消化科后第5日，患者腹壁切口处出现瘘口（图21-1），可见黄绿色肠液流出，约200mL/d，予管饲肠内营养混悬液行完全肠内营养治疗。完善多学科会诊。

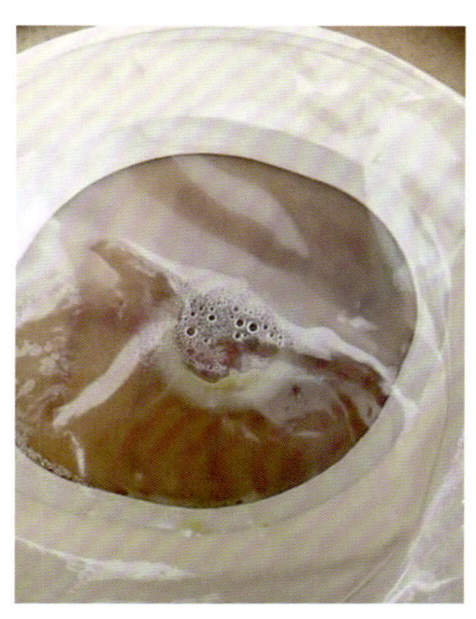

图21-1 手术切口：出现肠皮瘘。

外科意见

患者急性起病，因“小肠穿孔”行急诊手术，术中见腹腔内脓性腹水，量约200mL，探查病变位于回肠末段，距回盲部约30cm处可见一穿孔，表面覆大量脓苔，肠壁明显水肿，肠管状态较差，无法保留，距回盲部60cm处回肠肠壁可见多发溃疡，余肠管未见明显异常。患者腹腔感染严重，向患者家属交代病情，建议先行保护性造口，患者家属强烈拒绝。术中切除回肠、回盲部及部分升结肠，行回肠升结肠端侧吻合术。

影像科意见

患者术前急诊腹部增强CT见腹腔间隙、肝周散在游离气体影，影像学改变符合肠穿孔特征，盆腔小肠水肿增厚考虑为肠穿孔继发腹腔感染所致。术后复查腹部CT（图21-2）：见腹腔内淋巴结较前增大，腹腔内感染重，肠粘连明显。建议待患者腹腔感染控制后复查CTE，以明确肠管是否存在慢性炎症等特异性改变。

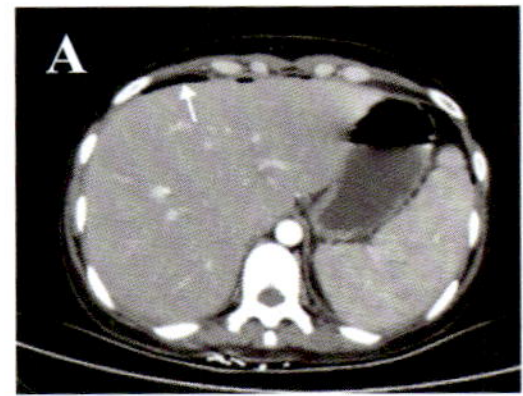
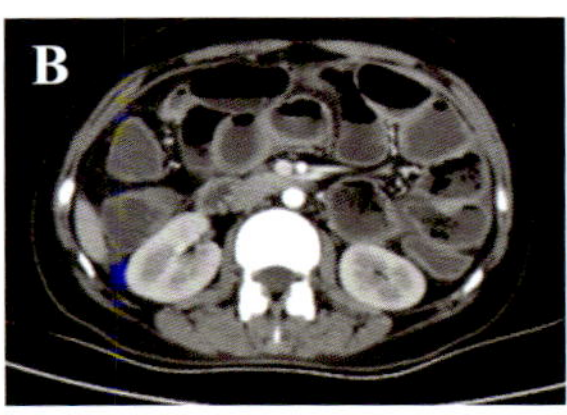
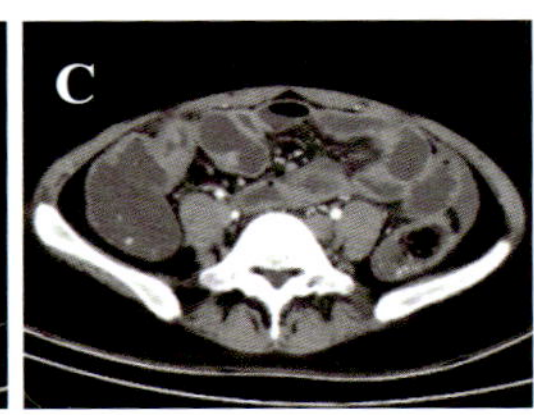
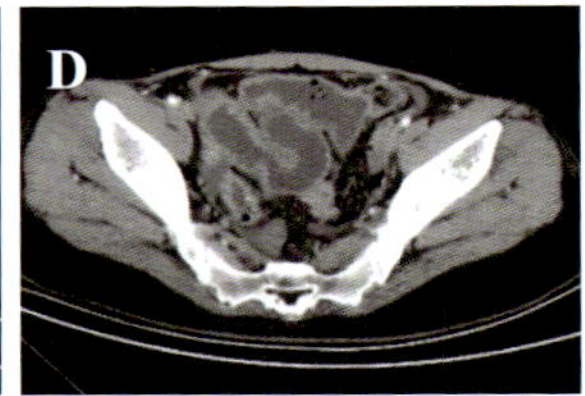

图 21-2　腹部增强CT。图A：肝周可见游离气体；图B～D：腹腔内可见多发扩张肠管影，肠腔内可见积液影及气液平面影，肠间隙多发模糊索条影、斑片影，回肠远段管壁弥漫性增厚，增强分层强化。

病理科意见

手术切除肠标本（图 21-3）：长度 44cm，直径 3.0～3.5cm，肠黏膜水肿，见多发溃疡，直径 0.5～2.0cm。回肠末段近回盲部可见 1 处溃疡，直径约 2.5cm，伴肠腔狭窄，浆膜面被覆大量脓苔，距回盲部约 30cm处见 1 处深大溃疡穿孔。

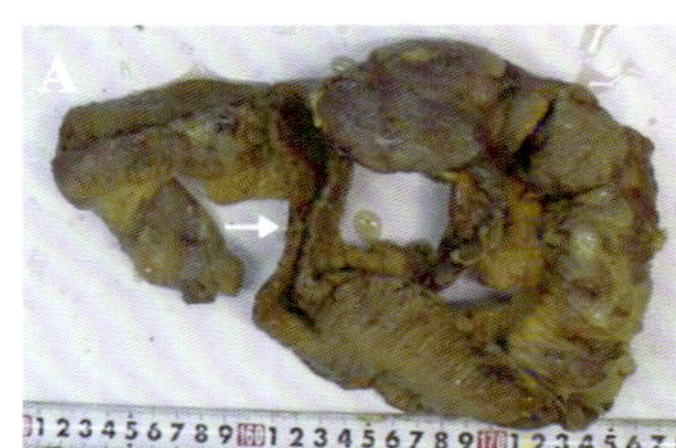
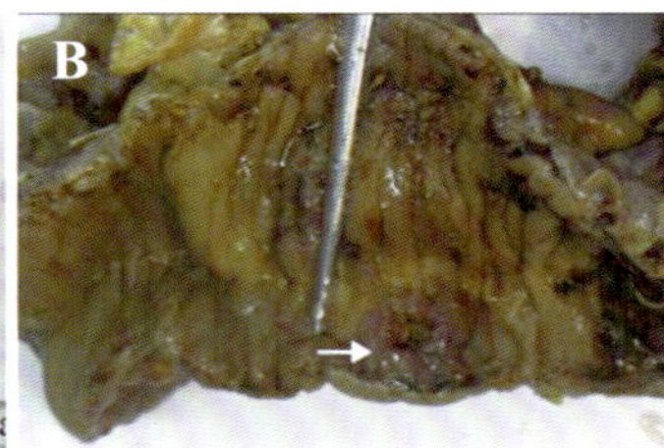
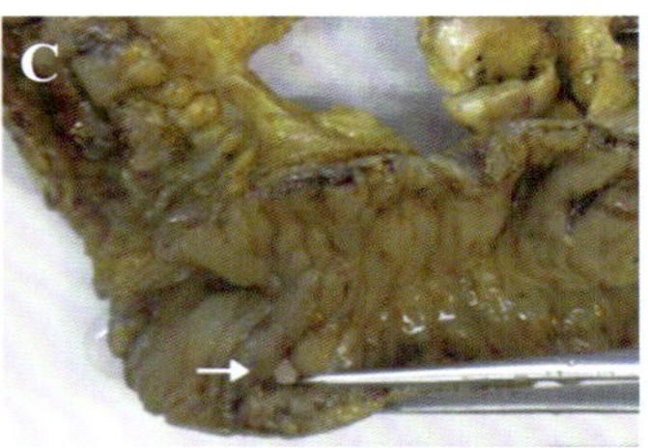

图 21-3　手术切除肠标本。图A：回肠末段狭窄；图B：黏膜可见溃疡；图C：回肠穿孔。

小肠切除标本病理（图 21-4）符合“血管炎”的特点。病理未见肉芽肿病变等克罗恩病特异性改变，故不考虑克罗恩病。

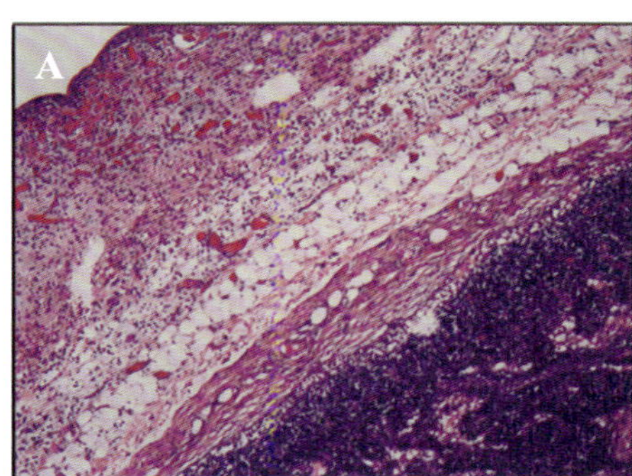
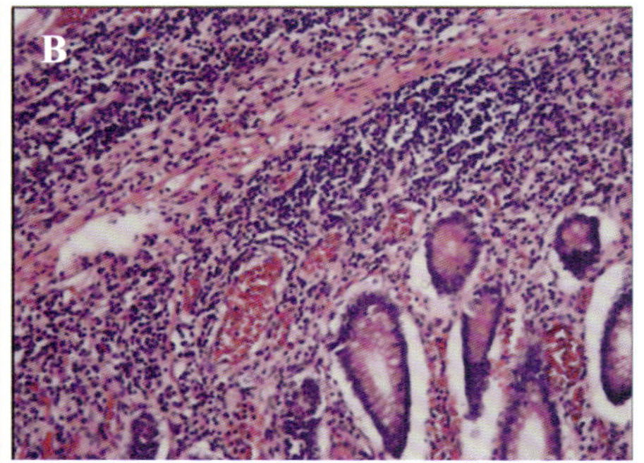

图 21-4　小肠切除标本（HE染色，×100）。图A：可见小肠绒毛坏死、增生，溃疡深达浆膜层；图B：黏膜下层见血管扩张，部分小动脉内膜增生，动、静脉管腔内均可见血栓，符合“血管炎”的特点。

消化科意见

患者为慢性病程，频发口腔溃疡、外阴溃疡，本次因“小肠穿孔”就诊，起病急，不同于克罗恩病。克罗恩病早期表现为慢性腹泻，后逐渐出现肠梗阻、慢性肠穿孔、肠瘘等，疾病进展相对缓慢，鲜有“急性肠穿孔”。此外，该患者手术标本可见回肠末段孤立而深大的溃疡，是白塞病肠道溃疡的典型表现。结合病理特点，诊断为白塞病。白塞病常合并血液系统疾病，如骨髓增生异常综合征。该患者入院后存在不明原因贫血，为正细胞性贫血，血小板计数明显降低，可进一步完善骨髓穿刺以明确有无骨髓增生异常综合征，可给予沙利度胺口服治疗。

最终诊断

白塞病；小肠穿孔术后；肠皮瘘。

诊疗经过及后续随访

进一步检查示针刺试验阳性，眼底检查未见异常。综合以上结果，该患者符合“系统性白塞病”诊断。骨髓像检查示骨髓像增生明显活跃，粒、红细胞比例减低，巨核细胞产板不良。骨髓像初诊未提示骨髓增生异常综合征，建议患者进一步完善染色体检查，但患者拒绝。

经肠内营养治疗后，患者腹壁瘘口逐渐愈合，予沙利度胺 50mg，每晚 1 次，睡前口服。2019 年 11 月，复查肠镜未见新发溃疡。2020 年 5 月，患者出现四肢麻木，考虑为沙利度胺不良反应，遂停用沙利度胺。停药后，患者再发口腔溃疡，于 2020 年 7 月开始口服泼尼松龙（40mg/d）控制病情，并逐渐减量。2021 年 3 月，在泼尼松龙减量至 10mg/d 时，患者出现新发口腔溃疡，右中腹隐痛，复查肠镜见吻合口溃疡，考虑疾病复发，予英夫利昔单抗 5mg/kg 静点，经治疗患者腹痛缓解。2021 年 6 月，复查结肠镜示吻合口溃疡愈合。之后，患者按每 8 周 1 次的规律使用英夫利昔单抗维持疾病缓解。

2021 年 8 月，患者出现肛周硬结，黄豆大小，触痛明显，硬结逐渐增大，周围红肿，后自行破溃流脓，于盛京医院结直肠外科就诊，行直肠指诊发现于肛门 9 点钟位置见一大片皮肤红肿，破溃流脓（图 21-5A、B），局部压痛明显，有波动感，肛门括约肌肌力正常，直肠黏膜光滑，指套退出无血染。诊断“肛周脓肿合并坏死性筋膜炎”，行“肛周脓肿切开引流术”（图 21-5C）。术后给予抗感染等治疗后恢复良好（图 21-5D），继续规律使用英夫利昔单抗治疗。2022 年 12 月，患者再次新发口腔溃疡，伴右中腹痛，C 反应蛋白水平升高，英夫利昔单抗给药间隔缩短至每 4 周 1 次。

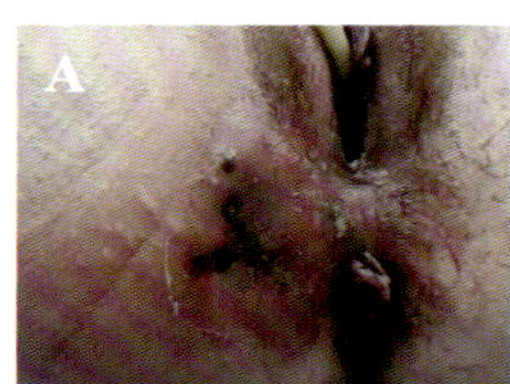
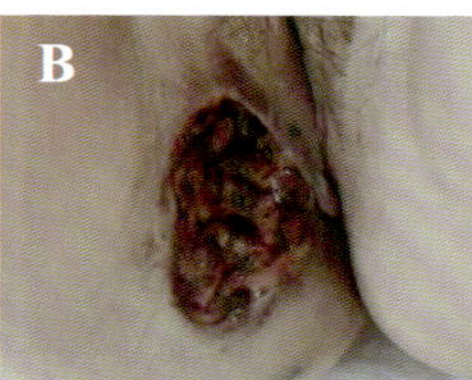
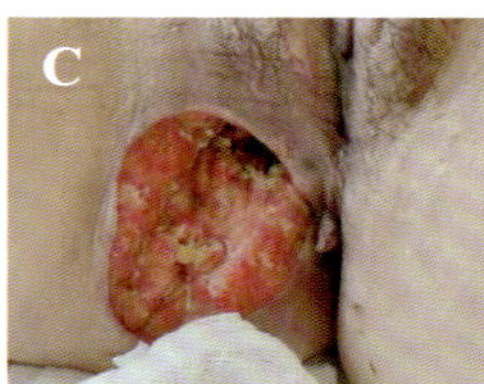
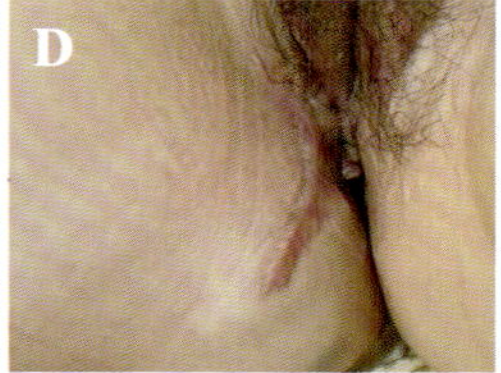

图 21-5　肛周脓肿合并坏死性筋膜炎手术前后局部特征对比。图 A、B：肛门 9 点钟位置见一大片皮肤红肿，破溃流脓；图 C：肛周脓肿切开引流术手术视野；图 D：术后恢复良好。

2023 年 11 月，患者腹痛、腹胀加重，复查肠镜（图 21-6）示：吻合口和降结肠均可见溃疡，考虑单用英夫利昔单抗病情控制不佳，加用甲泼尼龙 60mg/d 静脉点滴，患者腹痛缓解，但在激素减量至泼尼松龙 30mg/d 时再次出现口腔溃疡和腹痛，遂于 2024 年 2 月停用英夫利昔单抗，改为乌帕替尼 45mg/d 口服。1 周后，腹痛较前明显缓解。患者诊疗经过详见图 21-7 所示。

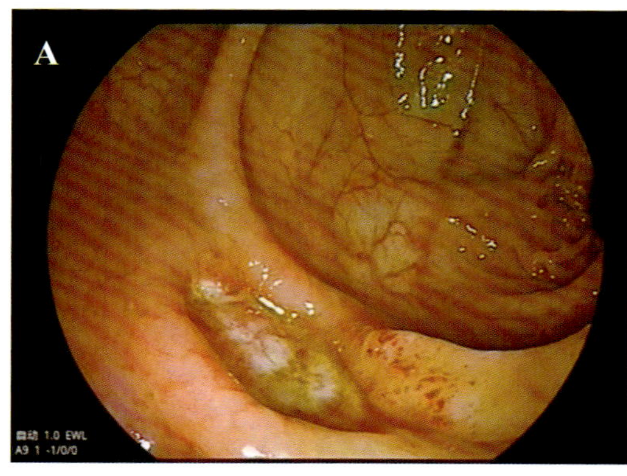
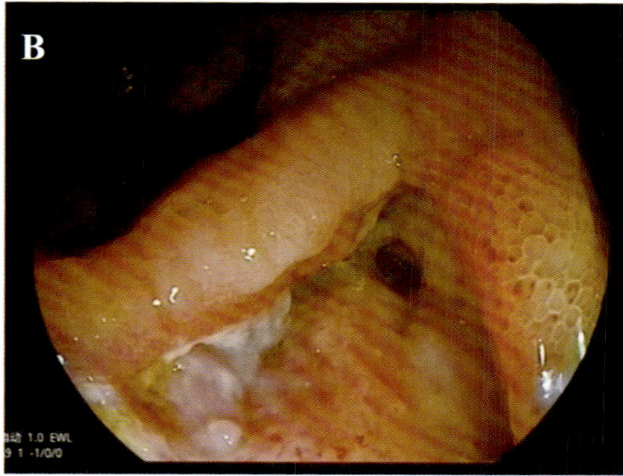

图 21-6　肠镜检查（2023 年 11 月）。图 A：降结肠溃疡；图 B：吻合口溃疡。

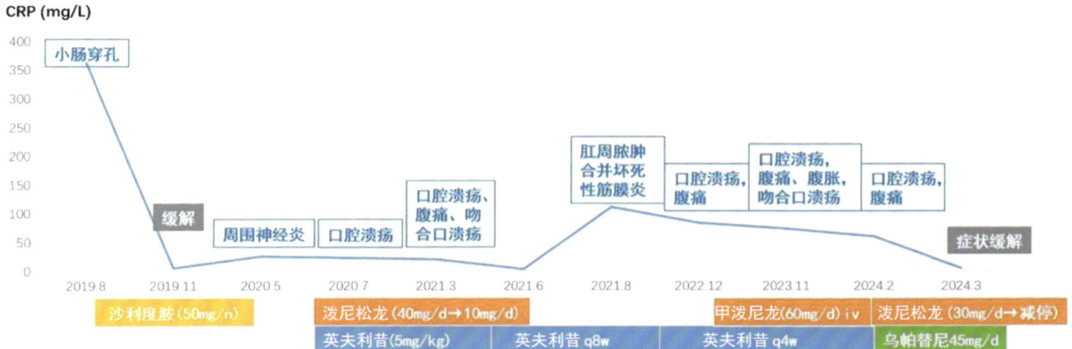

图 21-7　白塞病病例临床诊治经过图

2024 年 5 月，患者再次入院复查，此时患者无腹痛、腹胀等不适，无新发口腔溃疡，C 反应蛋白正常，激素已减停。复查肠镜示吻合口和降结肠溃疡愈合（图 21-8）。患者血小板计数仍低于正常（95×10^9/L），复查骨髓象示增生活跃，粒、红细胞比例倒置，巨核细胞产板不良，未见骨髓增生异常综合征典型表现。进一步完善骨髓染色体检查，结果示 8 号、9 号染色体三体（图 21-9）。

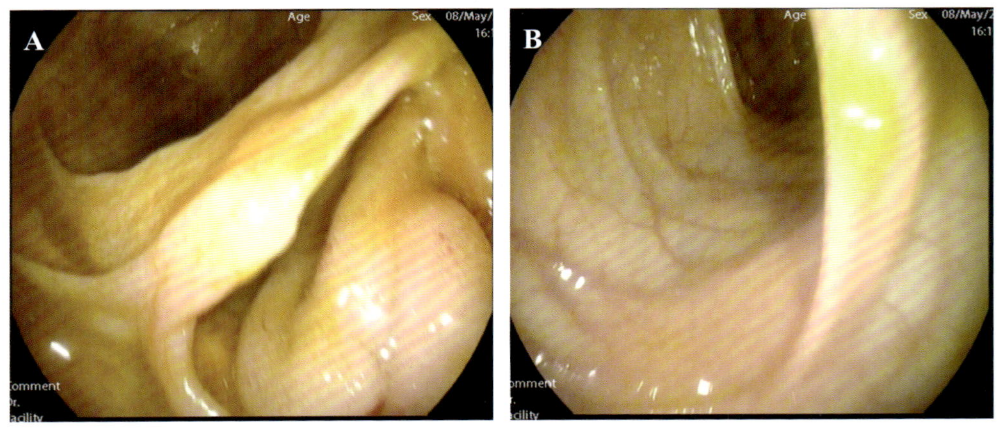

图 21-8　肠镜检查（2024 年 5 月）。吻合口（图 A）和降结肠（图 B）溃疡消失

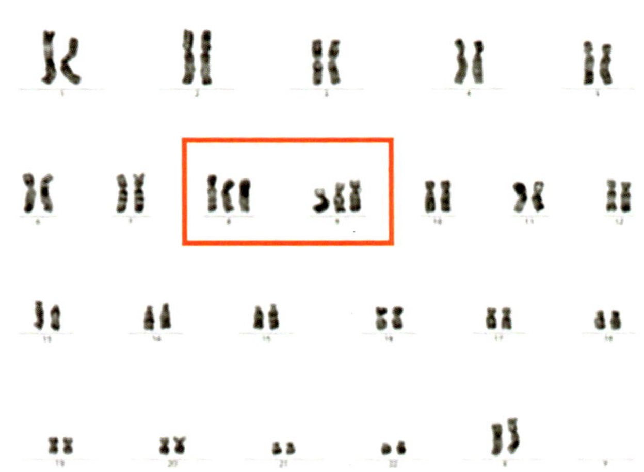

图　　示：48,XX,+8,+9

检测结论：48,XX,+8,+9[14]/47,XX,+8[6]

图 21-9　骨髓染色体检查：8、9 号染色体三倍体。

总　结

白塞病（Behcet's disease，BD）又名贝赫切特病，是一种与自身免疫相关的慢性复发性血管炎性疾病，可累及全身多个器官和系统，包括皮肤、眼部、胃肠道、血管、血液、神经系统等，其中胃肠道受累占 3%～25%。肠白塞病最常累及回盲部和升结肠，其次为食管下段和胃底，溃疡常为圆形或卵圆形，边界清楚，亦可见地图样溃疡或火山口样溃疡。临床表现为发热、腹痛、便血、体重下降等，严重者可出现消化道穿孔甚至消化道大出血等危及生命。本例患者为系统性白塞病累及肠道，突发“小肠穿孔”且合并脓毒性休克。这种情况起病急骤，病情凶险，如不积极治疗，死亡风险极高。此外，本例患者术后出现肠皮瘘，经肠内营养治疗后瘘口愈合，与克罗恩病相似，提示肠内营养亦有助于肠白塞病合并肠皮瘘的治疗。

肠白塞病的治疗药物有氨基水杨酸类、糖皮质激素和免疫抑制剂，但临床效果欠佳。2020 年，日本发布了第 2 版“肠白塞病诊断和管理共识声明”，将抗 TNF-α 单抗推荐为肠白塞病的标准治疗方案。Meta 分析显示，抗 TNF 药物治疗肠白塞病第 3、6、12、24 个月的黏膜愈合率分别为 66%、82%、65% 和

69%。本例患者起初经沙利度胺治疗有效，但因出现周围神经炎，改为激素口服，在激素减量过程中病情出现反复，遂使用英夫利昔单抗治疗；随着疾病进展，出现英夫利昔单抗继发性失应答，即使缩短给药间隔仍不能控制病情，于是尝试应用乌帕替尼治疗。乌帕替尼是一种口服的选择性JAK1抑制剂，已获批用于抗TNF应答不佳的炎症性肠病的治疗，但白塞病尚不属于乌帕替尼的适应证。近期文献报道了2例白塞病合并葡萄膜炎的患者经抗TNF治疗效果不佳后，改用乌帕替尼治疗，均达到疾病缓解。本例患者口服乌帕替尼1周后症状明显改善，C反应蛋白水平降至正常，内镜下肠黏膜愈合，提示乌帕替尼可用于治疗抗TNF应答不佳的肠白塞病患者。

此外，本例患者血小板计数减少，伴有巨幼细胞贫血，而叶酸、维生素B_{12}均不缺乏，临床上需与骨髓增生异常综合征（myelodysplastic syndrome，MDS）相鉴别，但该患者多次骨髓象检查均无阳性结果。白塞病可合并血液系统疾病。来自北京协和医院的一项回顾性研究显示，4.5%的白塞病患者合并血液系统恶性肿瘤，其中以骨髓增生异常综合征最为常见（占69%），其次为白血病（占24%）、再生障碍性贫血（占4%）以及淋巴瘤（占3%）。其发生机制可能与免疫抑制剂（如氨甲蝶呤、环磷酰胺、硫唑嘌呤等可能诱发骨髓增生异常综合征）、免疫因素以及染色体变异有关。在白塞病合并骨髓增生异常综合征患者中，8号三体综合征最常见，占64%～86%，而8、9号三体综合征较为罕见，相比之下，单纯骨髓增生异常综合征患者中，8号染色体三体的发生率仅为7%～9%。白塞病合并骨髓增生异常综合征患者肠道受累较单纯白塞病更多见，且预后差。因此，当白塞病患者出现血液系统异常，如巨幼细胞贫血、血小板减少，而造血原料不缺乏时，临床上应需警惕合并骨髓增生异常综合征的可能，多次骨髓穿刺以及染色体检查有助于明确诊断。

总之，本例患者为系统性白塞病致肠道受累，先后经历了小肠穿孔、肠皮瘘和肛周脓肿合并坏死性筋膜炎等多种危重并发症，应用沙利度胺、激素、生物制剂等多种药物治疗后，病情仍难以控制。其诊治过程充分体现了白塞病的复杂性和难治性。此外，本例患者在应用JAK1抑制剂后病情得到缓解，提示此类药物可能为难治性白塞病患者提供新的治疗选择。

参考文献

[1] Yazici H, Seyahi E, Hatemi G, et al. Behçet syndrome: a contemporary view[J]. Nature Reviews Rheumatology, 2018, 14(2): 107-119.

[2] Ananthakrishnan AN. Epidemiology and risk factors for IBD[J]. Nat Rev Gastroenterol Hepatol, 2015, 12(4): 205-217.

[3] Lee CR, Kim WH, Cho YS, et al. Colonoscopic findings in intestinal Behçet's disease[J]. Inflammatory Bowel Diseases, 2001, 7(3): 243-249.

[4] Watanabe K, Tanida S, Inoue N, et al. Evidence-based diagnosis and clinical practice guidelines for intestinal Behçet's disease 2020 edited by Intractable Diseases, the Health and Labour Sciences Research Grants[J]. J Gastroenterol, 2020, 55(7): 679-700.

[5] Zhang M, Liu J, Liu T, et al. The efficacy and safety of anti-tumor necrosis factor agents in the treatment of intestinal Behcet's disease, a systematic review and meta-analysis[J]. J Gastroenterol Hepatol, 2022, 37(4): 608-619.

[6] Tao T, He D, Peng X, et al. Successful remission with upadacitinib in two patients with anti-TNF-refractory macular edema associated with Behçet's uveitis[J]. Ocul Immunol Inflamm, 2023: 1-4.

[7] Lin Y, Li G, Zheng W, Tian X, et al. Behcet's disease associated with malignancy: a report of 41 Chinese cases[J]. Int J Rheum Dis, 2014, 17(4): 459-465.

[8] Shen Y, Ma HF, Luo D, et al. High incidence of gastrointestinal ulceration and cytogenetic aberration of trisomy 8 as typical features of behçet's disease associated with myelodysplastic syndrome: a series of 16 consecutive Chinese patients from the Shanghai Behçet's disease database and comparison with the literature[J]. Biomed Res Int, 2018, 24: 8535091.

中国医科大学附属盛京医院
李　卉　田　丰　舒　红
高玉颖　张　宏

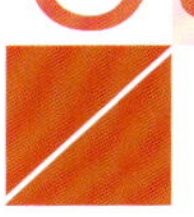

Case 22

克罗恩病合并强直性脊柱炎病例多学科讨论

消化科病史汇报

患者，男性，31 岁，主因“间断腹痛、大便不成形 1 年余，加重伴腰背痛 3 个月”入院。

▶ 现病史

入院前 1 年，患者在无明显诱因下出现间断腹痛，以脐周为著，伴大便不成形，排便后腹痛可缓解。大便 2～3 次/日，无里急后重，无黏液、脓血便，无发热、盗汗。入院前半年，患者因腹痛加重，至天津医科大学总医院住院诊治。结肠镜检查（图 22-1）示：回盲部息肉？直肠糜烂。胶囊内镜检查（图 22-2）示：回肠多节段黏膜糜烂伴浅溃疡。小肠镜检查（图 22-3）示：回肠溃疡。小肠镜病理（图 22-4）示：黏膜慢性炎症，固有层淋巴组织增生。全腹增强CT

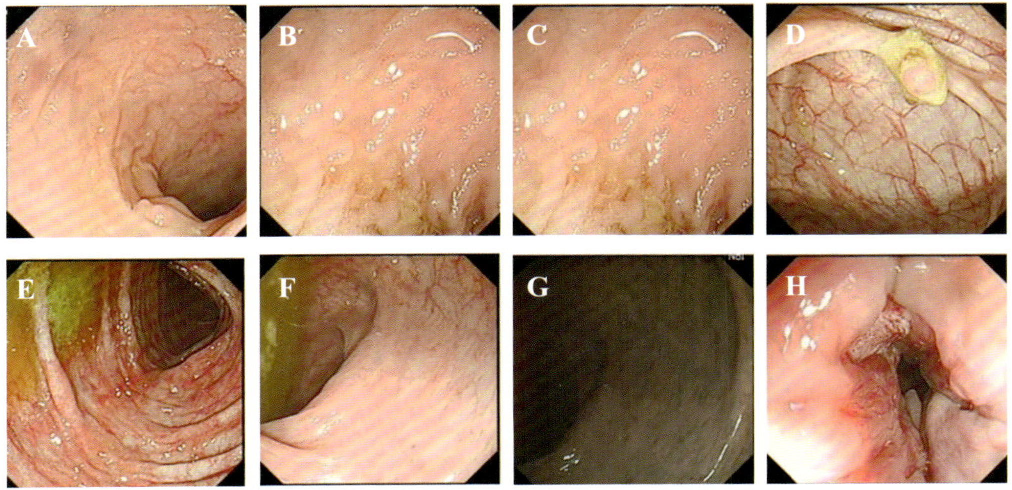

图 22-1　结肠镜（入院前半年）：回肠末段散见小隆起，回盲部可见直径 0.5cm 的息肉样隆起，直肠散在小糜烂。

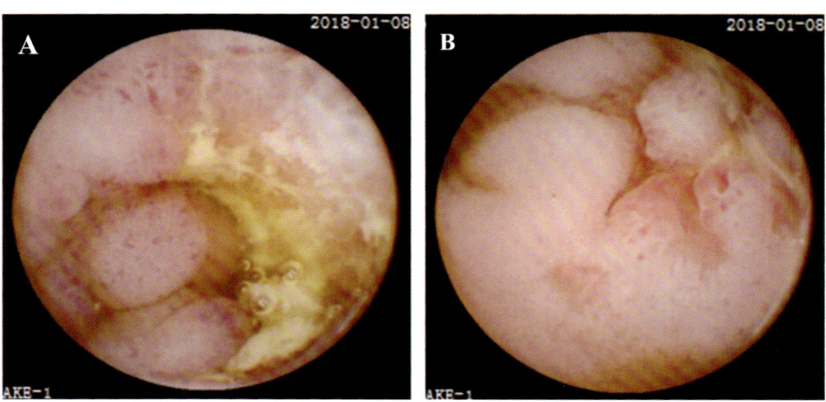

图 22-2　胶囊内镜检查（入院前半年）：回肠可见部分黏膜水肿，节段性散在多发黏膜糜烂伴浅溃疡形成。

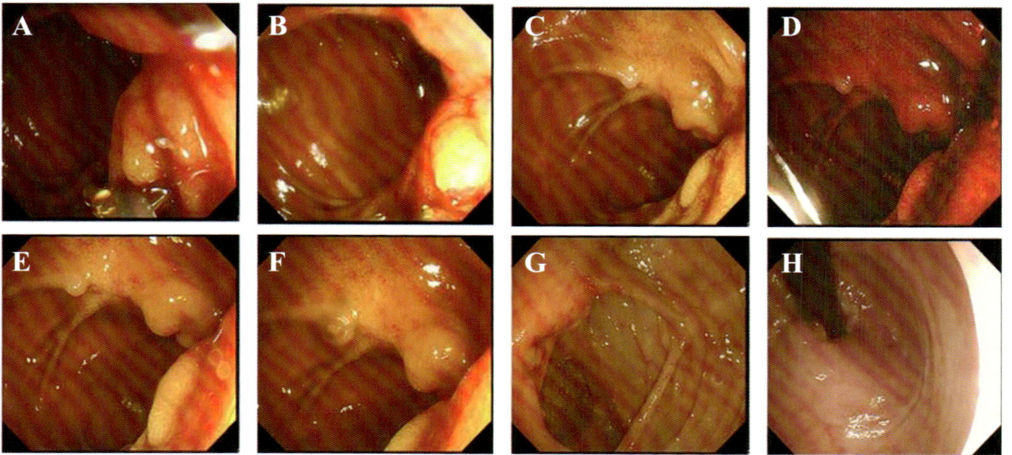

图 22-3　小肠镜检查（入院前半年）：空肠未见明显异常；进入回肠约 70cm 处黏膜小隆起伴片状溃疡，周边黏膜水肿发红。

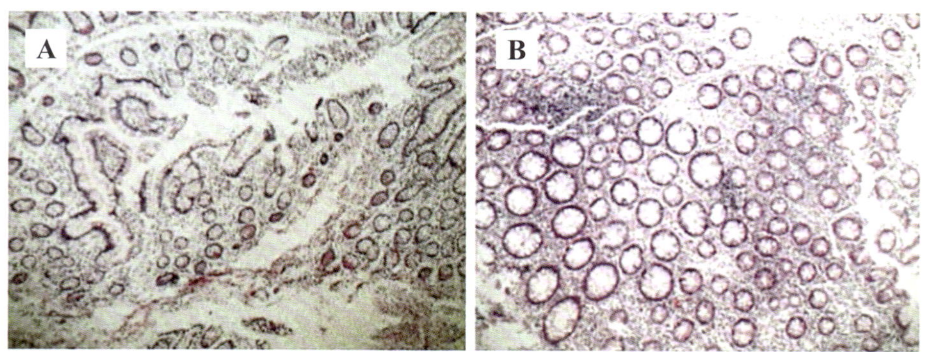

图 22-4　小肠镜病理（入院前半年）示：黏膜（图 A）慢性炎症伴急性炎症反应，部分腺体轻度非典型增生，黏膜下层（图 B）淋巴组织结节状增生（HE 染色，×100）。

（图 22-5）示：回肠远段肠壁增厚，黏膜强化明显。粪便钙卫蛋白 266.2μg/g。诊断考虑可疑克罗恩病，予美沙拉秦缓释片口服治疗，但患者出院后未规律用药。入院前 3 个月，患者再次出现腹痛加重，大便不成形，大便次数 2～3 次/日，同时伴腰背疼痛，晨僵可在晨起活动后缓解，无发热，无其他关节疼痛，无足跟疼痛，症状持续无缓解，为求进一步诊治遂再次就诊于天津医科大学总医院。

患者自发病以来精神、睡眠尚可，体重下降约 5kg。既往体健。

▶ 入院查体

体温 36.5℃，脉搏 85 次/分，呼吸 12 次/分，血压 105/68mmHg。神清语利，自主体位，全身浅表淋巴结未及肿大。心肺无殊。腹软，平坦，脐周及下腹部轻压痛，无反跳痛及肌卫，肝脾肋下未触及，未及腹部包块，移动性浊音阴性。骨盆按压痛。双侧“4”字试验阴性。双下肢无水肿。

▶ 实验室检查

血常规：血红蛋白 110 g/L；尿常规（－）；粪便常规＋隐血：褐色软便，隐血（化学法，3 ＋），免疫法（＋）；粪便钙卫蛋白 867μg/g；C 反应蛋白 5.73mg/dL；红细胞沉降率 42mm/h；风湿免疫：IgG 2280mg/dL，IgA 490mg/dL，HLA-B27 阳性；T-SPOT（－），结核抗体（－）；血电解质、肝肾功能、肿瘤全项、病毒学检查等未见明显异常。

放射科意见

入院前半年，全腹增强CT（图 22-5）示：盆腔回肠远段肠壁对称性连续增厚，黏膜强化明显。

本次入院后，全腹增强MR（图 22-6）：盆腔小肠肠壁弥漫性增厚，黏膜明显强化，肠系膜血管影增多，综上考虑炎症性肠病。骶髂关节MR（图 22-7）显示：存在双侧骶髂关节炎。

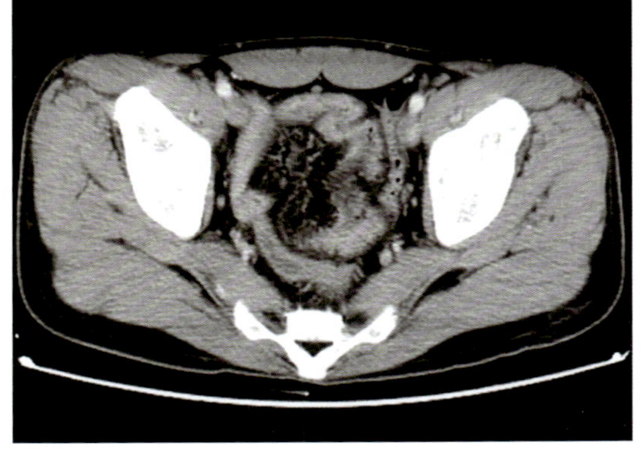

图 22-5　腹部增强 CT（入院前半年）：盆腔回肠远段肠壁增厚，黏膜强化明显，考虑炎性肠病。

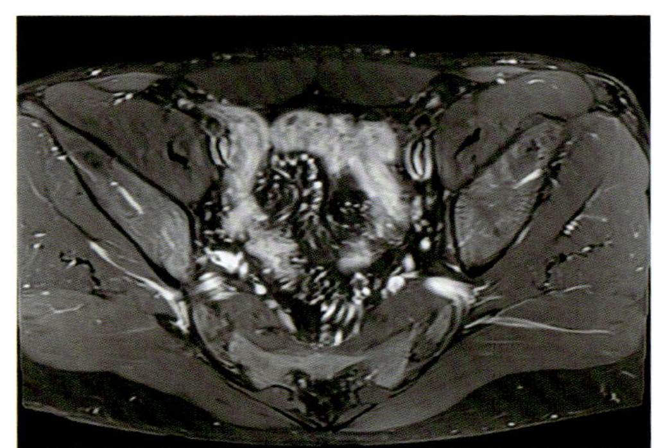
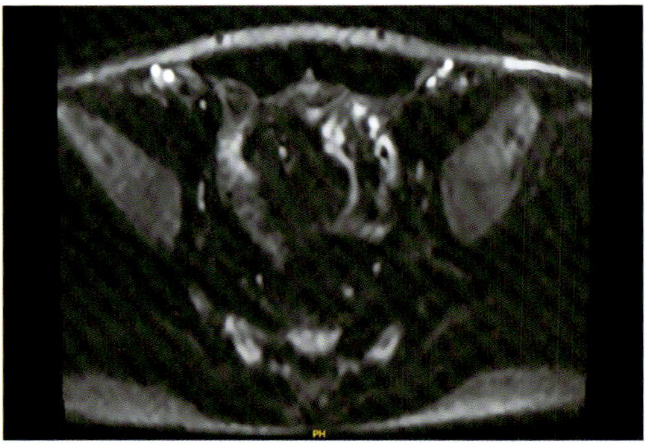

图 22-6　腹部增强MR（本次入院后）：盆腔小肠肠壁弥漫性增厚，黏膜明显强化，肠系膜血管影增多，DWI呈高信号，考虑炎性肠病。

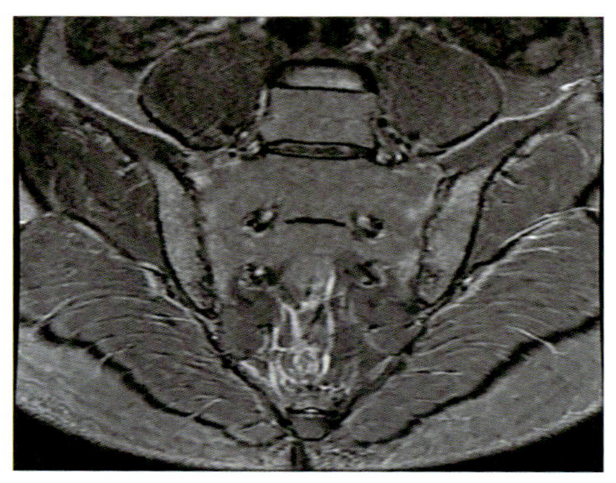

图 22-7　骶髂关节MR（本次入院后）：双侧骶髂关节面毛糙，局部虫蚀样改变，以髂侧面为著，考虑双侧骶髂关节炎。

病理科意见

患者肠镜病理结果显示：（回肠末段）黏膜内淋巴细胞、浆细胞浸润伴淋巴滤泡形成，小肠绒毛结构较规则；（回盲瓣）黏膜慢性炎症伴轻度急性炎症反应，小灶糜烂，部分腺体轻度非典型增生；（直肠）黏膜间质轻度水肿，小灶淋巴细胞浸润，隐窝结构规则。小肠镜病理结果显示：黏膜慢性炎症伴急性炎症反应，部分腺体轻度非典型增生，黏膜内少许淋巴细胞和浆细胞浸润，散在嗜酸性粒细胞浸润，黏膜下层局灶淋巴组织增生，小肠绒毛结构规则。综上，诊断克罗恩病病理学依据缺乏。

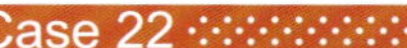

风湿科多学科讨论意见

该患者为青年男性，下腰背疼痛伴晨僵 3 个月，活动后可缓解，HLA-B27 阳性，荧光强度 172（参考值< 146）；骶髂关节 MR 显示骶髂关节炎，结合患者肠道炎症性改变，克罗恩病可疑。

2009 年，国际脊柱关节炎评价协会制定的中轴型脊柱关节炎分类标准为起病年龄< 45 岁和腰背痛时间> 3 个月的患者符合下述中 1 项标准的才可诊断：

（1）影像学检查提示骶髂关节炎，加上 1 个及以上的下述脊柱关节炎特征。

（2）HLA-B27 阳性，加上 2 个及以上的下述其他脊柱关节炎特征。

其中，脊柱关节炎特征包括：①炎性背痛；②关节炎；③附着点炎（跟腱）；④眼葡萄膜炎；⑤指/趾炎；⑥银屑病；⑦克罗恩病/溃疡性结肠炎；⑧对非甾体抗炎药反应良好；⑨脊柱关节炎家族史；⑩HLA-B27 阳性；⑪C 反应蛋白水平升高。

结合该患者症状，考虑强直性脊柱炎（ankylosing spondylitis，AS）诊断成立，建议予以生物制剂积极治疗。

消化科意见

该患者为青年男性，病史 1 年，以腹痛、大便不成形为主要症状，内镜检查显示回肠多节段黏膜糜烂伴浅溃疡，结合影像学检查及小肠镜病理，拟诊克罗恩病。入院前近 3 个月，患者出现腰背痛，HLA-B27 阳性，合并骶髂关节炎，考虑诊断为中轴型脊柱关节炎。强直性脊柱炎是克罗恩病的肠外表现，但因患者回肠病变病理形态上缺乏典型表现，也不除外肠道炎症改变可能是强直性脊柱炎的关节外炎症表现。在治疗上，需要同时兼顾患者肠道和脊柱关节病变。综合考虑，建议予以英夫利昔单抗 5mg/kg 治疗。

最终诊断

克罗恩病拟诊（回肠型，非狭窄非穿透，活动期，中度）；强直性脊柱炎。

治疗及预后

患者在接受英夫利昔单抗5mg/kg治疗诱导缓解期结束后，腹痛、腰背痛症状缓解，复查粪便钙卫蛋白177μg/g，C反应蛋白1.61mg/dL，红细胞沉降率10mm/h。

讨　论

有研究报道，有0.4%～34.6%的炎症性肠病患者存在外周型脊柱关节炎表现，2%～16%的患者有强直性脊柱炎表现，克罗恩病患者发病多于溃疡性结肠炎患者，女性多发生外周型脊柱关节炎，男性多发生中轴型脊柱关节炎。

强直性脊柱炎是一种主要侵犯骶髂关节、脊柱和外周关节的慢性炎症性疾病，是中轴型脊柱关节炎最常见的亚型，一般在40岁之前发病，男性发病率较高。强直性脊柱炎常见的关节外表现有银屑病、葡萄膜炎和炎症性肠病等。既往文献报道强直性脊柱炎患者的炎症性肠病发生率为6%～14%，60%的强直性脊柱炎患者可见显微镜下肠道炎症，其中20%的患者在5年随访中进展为克罗恩病。类似于强直性脊柱炎存在亚临床的肠道炎症，炎症性肠病中的关节炎症也可能是亚临床的。有研究数据显示，对没有脊柱关节炎或慢性背痛病史的炎症性肠病患者进行CT扫描评估显示：15%的患者骨盆骶髂关节出现炎性变化，提示中轴型脊柱关节炎。

强直性脊柱炎与炎症性肠病两组疾病间具有密切的相关性，与两者具有共同的遗传倾向有关。强直性脊柱炎患者的一级亲属患炎症性肠病的风险增加3倍，发生强直性脊柱炎的风险也显著高于普通人。另外，也存在“肠-滑膜轴”假说：肠道菌群失调，活化的肠道T细胞和巨噬细胞迁移，在遗传易感性个体中触发针对肠道和关节的炎症反应而发病。

强直性脊柱炎和炎症性肠病的同时治疗面临着挑战。一方面，非甾体抗炎药通常是强直性脊柱炎的一线治疗药物，而炎症性肠病患者又应谨慎使用。另一方面，炎症性肠病发作时常用的全身性皮质类固醇、硫唑嘌呤以及美沙拉秦在治疗强直性脊柱炎方面的效果有限；柳氮磺吡啶可以治疗溃疡性结肠炎合并外周型脊柱关节炎，但对中轴型脊柱关节炎的治疗效果不明确。在生物制剂治疗方面，司库奇尤单抗是一种IL-17A抑制剂，对强直性脊柱炎有显著疗效，但可能诱发炎症性肠病；乌司努单抗是一种IL-12/23抑制剂，已被证实对炎症性肠病有治疗效果，但对强直性脊柱炎的治疗效果还有待观察。抗肿瘤坏死因子药物通常是强直性脊柱炎和炎症性肠病共病患者的治疗首选。新近开始在临床应用的JAK抑制剂也已成为此类患者的另一选择。

综上所述，临床应警惕并重视强直性脊柱炎与炎症性肠病共病患者的管理，并积极改善该类患者肠道和脊柱关节的损害，实现强直性脊柱炎和炎症性肠病治疗的全面达标。

参考文献

[1] 黄烽，朱剑，王玉华，等.强直性脊柱炎诊疗规范[J].中华内科杂志，2022，61（8）：893-900.

[2] Savin E, Ben-Shabat N, Levartovsky A, et al. Biologic treatment modification efficacy in concurrent inflammatory bowel disease and ankylosing spondylitis: a retrospective cohort study at a single tertiary center[J]. J Clin Med, 2023 12(22): 7151.

[3] Gracey E,Vereecke L,McGovern D, et al. Revisiting the gut-joint axis: links between gut inflammation and spondyloarthritis[J]. Nat Rev Rheumatol, 2020, 16(8): 415-433.

[4] Palm O, Moum B, Ongre A, et al. Prevalence of ankylosing spondylitis and other spondyloarthropathies among patients with inflammatory bowel disease: a population study (the IBSEN study)[J]. J Rheumatol, 2002, 29(3): 511-515.

[5] Van Praet L,Van den Bosch FE, Jacques P, et al. Microscopic gut inflammation in axial spondyloarthritis: a multiparametric predictive model[J]. Ann Rheum Dis, 2013, 72(3): 414-417.

天津医科大学总医院

俞清翔　姚双喆　徐　昕

李　昕　宋文静　赵　新　曹晓沧

Case 23

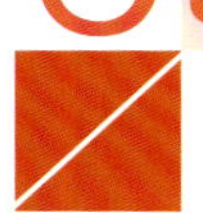

溃疡性结肠炎合并原发性硬化性胆管炎病例多学科讨论

消化科汇报病史

患者，男性，32 岁，主因“间断腹泻便血 7 年余，加重 2 个月”于 2023 年 5 月 26 日入住西京医院消化内科。

▶ 现病史

自 2015 年 10 月起，患者在无明显诱因下出现腹泻，5～6 次/日，呈稀糊状，无脓血，伴便前腹痛，便后可缓解，不伴发热、恶心、呕吐等，当地医院予对症治疗后好转。2016 年 6 月，患者腹泻再发，呈稀糊状，10 余次/日，于外院诊断为“结肠炎”，住院治疗（具体不详）后病情好转。此后，因间断腹泻频繁就诊。

2018 年 6 月，外院结肠镜检查示：全结肠黏膜充血、水肿，伴多发糜烂及不规则溃疡，肠管僵直，升结肠以下为重。诊断为“炎症性肠病”，予美沙拉秦肠溶片口服（4g/d），同时行粪菌治疗 4 次，症状无明显缓解。出院后，继续服用美沙拉秦 2 个月，自觉疗效欠佳停药。

2018 年 12 月，患者于外院复查结肠镜示病变较前无明显好转。予美沙拉秦缓释颗粒口服（4g/d）＋美沙拉秦灌肠液治疗，1 周后症状缓解；出院后继续口服美沙拉秦 5 个月，症状时好时坏。

2019 年 6 月，患者自行将美沙拉秦更换为柳氮磺吡啶，治疗 1 个月，疗效欠佳。2019 年 8 月，患者出现便血，10 余次/日，为暗红色血便伴少量粪渣，伴腹痛、里急后重，不伴发热、头晕、心慌等。外院行结肠镜检查示：回盲部一小溃疡；全结肠黏膜水肿粗糙，见多发溃疡，融合成片，部分基底部见结节增生，表覆白苔，周边黏膜水肿、隆起。小肠 MRE 示：回肠末段与升结肠、部分横结肠、降结肠、直肠多发管壁增厚、僵硬，溃疡性结肠炎可能。实验室查 EBV、CMV 定量（－），T-SPOT（＋），予美沙拉秦（4g/d）、左氧氟沙星、抗结核（异烟肼＋乙胺丁醇）、营养支持等治疗，效果欠佳。

2019 年 10 月，患者到西京医院住院治疗。复查肠镜（图 23-1）提示：全结肠散在不规则溃疡，基底溃烂、覆薄苔，可见迂曲扩张毛细血管；周围黏膜略有嵴样或丘状增生性隆起，粗糙水肿，散在白斑形成，病变致回盲部变形、肠管缩短、血管纹理消失，提示全结肠溃疡性病变。病理示：黏膜慢性炎急性活动伴溃疡形成，见个别多核巨细胞。免疫组化：CMV（－），EBER（原位杂交）（－）；抗酸染色（－）。分子病理检测到TB-DNA，检测T-SPOT A/B：175/193，支持结核病诊断。胸部CT（图 23-2）见：左肺下叶少许炎性条索灶，不除外结核。予美沙拉秦联合经验性抗结核（异烟肼＋利福平，3 个月后自行停药）等对症支持治疗，症状缓解。

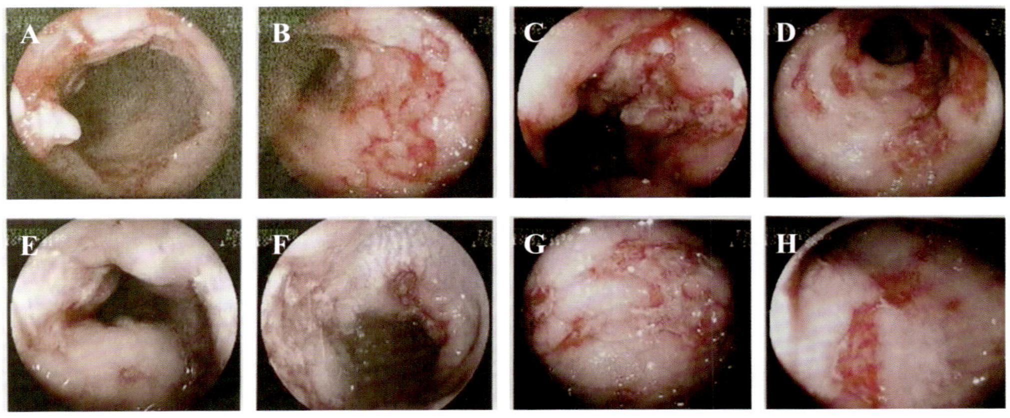

图 23-1　肠镜（2019 年 10 月）：可见全结肠散在不规则溃疡，基底溃烂、覆薄苔，毛细血管迂曲扩张；周围黏膜略有嵴样或丘状增生性隆起，粗糙水肿，散在白斑形成，病变致回盲变形、肠管缩短、血管纹理消失，提示全结肠溃疡性病变。图 A：升结肠；图 B：横结肠；图 C～D：降结肠；图 E～G：乙状结肠；图 H：直肠。

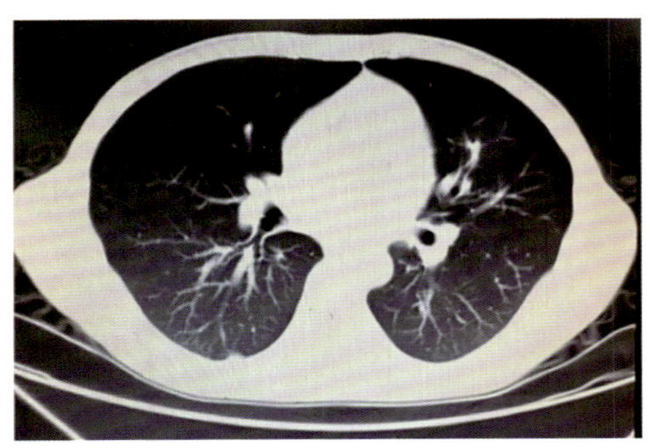
图 23-2　胸部CT（2019 年 10 月）：可见左肺下叶少许炎性条索灶；右肺中下叶实性良性微小结节。

2020 年 4 月，患者于西京医院门诊复诊，排便 2～3 次/日，为黄色成形软便，无便血、腹痛症状。复查肠镜（图 23-3）提示：全结肠溃疡性病变，肠腔狭窄较前明显好转，可见散在或弥漫性黏膜瘢痕。于是，继续接受美沙拉秦维持治疗（3g/d），于 2021 年底自行停药。此后，患者间断便血，对症服用美沙拉秦时症状可缓解。

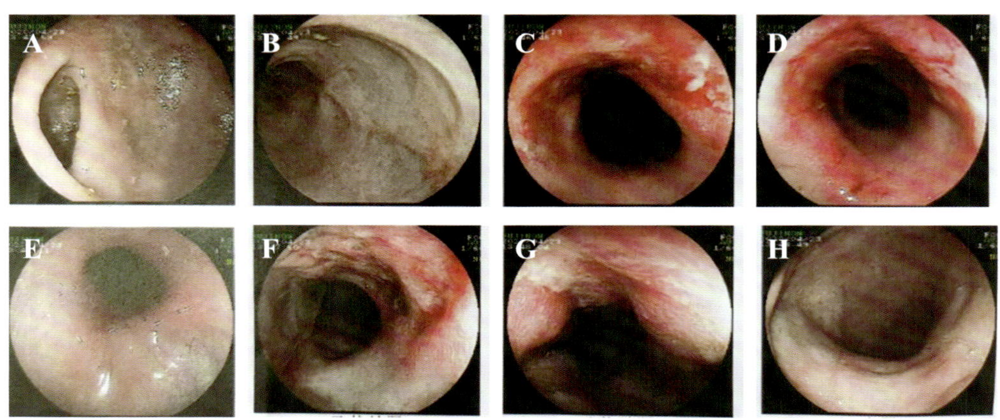

图 23-3　肠镜（2020 年 4 月）：距肛门 20～30cm 处可见多处不规则溃疡，覆白苔，周围黏膜粗糙水肿；距肛门约 30cm 处肠腔轻度狭窄，镜身可顺利通过；回盲变形、肠管短缩、血管纹理消失；余结肠可散见黏膜瘢痕及片状黏膜发红；镜下表现较 5 个月前明显减轻。图 A：回盲瓣；图 B：横结肠；图 C～G：乙状结肠；图 H：直肠。

2023 年 4 月，患者再次便血，10 余次/日，为黏液血便，伴腹痛，无发热、咳嗽咳痰、口腔溃疡、关节疼痛。口服美沙拉秦（3g/d）及五味苦参治疗 1 个月，症状无改善。为进一步治疗来西京医院就诊，门诊以“结肠溃疡”收入院。

▶ 既往史

确诊慢性乙型肝炎 20 余年，2016 年诊断为肝硬化失代偿期，服用替诺福韦酯 3 年余，后转口服恩替卡韦 1 片/日。因胆总管结石、胆管狭窄分别于 2021 年 3 月、2021 年 4 月行经内镜逆行胰胆管造影（ERCP）手术。2022 年 5 月，我院诊断为原发性硬化性胆管炎（primary sclerosing cholangitis，PSC），长期口服熊去氧胆酸（UDCA，250mg/d）、金茵利胆胶囊。2022 年 9 月，患者于外院行食管胃底静脉套扎。2023 年 1 月，因肝硬化消化道出血行脾切除术，术中输血。手术病理示：（脾）形态学支持慢性瘀血性脾大；（肝活检）结节性肝硬化。

▶ 入院查体

患者身高 185cm，体重 60 kg，BMI 为 17.5kg/m^2，慢性病容，结膜轻度黄

染，全身色素沉着，腹部可见陈旧性手术瘢痕，愈合良好。未见胃肠型、蠕动波、腹壁静脉曲张。上腹部及左侧腹部压痛，无反跳痛、肌紧张，墨菲征阴性，全腹未扪及包块，肝肋下未及。肝、肾区无叩痛。腹部移动性浊音阴性。肛门胸膝位 1 点钟方向可见针尖样破口，无脓性分泌物。自发病以来，患者精神欠佳，体力下降，食欲及睡眠一般，体重无明显变化。

▶ **实验室检查**

红细胞沉降率 60mm/h。血红蛋白 117 g/ L，血小板计数 618×10^9/L。超敏C反应蛋白 43.6mg/L。肝功能十二项：碱性磷酸酶 1335U/L，γ-谷氨酰基转移酶 475U/ L，丙氨酸氨基转移酶 70U/L，天门冬氨酸转氨酶 95U/L，白蛋白 25.3g/L，总胆红素 20.9μmol/L，直接胆红素 13.9μmol/L。葡萄糖 2.38mmol/L。术前感染：乙型肝炎病毒表面抗原（HBsAg）阳性，乙型肝炎病毒核心抗体（HBcAb）阳性；T-SPOT. TB A/B：54/34。血凝全套：D-二聚体 1.53mg/L，活化部分凝血活酶时间 36.20s，纤维蛋白原含量 3.81g/L。粪常规：大便隐血试验阳性，大便红细胞 4～7 个/HP，大便白细胞 4～7 个/HP。内毒素定量（血液）88.52pg/mL。1, 3-β-D 葡聚糖（血液）193.46pg/mL。高敏乙型肝炎病毒核酸定量 2.97×10^3U/mL。肠道菌群、艰难梭菌、TORCH 核酸、血脂、肾功能、离子五项、甲状腺功能等未见显著异常。

内镜及影像学检查追溯

2019 年 10 月，肠镜检查（图 23-1）提示：全结肠溃疡性病变。

2020 年 4 月，肠镜（图 23-3）提示：全结肠溃疡性病变，肠腔狭窄较前明显好转，可见散在或弥漫性黏膜瘢痕。

2023 年 5 月，西京医院胃镜：食管静脉曲张（Lesmi D1 Rf1），内镜下治疗后，门静脉高压性胃病，慢性萎缩性胃炎 C1。肠镜（图 23-4）：回肠末段及全结肠可见弥漫性炎症，广泛充血、水肿及糜烂，多发溃疡形成，黏膜质脆，触之易出血，血管纹理模糊紊乱。综合以上病历资料，考虑诊断回肠末段炎，溃疡性结肠炎（中度活动期）。

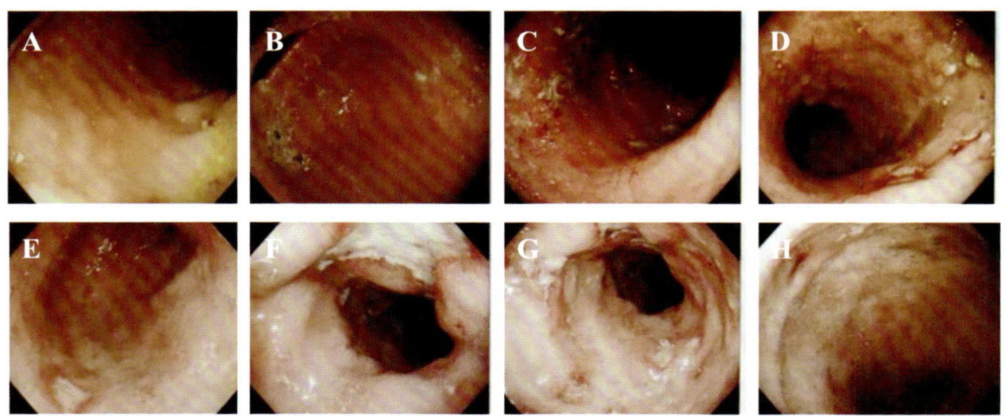

图 23-4　肠镜（2023 年 5 月）：回肠末段（图 A）多发点片状黏膜充血、糜烂，表面覆苔；全结肠可见弥漫性炎症，广泛黏膜充血、水肿及糜烂，多发溃疡形成，最大者位于距肛门约 20cm 处的乙状结肠，相互融合；多发白色黏膜瘢痕样改变；黏膜质脆，触之易出血，脓性分泌物附着，血管纹理模糊紊乱，皱襞变浅或消失，局部假性小息肉形成。图 A：回肠末段；图 B：回盲部；图 C：升结肠；图 D：横结肠；图 E：降结肠；图 F～G：乙状结肠；图 H：直肠。

病理科意见

患者在西京医院共进行了 2 次肠道黏膜活检。

2019 年 10 月 30 日，内镜活检标本病理：升、横、乙状结肠黏膜慢性炎急性活动伴溃疡形成；降结肠黏膜慢性炎急性活动伴溃疡形成，其间可见多核巨细胞；直肠黏膜慢性炎急性活动。降、乙状结肠免疫组化结果显示：CMV（－），EBER（原位杂交－）。特殊染色结果显示：抗酸（－）。分子病理结果显示：检测到 TB-DNA，支持结核病诊断。

2023 年 5 月 31 日，内镜活检标本病理：黏膜内淋巴细胞、浆细胞、嗜酸性粒细胞、中性粒细胞浸润。诊断：右半结肠慢性活动性肠炎伴糜烂，左半结肠慢性活动性肠炎伴溃疡形成，不除外溃疡性结肠炎，建议结合临床及内镜表现，必要时多部位取材综合考虑。

影像科意见

2019 年 10 月，胸部 CT（图 23-2）可见：左肺下叶少许炎性条索灶，诊断不除外结核。

2022 年 5 月 8 日，西京医院肝胆胰脾脏 CT 平扫＋增强（图 23-5）提示：肝硬化，巨脾，门静脉高压，胃底食管静脉曲张。肝左叶动脉期强化影，多考虑灌注不均，建议随诊；脾内低密灶，多系梗死；心膈角及腹膜后多发稍肿大淋巴结；肝内胆管稍扩张；胆囊形态稍饱满，壁略毛糙，多考虑继发性改变。部分小肠肠壁增厚并强化，考虑炎性改变。

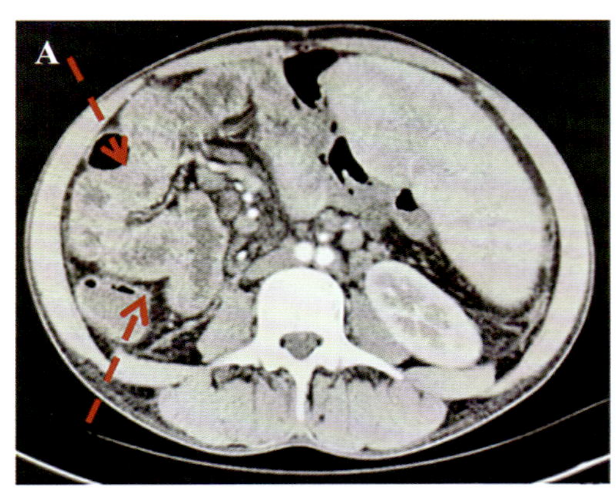

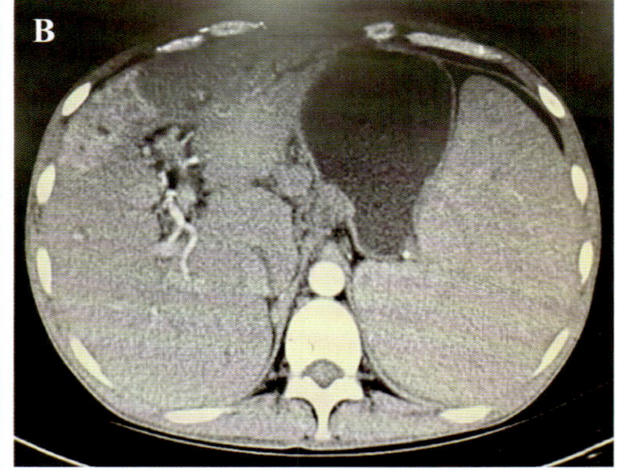

图 23-5　腹部增强扫描（2022 年 5 月 8 日）。图 A：部分小肠肠壁增厚并强化（红色箭头所示），考虑炎性改变；图 B：肝硬化、巨脾，肝左叶动脉期强化影。

2023 年 5 月 29 日，胆胰管水成像（图 23-6）示：肝内胆管轻度扩张，胆总管下端显示欠清，中上段未见明显扩张。多段肠壁增厚，较前无明显变化。

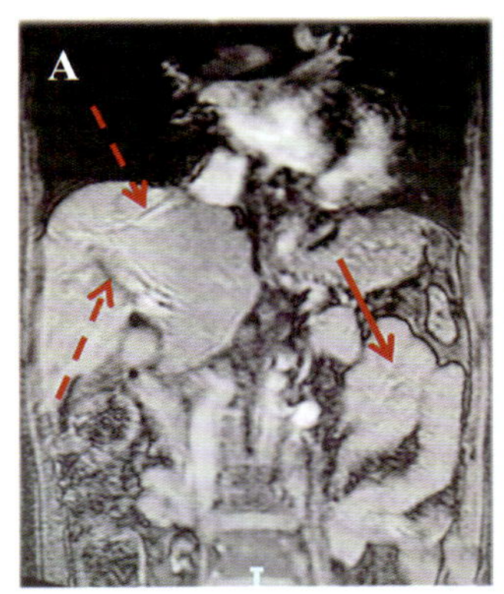

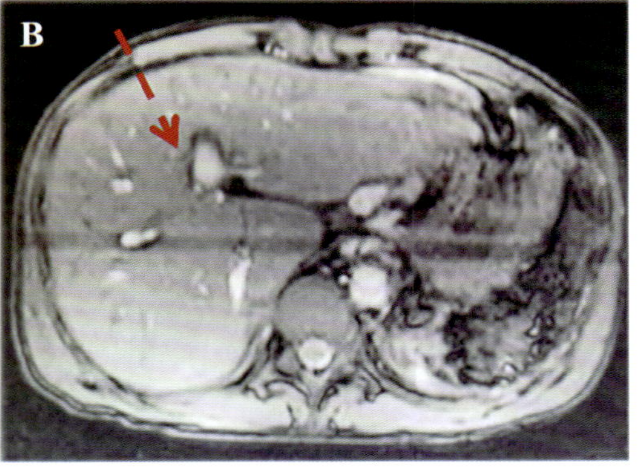

图 23-6　胆胰管水成像（2023 年 5 月 29 日）。图 A 可见多段肠壁增厚（实线箭头所示），较前无明显变化；图 A、B 均可见肝内胆管轻度扩张（虚线箭头所示），胆总管下端显示欠清，中上段未见明显扩张。

2023 年 5 月，西京医院胸部增强CT示：①左肺下叶少许渗出，右肺下叶实性微小结节，多系良性结节；②扫描范围内食管下段静脉曲张，肝内胆管不

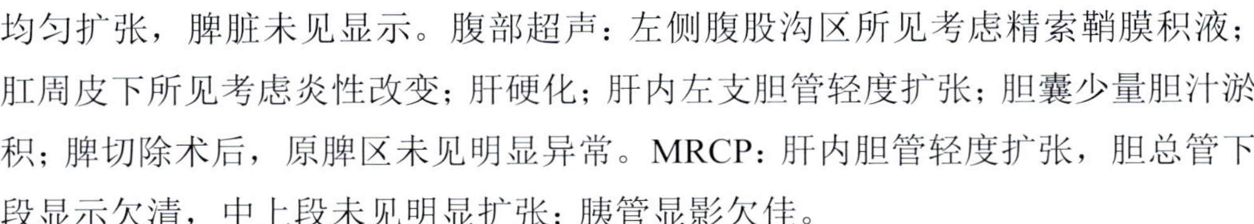
均匀扩张，脾脏未见显示。腹部超声：左侧腹股沟区所见考虑精索鞘膜积液；肛周皮下所见考虑炎性改变；肝硬化；肝内左支胆管轻度扩张；胆囊少量胆汁淤积；脾切除术后，原脾区未见明显异常。MRCP：肝内胆管轻度扩张，胆总管下段显示欠清，中上段未见明显扩张；胰管显影欠佳。

最终诊断

溃疡性结肠炎；原发性硬化性胆管炎不除外；病毒性肝炎（慢性乙型）；肝硬化失代偿期；食管胃底静脉曲张套扎术后；脾切除术后；ERCP术后。

后续治疗

经多学科会诊讨论，自2023年6月1日起予以英夫利昔单抗300mg/d治疗，同时予以富马酸替诺福韦二吡呋酯片、熊去氧胆酸（750mg/d）、保肝、美沙拉秦、补充白蛋白、抑酸护胃、营养支持等治疗。自述大便减少至2～3次/日，无肉眼血便、腹痛，复查相关指标趋于正常。患者于2023年8月22日入消化科行第4周期英夫利昔单抗治疗。患者诉自2023年6月28日第3周期英夫利昔单抗治疗后，大便3～4次/日，为黄色稀糊状不成形便，偶有少量血便，无脓血，无腹痛不适。体重较前增加2kg，BMI由17.5kg/m^2上升至18.1kg/m^2，红细胞沉降率38mm/h→63mm/h，超敏C反应蛋白49.8mg/L→34.1mg/L，HBV-DNA 2.97×10^3U/ mL→1.05×10^3U/ mL，T-SPOT. TB A/B 54/34→7/5。结合患者症状，考虑英夫利昔单抗治疗有效，且乙肝和结核控制良好。于是，2023年8月22日继续给予第4期英夫利昔单抗治疗，同时嘱患者继续口服替诺福韦抗病毒、熊去氧胆酸护肝及抗结核治疗。

总　结

该患者为青壮年男性，既往有乙肝病史20年，入院时处于肝功能失代偿期，于2022年5月被诊断为原发性硬化性胆管炎（primary sclerosing cholangitis，PSC），长期口服熊去氧胆酸。肠道症状以频繁腹泻为主，早期无明显脓血，后期以血便为主。患者多次肠镜及腹部CT检查提示全结肠溃疡性病变，回盲变形、肠管缩短；多段肠壁炎性增厚，合并肠腔狭窄，考虑诊断炎症性肠病。患者既往分子病理TB-DNA阳性，且多次检测T-SPOT. TB A/B增高，因此结核病不能除外，予以足量美沙拉秦及经验性抗结核治疗，症状可暂时缓解，但易反复发作。入消化科治疗后，考虑到患者长期进行抗结核治疗仍未缓解，且内镜下表现不符合肠结核表现，基本可排除肠结核诊断。溃疡性结肠炎典型的溃疡表现为连续性弥漫性分布；但患者多次肠镜显示溃疡的形态，尤其是节段性分布的特征与典型的溃疡性结肠炎不同，因此入院时也不能完全除外克罗恩病诊断。2022年，该患者在我院自身免疫性肝病专科就诊，考虑在乙肝基础上，胆汁淤积相关指标ALP、GGT明显升高，MRCP未查见典型"串珠样改变"，但不能除外合并原发性硬化性胆管炎。

原发性硬化性胆管炎是一种胆汁淤积性肝病，其终末期唯一的治疗方法是肝移植，其在普通人群的患病率仅为（0～16）/10万，但70%～80%的原发性硬化性胆管炎患者会出现炎症性肠病，其中大部分为溃疡性结肠炎。因此，结合患者原发性硬化性胆管炎病史，更倾向于溃疡性结肠炎的诊断。

患者入院时肠道症状重，需要使用激素或生物制剂控制肠道炎症，但患者同时合并乙肝和肠结核，因此需谨慎制定治疗方案。首先是肝脏病变，患者本身肝脏正遭受慢性乙型肝炎和原发性硬化性胆管炎的"双重打击"。患者慢性乙型肝炎已进入肝硬化肝功能失代偿期，入院时HBV-DNA载量高，提示病毒复制活跃；原发性硬化性胆管炎胆汁淤积相关指标明显增高，提示病情活动。治疗方案的选择需要兼顾肝脏和肠道病变。经过多学科讨论，激素和生物制剂均可有效控制肠道炎症，也都会增加乙肝和结核再激活的风险。激素并不是乙肝或原发性硬化性胆管炎的常规治疗药物，对肝脏的"二重打击"不会带来任何益处，且激素使用需要缓慢减量，长期使用感染风险更高。熊去氧胆酸作为原发性硬化性胆管炎的首选药物，可以显著改善肝内胆汁淤积相关的生化指标。患者入院时胆汁淤积相关指标明显异常，但肝细胞损伤相关指标（ALT、AST）基本正常，因此考虑肝功能异常更多与肝脏的原发病有关，最终决定在使用英夫利昔单抗快速控制肠道炎症后给予美沙拉秦维持治疗，同时将熊去氧胆酸剂量由250mg/d增至750mg/d以增强对肝脏的保护作用，并将恩替卡韦更换为抗病毒效力更强的替诺福韦，抗病毒治疗需至少持续12个月，其间规律检测HBV-DNA载量，最大限度降低病毒再激活的风险。此外，患者多次检测

T-SPOT.TB A/B增高，但并无活动性结核的临床证据（胸部CT无活动性病灶，也无相关临床表现），即处于“隐匿性结核分枝杆菌感染”。这类患者本身不需要抗结核治疗，但在接受生物制剂治疗时，需要联合预防性抗结核治疗，且最初6个月的治疗方案必须包括异烟肼在内，以最大限度降低结核复发的风险。对于本例患者，也嘱其继续异烟肼＋利福平抗结核治疗，并规律复查结核相关指标。

与一般炎症性肠病相比，原发性硬化性胆管炎-炎症性肠病（PSC-IBD）已经成为一个独特的表型。其肠道病变有如下显著特点：①全结肠炎发生率高（通常以右半结肠更严重，而溃疡性结肠炎病变通常在左半结肠远端最严重），但炎症病变轻微；②直肠豁免；③倒灌性回肠炎；④结直肠发育不良（colorectal dysplasia，CRN）和结直肠癌（colorectal cancer，CRC）的发生风险增加；⑤原发性硬化性胆管炎-克罗恩病（PSC-CD）：狭窄和穿透性病变发生率较低。

一方面，虽然PSC-IBD患者肠道炎症比较轻微，因此症状较轻，类固醇使用减少，住院率降低，但患者结直肠癌的患病风险会增加；另一方面，合并炎症性肠病反过来也会对原发性硬化性胆管炎的治疗产生影响，炎症性肠病会增加原发性硬化性胆管炎复发的风险，并影响肝脏移植物的存活。此外，炎症性肠病不仅会增加原发性硬化性胆管炎患者发生原发性肝胆肿瘤，尤其是胆管癌（cholangiocarcinoma，CCA）的风险。炎症性肠病的患病时间是胆管癌风险增加的唯一独立预测因子，风险每10年增加33%，而接受结肠切除术不会改变这种风险。PSC-IBD患者肝脏和肠道的肿瘤患病风险都会增加，因此建议这类患者规律监测相关指标。对于确诊为原发性硬化性胆管炎的患者，即使无胃肠道症状，也应行肠镜检查以排除炎症性肠病及潜在的恶性病变；内镜检查阴性者至少每3～5年复查1次肠镜进行监测。而诊断为炎症性肠病的患者也可能从肝胆肿瘤的影像学（如B超、ERCP）和血清学指标（如CA19-9）规律监测中获益。

参考文献

[1] Palmela C, Peerani F, Castaneda D, et al. Inflammatory bowel disease and primary sclerosing cholangitis: a review of the phenotype and associated specific features[J]. Gut Liver, 2018, 12(1): 17-29.

[2] Gulamhusein AF, Eaton JE, Tabibian JH, et al. Duration of inflammatory bowel disease is associated with increased risk of cholangiocarcinoma in patients with primary sclerosing cholangitis and IBD[J]. Am J Gastroenterol, 2016, 111(5): 705-711.

[3] Hancock L, Mortensen NJ. How often do IBD patients require resection of their intestine?[J]. Inflamm Bowel Dis, 2008, 14 Suppl 2: S68-S69.

空军军医大学附属西京医院

刘小宁

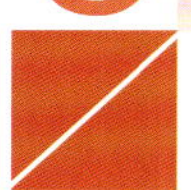

Case 24

梗阻性小肠炎病例多学科讨论

消化科病史汇报

患者，男性，25岁，因“反复腹胀、恶心呕吐4年”于2023年10月至消化科就诊。

▶ 现病史

自2019年起，患者反复出现腹胀，以上腹部为甚，伴突发恶心、呕吐，并腹痛，曾于当地医院诊断为“肠梗阻”，予以禁食、补液等内科治疗后好转。2020年1月，上述症状再发，再次至当地医院予对症治疗后缓解。2022年8月，患者腹痛、呕吐症状再发，遂至消化内科门诊就诊，并拟“肠道不全梗阻”收治入院。入院后行小肠CT检查提示：回肠下段不全梗阻。遂于2024年9月14日进一步实施经肛小肠镜检查（图24-1）：进镜至距回盲瓣约40cm处肠腔成角，无法继续进镜；可见回肠末段散在小片状溃疡，予取活检组织2块。组织病理学检查（图24-2）提示：黏膜慢性炎伴淋巴组织增生。遂再次予以内科对症治疗，症状好转后出院随访。

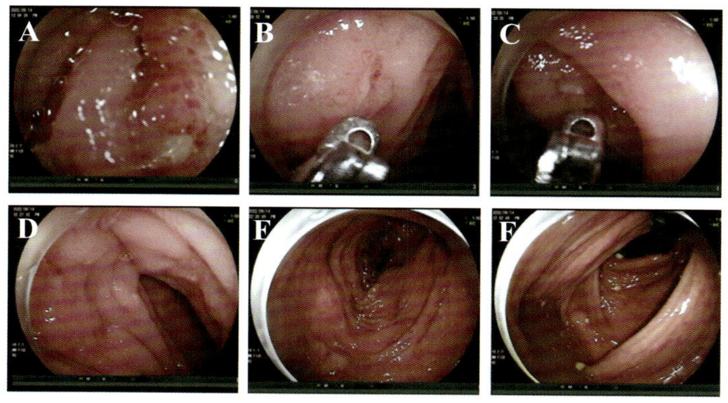

图24-1　经肛小肠镜检查（2022年9月14日）。图A：进镜至小肠距回盲瓣约40cm处，肠腔成角，无法有效进镜；图B～D：回肠末段见散在小片状溃疡，底覆薄白苔，予取活检组织2块。

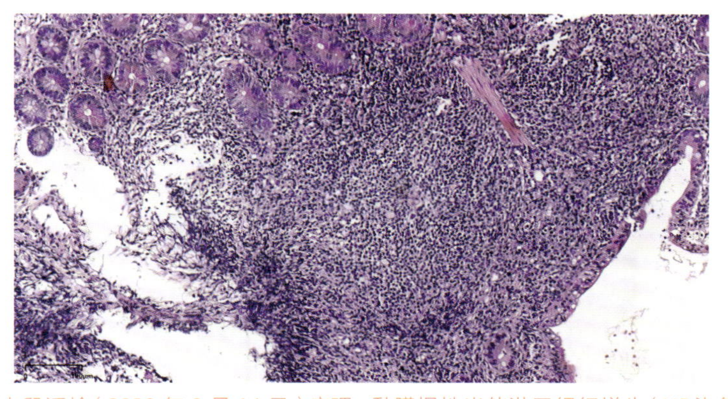

图 24-2　回肠末段活检（2022 年 9 月 14 日）病理：黏膜慢性炎伴淋巴组织增生（HE 染色，×100）。

2023 年 6 月，患者肠梗阻症状频繁发作，遂再次就诊，建议患者实施手术治疗，但患者对外科手术存在较大顾虑，希望实施肠内营养支持以改善症状。2023 年 10 月，患者实施肠内营养 4 个月后再次复诊，诉腹胀较前缓解，但体重持续下降 12kg。2023 年 10 月 9 日，复查CTE（图 24-3）提示：回盲部近端回肠节段性管腔狭窄，肠壁增厚，无明显强化。因患者前次入院行经肛小肠镜可见回肠下段扭曲，无法继续进镜，故本次入院行经口小肠镜检查，检查（图 24-4）提示：经口进镜至小肠距幽门 400cm 处可见管腔成角略狭窄，肠腔扭曲，黏膜粗糙，散在小圆形、裂痕样溃疡，活检质软，内镜尚可通过；口侧肠腔扩张明显，大量积液残留；肛侧肠腔黏膜光滑，管腔直径正常；退镜距狭窄约 55cm 处可见一小溃疡，大小为 0.3cm×0.3cm。活检病理提示：黏膜慢性活动性炎伴炎性渗出、坏死及肉芽组织，符合溃疡改变。特殊染色未查见明确病原体（图 24-5）。

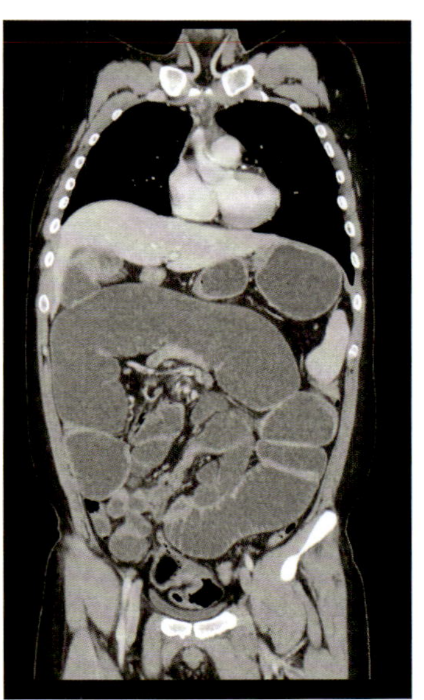

图 24-3　小肠 CTE（2023 年 10 月 9 日）：回肠下段节段性狭窄，肠壁增厚，肠壁未见明显强化。

治疗。

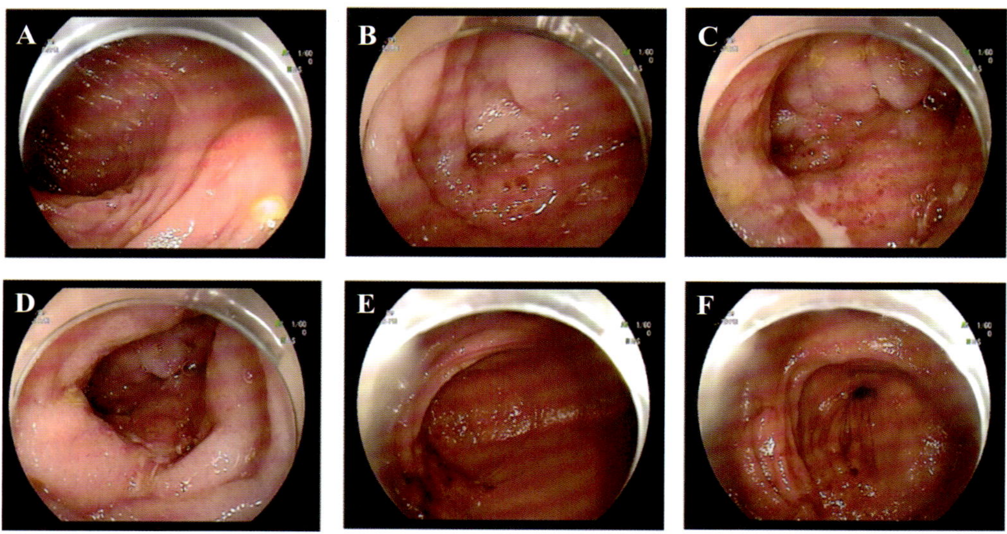

图 24-4 经口小肠镜（2023 年 10 月 9 日）：经口进镜至小肠距幽门 400cm（图A ～ D）处可见管腔成角略狭窄，肠腔扭曲，黏膜粗糙，散在小圆形、裂痕样溃疡，内镜尚可通过；口侧肠腔扩张明显，大量积液残留；肛侧黏膜（图E）光滑，管腔直径正常；退镜距狭窄约 55cm 处（图F）可见一小溃疡，大小为 0.3cm×0.3cm。

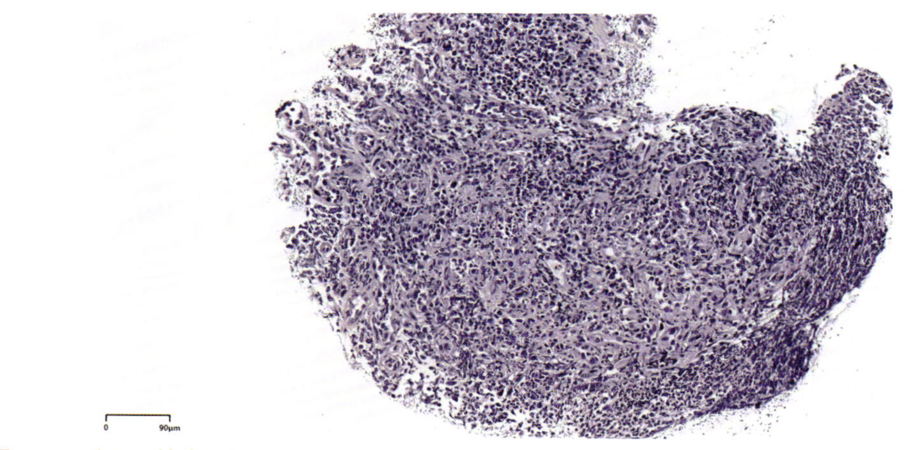

图 24-5 小肠活检病理（2023 年 10 月 9 日）：黏膜慢性活动性炎伴炎性渗出、坏死及肉芽组织，符合溃疡改变（HE染色，×100）。

外科意见

建议患者在行肠梗阻导管减压、静脉营养等术前优化治疗后择期外科治疗。

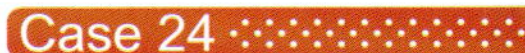

后续治疗和随访

2023 年 10 月，在予以肠梗阻导管减压、静脉营养等术前优化治疗后，患者诉腹胀症状明显好转（图 24-6），遂于 2023 年 11 月实施手术治疗。

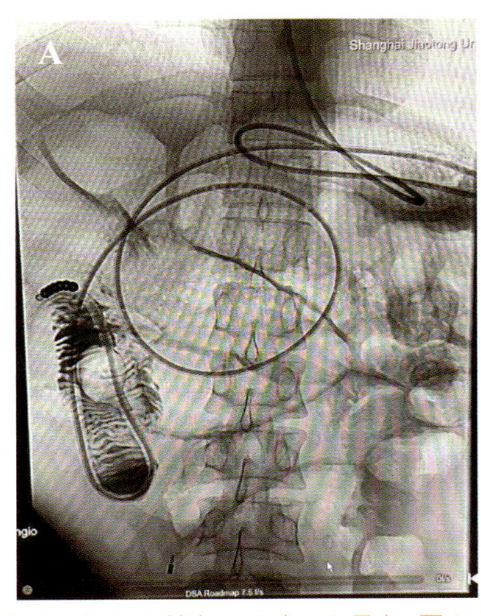

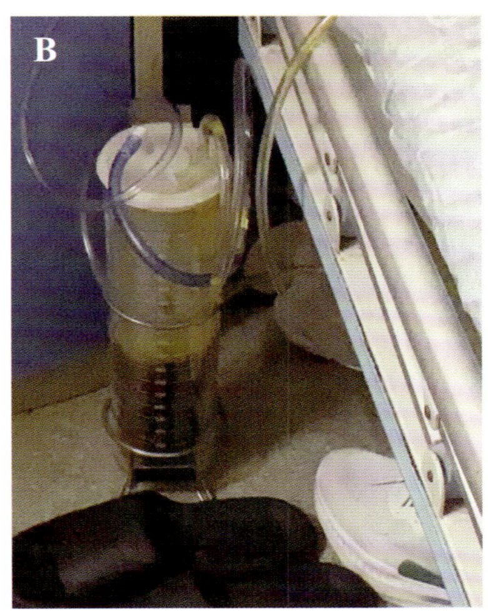

图 24-6　放置肠梗阻导管（2023 年 10 月）。图 A：导管头端到达右下腹狭窄处；图 B：置入肠梗阻导管后，每日引流液可达数百毫升。

2023 年 11 月，腹腔镜探查示距离回盲部约 40cm 处回肠下段可见腔外成角、粘连，造成肠腔狭窄，其近侧端扩张。考虑为长期慢性阑尾炎造成的炎症包裹。遂予解除腔外粘连（图 24-7），切除阑尾，术中可见解除腔外粘连后，肠腔狭窄即刻解除，故未予肠段切除。术后患者症状缓解，予出院随访。

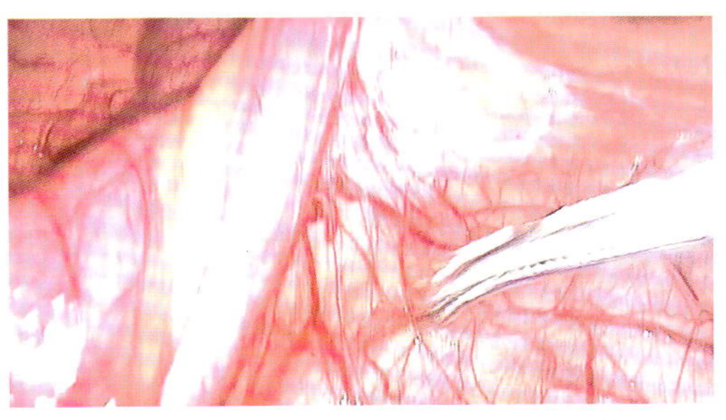

图 24-7　腹腔镜探查术视野（2023 年 11 月）：距离回盲部约 40cm 处回肠下段可见腔外成角、粘连，造成肠腔狭窄，其近侧端扩张。考虑为长期慢性阑尾炎造成的炎症包裹。

最终诊断

梗阻性小肠炎。

讨　论

小肠是人体最长的消化道，因其解剖结构特殊，使相关疾病的诊治较为困难。自 20 世纪以来，小肠疾病的诊断方法经历不断发展和演变，小肠影像学技术和小肠内镜技术的普遍应用提高了医者对小肠疾病的认识。

本例患者频发小肠梗阻，小肠CT明确诊断为回肠下段狭窄，并在小肠镜下观察到溃疡伴狭窄形成，但多次病理活检均提示为慢性炎。由此，对于溃疡伴狭窄的小肠疾病需要进一步展开临床讨论。小肠溃疡的病因多样，主要包括免疫性溃疡、药物性溃疡、肿瘤性溃疡和感染性溃疡等。不同病因引起的小肠溃疡可有相对特征性改变。如小肠克罗恩病的溃疡多为纵形深溃疡，周围有肉芽组织增生，肠腔可有狭窄、内瘘，病变呈跳跃式分布等，病理见肠壁全层炎症、非干酪样肉芽肿等。肠白塞病溃疡多发于回盲部，溃疡孤立而深大，溃疡面常覆白苔，周边无明显增殖反应，病理学见中央小动脉栓塞性坏死。小肠结核所致溃疡多呈环形分布，溃疡周边增殖明显，病理可见干酪样坏死。详细的病史分析、相关的辅助检查和内镜下病理活检对患者的诊断有帮助。

本例患者小肠镜检查虽提示存在单节段纵形溃疡伴狭窄，溃疡形似克罗恩病，但在进一步的手术治疗中发现距离回盲部约 40cm 处回肠下段可见腔外成角、粘连，造成肠腔狭窄，其近侧端扩张，考虑为长期慢性阑尾炎造成的炎症包裹。在手术解除腔外粘连后，肠腔狭窄可立刻解除，故本次手术未实施肠段切除术。由此考虑在患者术前的肠镜检查中发现的小肠纵形溃疡伴肠腔狭窄系梗阻性小肠炎所致，术后患者症状恢复可，建议随访。

近年来，虽然小肠镜技术取得了长足发展，但腹腔镜在小肠梗阻病因鉴别中的作用仍不容忽视。临床上在进行病因学诊断的过程中，除考虑肠腔内因素外，也需要考虑肠腔外因素对腔内造成的影响。腹腔镜不仅可以明确小肠梗阻的病因、部位和程度，还可用较小的创伤达到治疗目的。综上所述，双镜联合诊治可在小肠溃疡及梗阻的诊断和治疗中实现优势互补，发挥重要作用。

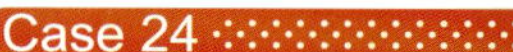

参考文献

[1] 智发朝，乔伟光. 小肠镜诊治新进展[J]. 中华消化杂志，2019，39（6）：3.

[2] 中华医学会消化内镜学分会小肠镜和胶囊内镜学组. 中国小肠镜临床应用指南[J]. 中华消化内镜杂志，2018，35（10）：693-702.

[3] 中华医学会消化病学分会炎症性肠病学组，中国炎症性肠病诊疗质量控制评估中心. 中华医学会消化病学分会炎症性肠病学组. 中国克罗恩病诊治指南（2023 年·广州）[J]. 中华消化杂志，2024，44（2）：100-132.

中国人民解放军空军军医大学空军特色医学中心

李白容

上海交通大学医学院附属瑞金医院

何子锐　顾于蓓

Case 25

小肠异物伴穿孔病例多学科讨论

消化科病史汇报

患者，男性，61岁，因“腹痛伴间断发热2个月”于2020年9月2日入院。

▶ **现病史**

2020年7月2日，患者因进食不当出现中上腹阵发性绞痛，NRS评分7～8分，每次持续数秒，伴发热，体温最高38.6℃，无畏寒、寒战，无恶心、呕吐、腹泻、黑便、便血等。就诊于当地医院，查血白细胞计数12×10^9/L，C反应蛋白40mg/dL，予头孢呋辛抗感染治疗后体温降至正常，仍间断腹痛，每日发作数小时。自2020年7月10日起，患者腹痛逐渐转移至左下腹，仍为阵发性绞痛，NRS评分8～9分，在深吸气、压迫左下腹及右侧卧位时腹痛加重，左侧卧位腹痛减轻，与进食、排便无关。再次就诊于当地医院，腹部CT检查示左中下腹小肠肠壁局限性增厚、肿胀，周围肠系膜密度增高；胃镜示慢性萎缩性胃炎；结肠镜示乙状结肠多发浅溃疡，直肠黏膜散在糜烂，病理提示黏膜急慢性炎伴腺体增生；肝胆胰脾、阑尾、泌尿系超声未见明显异常；未予特殊治疗。2020年8月7日，疼痛逐渐向左腰部及左腹股沟放射，复查腹部CT较前无明显变化；腹股沟淋巴结超声示双侧腹股沟见多个增大淋巴结，左侧较大者2.1cm×0.5cm，右侧较大者1.8cm×0.6cm，皮髓质分界清，CDFI未见异常血流信号。当地医院考虑“炎症性肠病”，予美沙拉秦1g抗炎治疗，每日4次，腹痛无好转，并出现皮肤瘙痒，抓挠后有弥漫红色丘疹，口服盐酸西替利嗪好转，遂停用美沙拉秦。2020年8月15日，患者再次出现发热，体温最高38℃，腹痛同前，外院查红细胞沉降率74mm/h，C反应蛋白4.31mg/dL。结核感染T细胞检测：抗原A 20（0～6），抗原B 45（0～6）。ANA 1∶100阳性（颗粒型），ANCA（－），CEA、CA199（－）。先后予以头孢曲松、依替米星＋奥硝唑后，腹痛发热略减轻。为进一步诊治转至我院。自起病以来，患者精神、睡眠一般，盗汗，食欲缺乏，小便正常，大便每日 1 次，为黄色球状便，体重 2 个月下降 5kg。

▶ 既往史

13 年前，因腹痛疑诊“胃穿孔”，保守治疗后好转。40 年前，因外伤致左侧第一、第二远端趾节缺如。否认高血压、糖尿病、冠心病等慢性病史。否认肝炎、结核、伤寒、疟疾等传染病史。否认手术输血史。

▶ 个人史

务农，吸烟史 30 年，20 支/日，已戒烟 2 个月，无饮酒嗜好。

▶ 入院查体

体温 37℃，脉搏 90 次/分，呼吸 14 次/分，血压 105/72mmHg，血氧饱和度 98%，BMI 25.33kg/m^2，左腹股沟可触及一质韧淋巴结，约 2cm×0.5cm，活动度可，无压痛，余浅表淋巴结未触及。全身皮肤、黏膜未见异常。桶状胸，余心肺查体无异常。腹软，中上腹轻压痛，无反跳痛。左腰区触及一直径约 8cm 的质韧包块，活动度差，压痛明显，无反跳痛，局部皮温略高。肠鸣音约 4 次/分。肛诊无明显异常。左侧第一、第二趾远端趾节缺如。

辅助检查

血常规：白细胞计数 9.44×10^9/L，中性粒细胞百分比 69.6%，血红蛋白 126g/L，血小板计数 253×10^9/L。尿常规：尿隐血 25/μL；肝肾功基本正常；感染指标：hsCRP 111.85mg/L，红细胞沉降率 80mm/h；PPD（＋）；T-SPOT.TB：ESAT-6 164FC/10S6MC，CFP-10 120FC/10S6MC；肥大外斐试验（－）；免疫指标：补体 C3 1.576g/L，补体 C4 0.284g/L；免疫球蛋白：IgG 22.92g/L，IgA 2.32g/L，IgM 1.34g/L，IgE 140.0KU/L；抗核抗体谱 17 项：ANA（＋）S1：80，RNP 弱阳性。

结肠镜：回肠末段、结直肠黏膜未见明显异常。

放射科意见

腹盆增强 CT＋小肠重建（图 25-1）示：第 2、3 组小肠及降结肠管壁增厚伴强化，邻近腹膜增厚，周围渗出伴淋巴结肿大，病灶周围髂腰肌、腹横肌肿胀。

腹主动脉超声见腹主动脉粥样硬化伴斑块形成；腹腔干及其分支超声见腹腔干起始处流速增高，狭窄可能性大；肠系膜血管超声见肠系膜上动脉中远端未见明显血流，重度狭窄或闭塞不除外，但腹部增强CT未见明显肠道血管狭窄。

患者小肠病变性质不明，合并腹腔感染可能，入院后予禁食、禁水、肠外营养支持、头孢他啶及替硝唑等抗感染治疗，患者腹痛减轻，体温恢复正常，炎症指标明显下降（hsCRP 111.85mg/L → 30.10mg/L）。进一步行腹部包块超声检查（图 25-2）提示左下腹肠道内条形强回声，长约 5.7cm，局部刺入肠壁内，考虑异物。

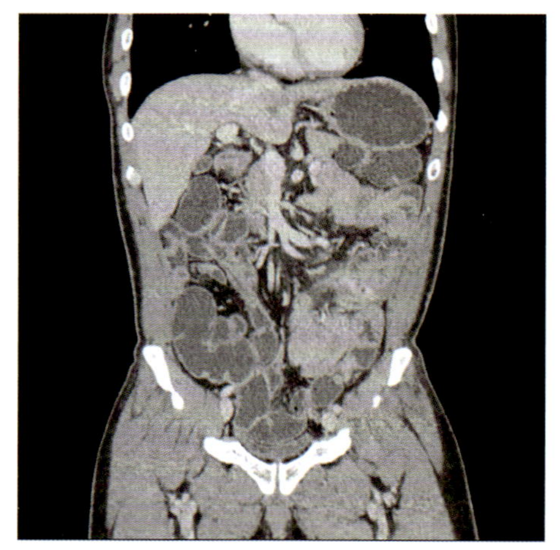

图 25-1　小肠CT重建：第 2、3 组小肠及降结肠管壁增厚伴强化，邻近腹膜增厚。

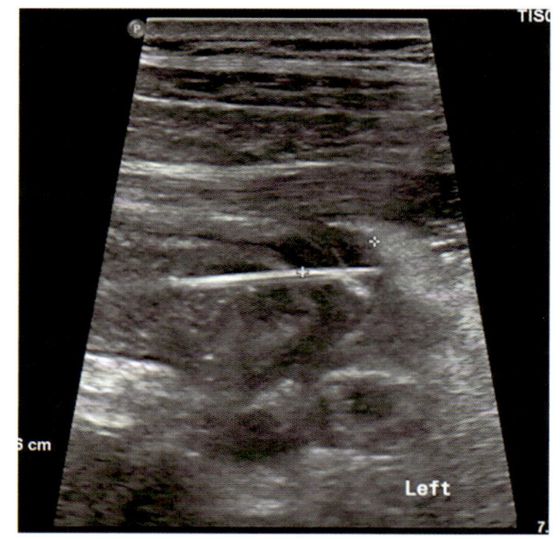

图 25-2　腹部色块超声：左下腹肠道内条形强回声，长约 5.7cm，局部刺入肠壁内。

外科意见

患者急性起病，主要表现为腹痛、发热，影像学提示小肠肠壁增厚、腹膜增厚渗出，无明显腹膜炎体征，结合超声提示可疑异物，考虑不除外小肠异物合并穿孔、腹腔感染可能，有剖腹探查手术指征，建议先抗炎保守治疗，限期手术探查，明确病因；如临床症状恶化，在除外禁忌证的前提下，行急诊手术。

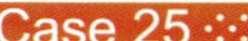

血管外科意见

该患者为老年男性，有长期大量吸烟史，腹部血管超声提示腹主动脉粥样硬化伴斑块形成，肠系膜上动脉中远段可疑重度狭窄或闭塞，故考虑小肠病变，不除外缺血性肠病可能。但缺血性肠病的典型临床表现为腹痛、便血，常见受累部位为左半结肠，与该患者临床特征不符，且患者腹部增强CT未见肠系膜上动脉及其主要分支明显狭窄闭塞。故考虑难以用血管病变解释当前病情，结合患者超声高度怀疑肠道内异物，建议外科评估手术指征。

最终诊断

小肠异物合并穿孔；腹腔感染。

治疗及预后

仔细追问病史，患者平素饭后有用牙签剔牙的习惯，在起病 10 天前有可疑误吞史。故在排除手术禁忌证后于 2020 年 9 月 11 日在全麻下行剖腹探查术。术中见腹腔粘连重，距 Treitz 韧带约 90cm 处见小肠挛缩成团，小肠系膜水肿、质硬，松解粘连后可见牙签从成团的小肠中穿出，遂行腹腔粘连松解、小肠部分切除术。切除肠管标本见图 25-3。手术病理示小肠黏膜下层水肿，局灶肠壁浆膜面可见炎性渗出物附着，局灶肠周可见纤维脂肪组织增生及脓肿形成，小肠两断端未见特殊，淋巴结显慢性炎（肠周 1/11，小肠系膜结节 0/5）。术后患者手术切口局部渗出多，愈合略慢，经外科反复换药约 1 个月后手术切口愈合，恢复好，饮食、排便正常，体重增加。

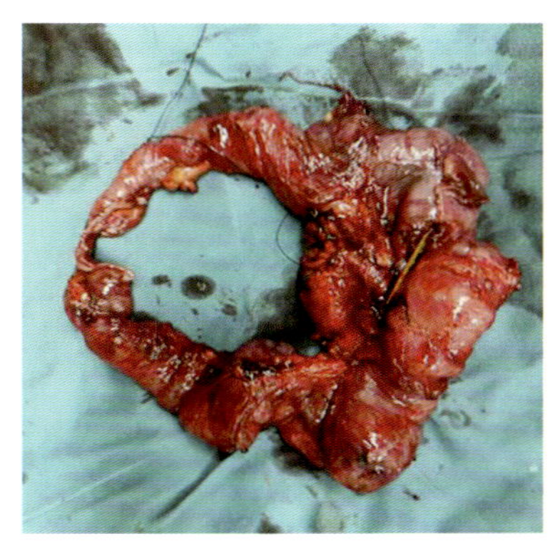

图 25-3　手术标本：小肠挛缩成团，小肠系膜水肿、质硬，可见牙签从成团的小肠中穿出。

总 结

该患者为老年男性，急性起病，亚急性病程，临床主要表现为腹痛伴发热，病初腹痛为阵发性中上腹绞痛，后转移固定至左下腹，伴腰部和腹股沟区放射性疼痛；查体左腰区可触及一直径约 8cm 的质韧、固定的包块，压痛明显，无反跳痛；辅助检查提示炎症指标明显升高；影像学提示小肠、部分结肠肠壁增厚；抗菌药物治疗似乎有效。

对该患者的诊断和鉴别诊断需要考虑以下几种疾病。①感染：患者存在腹痛伴反复发热，炎症指标明显升高，抗菌药物治疗有效，需警惕感染，但感染病原不明确，且病灶不易清除。患者存在间断发热、盗汗、小肠和结肠节段性病变、炎症指标升高、T.SPOT阳性，需要与肠结核相鉴别，但肠结核最常受累部位为回盲部，而非小肠和降结肠，且患者手术病理不支持结核诊断，故不考虑。②炎症性肠病：患者存在小肠、结肠多发病变，病史中结肠镜检查提示乙状结肠、直肠糜烂、溃疡，需要考虑炎症性肠病尤其克罗恩病的可能。但该患者为 61 岁老年男性，其年龄并不是克罗恩病的好发年龄；且起病较急，不具备慢性反复发作特征；所见结直肠溃疡并不是典型的纵形溃疡，且手术病理检查所见不支持全层炎、非干酪样肉芽肿。故克罗恩病可能性不大。③缺血性肠病：该患者有一定的肠道缺血病变基础（如老年、男性、吸烟等），但其临床症状、病变部位和术后病理均不支持缺血性肠病诊断。④肠穿孔继发腹腔感染：患者急性起病，腹痛程度较重，呈现转移性，伴间断发热，抗菌药物治疗部分有效，虽无腹膜炎体征、影像学检查未见膈下游离气体，仍需要考虑肠穿孔继发腹腔感染、局部包裹的可能性。进一步详细地询问病史（平素餐后喜欢用牙签剔牙），结合超声提示（长条异物刺穿肠壁），提供了小肠异物→穿孔→腹腔感染的线索。剖腹探查见小肠挛缩成团，牙签从小肠团中穿出，证实该假设。

典型的消化道穿孔在影像学上可有气腹症表现，包括膈下游离气体或腹腔内气体。典型的消化道穿孔亦可存在腹膜炎体征，是剖腹探查的指征，因此典型病例不易漏诊。但本病例多次CT检查均未见穿孔的典型影像学征象，故诊断难度较大。实际上，仅有 50% 的小肠穿孔病例能在CT检查中发现游离气体，因此漏诊率较高。对于疑诊患者，当存在CT检查尚无定论且无明显穿孔表现时，一方面应仔细检查是否有遗漏直接征象，如肝脏、腹腔内以及腹膜褶皱之间是否存在游离气体；另一方面，要关注间接征象，如肠壁突然增厚、异常强化、肠系膜积液和肠系膜脂肪密度增高等，也提示肠穿孔的可能。仔细的病史询问，包括发病诱因（如本病例有可疑牙签误吞史）、腹痛特征（急性起病、程度重、腹痛部位转移后固定伴发热）等，可协助厘清肠穿孔的诊断思路。最后，临床多科室的密切合作、有效沟通，有助于不典型病例和疑难病例的诊治。

参考文献

[1] Kim SH, Shin SS, Jeong YY, et al. Gastrointestinal tract perforation: MDCT findings according to the perforation sites[J]. Korean J Radiol, 2009, 10(1): 63-70.

[2] Feakins RM. Ulcerative colitis or Crohn's disease? Pitfalls and problems[J]. Histopathology, 2014, 64(3): 317-335.

北京协和医院
陆嘉伟　李晓青

Case 26

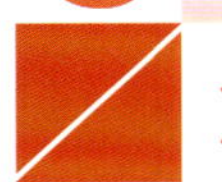

急性重度溃疡性结肠炎病例多学科讨论

消化科病史汇报

患者，男性，79岁，因“大便不成形伴黏液血便10余年，加重1个月”来院就诊。

▶ 现病史

自2014年开始，患者间断出现腹泻，每年发作1～2次，发作时排黄色稀便，5～6次/日，偶有黏液血便，间断口服益生菌、中成药治疗，反复出现黏液血便。2023年12月中旬，患者再次出现腹泻，排黄色稀便，5～6次/日，间断便血，无发热，无里急后重，无黏液便，口服“蒙脱石散”“头孢菌素”等药物1周后病情无好转，后就诊于某中医院，予口服中药治疗2周，病情仍无好转，后停药。2024年1月上旬，患者病情加重，排黄色稀水便伴黏液血便15～20次/日，伴有下腹痛及里急后重，发热，体温最高38.5℃。为进一步治疗，收入院。1个月来，患者体重下降3kg。

▶ 入院查体

体温37.0℃，脉搏102次/分，呼吸20次/分，血压131/77mmHg。患者神清语明，查体合作，双肺听诊呼吸音清，未闻及干湿啰音；心音纯，节律齐；全腹软，左下腹压痛阳性，无反跳痛及肌紧张；肠鸣音活跃。

▶ 实验室检查

血液检查：白细胞计数8.37×10^9/L，中性粒细胞计数6.0×10^9/L，血红蛋白146g/L，白蛋白28.5g/L，血钾3.32mmol/L，C反应蛋白168.98g/L。便常规＋隐血：白细胞30～40个/HP，红细胞40～50个/HP；便培养（－）。血培养（－）。艰难梭菌、CMV、EBV、结核斑点试验均为阴性。补体、免疫球蛋白及抗核抗体系列均正常。

结肠镜检查

2024 年 1 月，结肠镜检查（见图 26-1）示：进镜至距肛门 60cm 处，退镜观察，距肛门 50cm 处以下见黏膜广泛充血、水肿，增生不平，散在黏膜糜烂、溃疡及出血点。

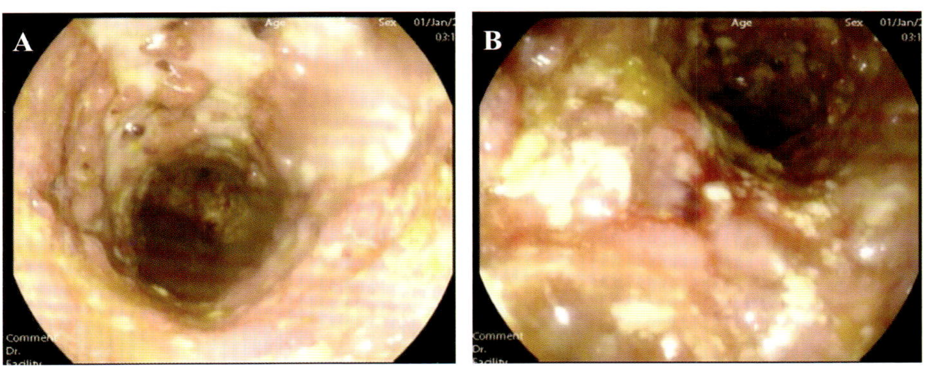

图 26-1　肠镜检查（2024 年 1 月）。横结肠（图 A）、乙状结肠（图 B）黏膜广泛充血、水肿，增生不平，黏膜可见糜烂、溃疡及出血点。

放射科意见

2024 年 1 月，胸部 CT 未见异常。腹部 CT 检查（图 26-2）示：横结肠至直肠管壁广泛增厚，肠管周围多发渗出。病变连续，结肠袋消失，支持溃疡性结肠炎诊断。

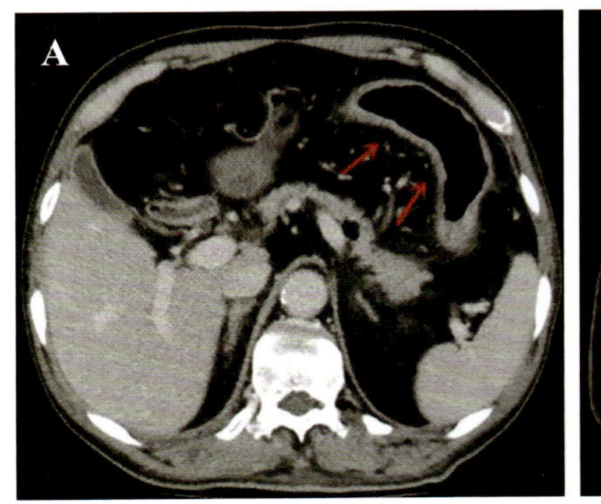

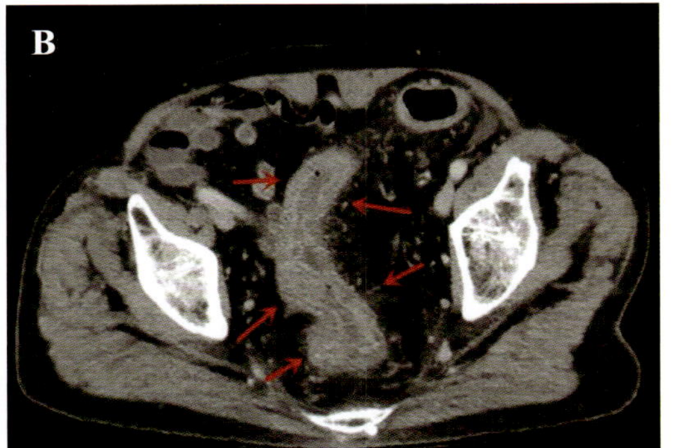

图 26-2　腹部 CT 检查（2024 年 1 月）。图 A：横结肠肠壁增厚（箭头所示）；图 B：乙状结肠肠壁增厚、水肿，周围多发渗出（箭头所示）。

病理科意见

肠镜病理检查（图 26-3）示：可见隐窝不规则、萎缩，表面绒毛状增生，固有层见较多淋巴细胞、浆细胞及一些中性粒细胞、嗜酸性粒细胞浸润。支持溃疡性结肠炎诊断。

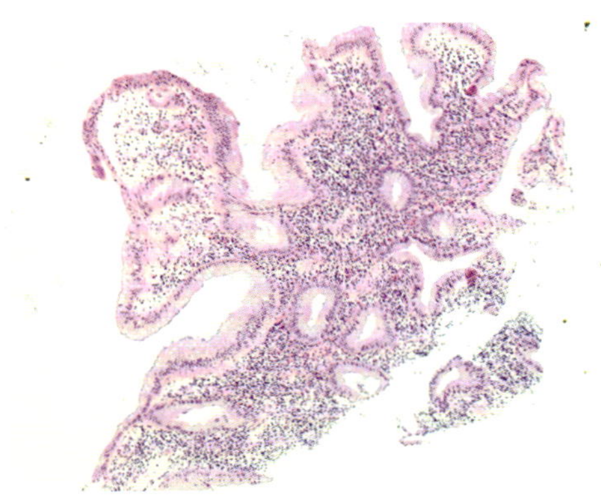

图 26-3　肠黏膜病理（2024 年 1 月）：隐窝不规则、萎缩，固有层见较多淋巴细胞、浆细胞及一些中性粒细胞、嗜酸性粒细胞浸润（HE 染色，×100）。

结直肠外科意见

患者急性重症溃疡性结肠炎诊断明确，暂无中毒性巨结肠、癌变等绝对手术指征，建议内科积极治疗。患者高龄，若内科治疗效果不佳，可考虑手术治疗。

消化科意见

该患者间断黏液血便 10 余年，腹部CT呈现连续性肠壁水肿、增厚，肠镜检查可见黏膜弥漫性水肿、糜烂、溃疡改变，因此溃疡性结肠炎诊断明确。现患者血便 10 余次/日，心率 102 次/分，体温 38.5℃，白蛋白 28.5 g/L，C 反应蛋白 168.98mg/L。予甲泼尼龙 60mg/d 静滴，低分子量肝素抗凝，补充白蛋白，静脉营养支持治疗。甲泼尼龙静滴 4 天后，患者血便仍达 10 次/日，腹痛未缓解，病情无明显好转。考虑为急性重度溃疡性结肠炎，遂进行多学科会诊。当前阶段激素治疗效果不佳，建议应用英夫利昔单抗 10mg/kg 进行挽救治疗。

最终诊断

急性重度溃疡性结肠炎。

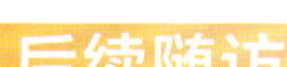

后续随访

自2024年1月16日起，予英夫利昔单抗10mg/kg静脉注射；至1月21日，患者解黄色稀便伴血便，4次/日；1月23日，患者便次增加到8次/日，再次予以英夫利昔单抗10mg/kg静脉注射，将甲泼尼龙减量至40mg/d静脉注射，患者便次控制在4次/日以内，便血停止；1月26日，患者症状好转出院，并将甲泼尼龙改为醋酸泼尼松口服，并逐渐减停，疗程大约4个月。第2次英夫利昔单抗静注2周后进行第3次英夫利昔单抗10mg/kg静脉注射，英夫利昔单抗的剂量和时间间隔后根据患者治疗反应进行个体化选择，目前密切随访中。

讨　论

《中国溃疡性结肠炎诊治指南（2023年·西安）》明确了急性重度溃疡性结肠炎（acute severe ulcerative colitis，ASUC）的定义，本文不再赘述。急性重度溃疡性结肠炎是溃疡性结肠炎（ulcerative colitis，UC）中非常危重的临床类型，易合并中毒性巨结肠、大出血、静脉血栓等并发症，严重的甚至危及生命。急性重度溃疡性结肠炎并非少见。研究表明，25%的溃疡性结肠炎患者在自然病程中至少发作一次急性重度溃疡性结肠炎。因此，临床诊疗过程中需要谨慎判断，正确应对。结合本例患者的诊治过程，我们做出如下总结。

内镜下纵形溃疡和铺路石样外观并非克罗恩病患者的特异性表现，在急性重度溃疡性结肠炎患者中也并不少见，而且恰恰提示病情严重。克罗恩病的溃疡之间可见正常黏膜，病变呈现节段性分布。本例患者肠镜检查（图26-1A）虽可见纵形溃疡以及铺路石样外观，但是病变呈连续性、弥漫性改变，因此支持溃疡性结肠炎诊断。当溃疡性结肠炎患者出现深凿样、不规则溃疡时，需要通过血清学检测和肠镜下活检，积极除外合并CMV等机会性感染的可能。

急性重度溃疡性结肠炎的治疗需要争分夺秒。糖皮质激素静脉用药治疗是急性重度溃疡性结肠炎诊断后的首选且紧急的治疗手段。其在起效速度、控制炎症负荷上有着不可替代的地位。因此，在接诊该类患者后的首要处理是进行急诊直肠乙状结肠镜检查，明确疾病严重程度，以及活检排除机会性感染，同时在完善急诊肺CT检查除外活动性肺结核等糖皮质激素禁忌证后，立即给予糖皮质激素静脉强化治疗。

英夫利昔单抗是急性重度溃疡性结肠炎挽救治疗的首选。目前，英夫利昔单抗被广泛应用于急性重度溃疡性结肠炎的挽救治疗。然而，此类患者因为肠道功能丢失、炎症负荷过重、低蛋白血症等，导致英夫利昔单抗清除过多、过快，因此英夫利昔单抗治疗急性重度溃疡性结肠炎的适宜剂量是全球炎症性肠病研究领域的热门话题。为了维持有效的血药浓度，有学者提出以 10mg/kg 的英夫利昔单抗剂量进行挽救治疗。研究发现，应用 10mg/kg 英夫利昔单抗的患者比频繁应用 5mg/kg 的患者结肠切除率低。也有研究表明，英夫利昔单抗剂量优化治疗不能降低急性重度溃疡性结肠炎患者 1 年内的结肠手术切除率，但可能将急诊手术转变为择期手术，从而降低手术风险。本例患者在应用 10mg/kg 英夫利昔单抗进行挽救治疗后病情明显缓解。但个案病例只能作为参考，以后还需更多的临床试验来指导急性重度溃疡性结肠炎挽救治疗时英夫利昔单抗的剂量选择。

参考文献

[1] 中华医学会消化病学分会炎症性肠病学组，中国炎症性肠病诊疗质量控制评估中心(2024). 中国溃疡性结肠炎诊治指南（2023 年·西安）[J]. 中华炎性肠病杂志（中英文），2023，8（1）：33-58.

[2] Rivière P, Li Wai Suen C, Chaparro M, et al. Acute severe ulcerative colitis management: unanswered questions and latest insights[J]. Lancet Gastroenterol Hepatol, 2024, 9(3): 251-262.

[3] Nalagatla N, Falloon K, Tran G, et al. Effect of accelerated infliximab induction on short- and long-term outcomes of acute severe ulcerative colitis: a retrospective multicenter study and meta-analysis[J]. Clin Gastroenterol Hepatol, 2019, 17(3): 502-509.

中国医科大学附属盛京医院

周林妍　田　丰

舒　红　高玉颖　张　宏

Case 27

未定型结肠炎手术保肛病例多学科讨论

消化科病史汇报

患者，女性，38 岁，因“黏液脓血便 15 年，反复腹痛 4 个月”于 2022 年 9 月 12 日入院。

▶ 现病史

15 年前，患者在无明显诱因下反复出现黏液脓血便，4～6 次/日，至当地医院就诊。检查提示“溃疡性结肠炎”，予以柳氮磺吡啶治疗。此后，上述症状仍反复发作。11 年前，患者于当地医院复查肠镜，结果提示乙状结肠黏膜明显充血、水肿伴部分肠腔狭窄，予以美沙拉秦治疗，症状好转。4 个月前，患者反复出现阵发性腹痛伴腹胀。当地医院腹部CT检查提示左半结肠肠壁增厚、毛糙，近端结肠扩张、积气积粪；肠镜提示进镜距肛门 18cm 处见肠腔狭窄，无法进镜。为求进一步治疗，至我院就诊。

▶ 入院查体

体温（口）36.8 ℃，脉搏 77 次/分，呼吸 19 次/分，血压 112/71mmHg，BMI 13.5kg/m^2。患者神清，精神可，全身浅表淋巴结未及明显肿大。心肺查体未及明显异常。腹平软，无明显压痛、反跳痛，肝脾肋下未及，墨菲征阴性，移动性浊音阴性。双下肢无明显水肿，病理征未引出。

▶ 实验室检查

白细胞计数 7.5×10^9/L；血红蛋白 12.8g/dL；白蛋白 43.6g/L；C反应蛋白 1.7mg/L；红细胞沉降率 11mm/h；粪便钙卫蛋白 < 15μg/g；CMV、EBV、T-SPOT 均为阴性。

影像学检查

肠镜检查（图 27-1）显示：距肛门 15cm 的直乙状结肠交界处肠腔充血水肿，肉芽增生致肠腔狭窄，使用外径 9.9mm 内镜进镜困难，黏膜质脆，接触性出血，狭窄下方可见一不规则溃疡，余所见部分黏膜未见明显异常。肠镜病理：考虑炎症性肠病，因局部病变弥漫分布，黏膜表面呈绒毛状改变，倾向于溃疡性结肠炎，请结合临床；局灶上皮轻度不典型。

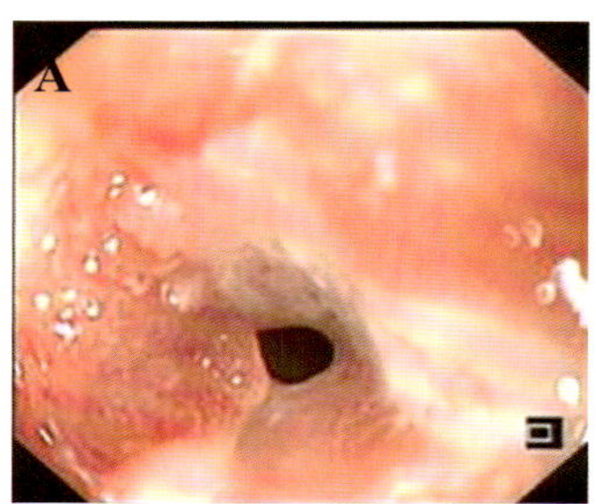

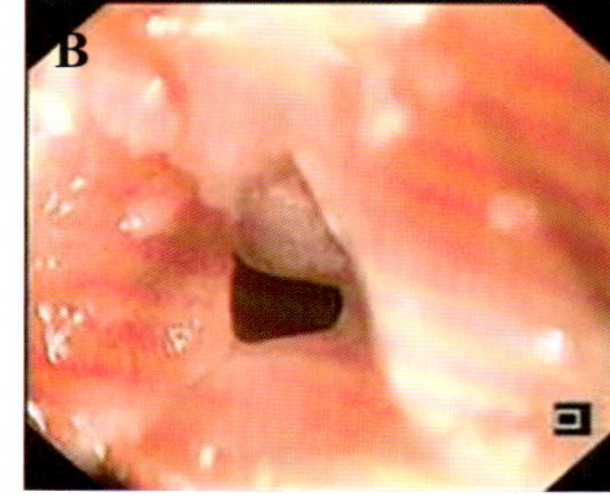

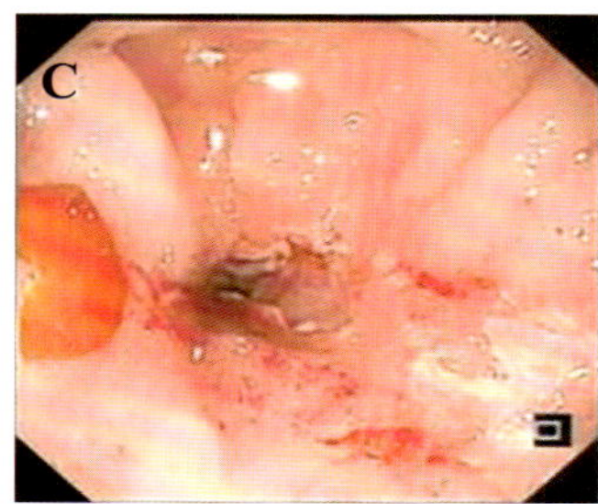

图 27-1　肠镜：距肛门 15cm 的直乙状结肠交界处肠腔充血、水肿，肉芽增生致肠腔狭窄。

肛管 MRI（图 27-2）：未见明显异常，未见明显肛瘘或者肛周脓肿。腹部 CT 检查（图 27-3）示：降结肠及乙状结肠肠壁弥漫性增厚强化，周围见少许渗出，其近端结肠内容物增多，管腔扩张；回肠末段、回盲部及升结肠局部肠壁稍增厚强化；整体克罗恩病特征不典型。结肠造影（图 27-4）可见：乙状结肠局部管腔明显狭窄，长径约 120mm，较窄处宽约 5mm，近端结肠内容物较多，对比剂通过困难，多次改变体位后均无法显示。

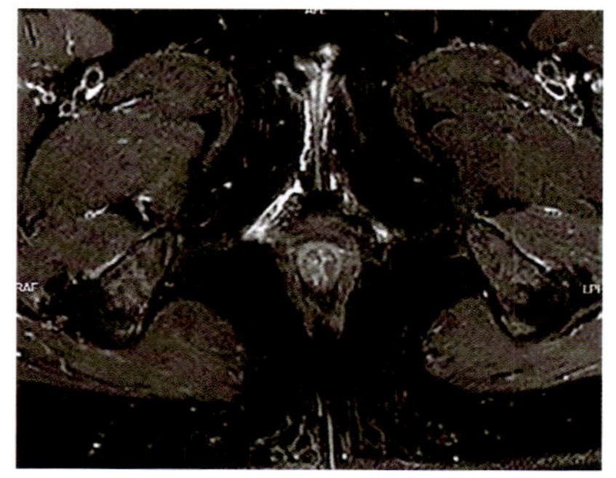

图 27-2　肛管 MRI：未见异常。

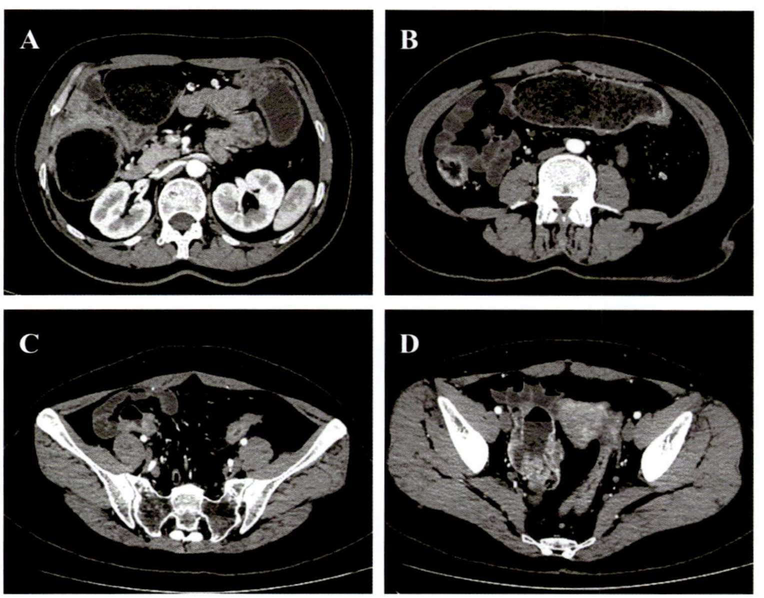

图 27-3 腹部CT：升结肠（图A）、横结肠（图B）扩张伴内容物增多；回肠末段、回盲部及升结肠局部（图C）肠壁稍增厚强化；乙状结肠（图D）肠壁弥漫性增厚强化，周围见少许渗出。

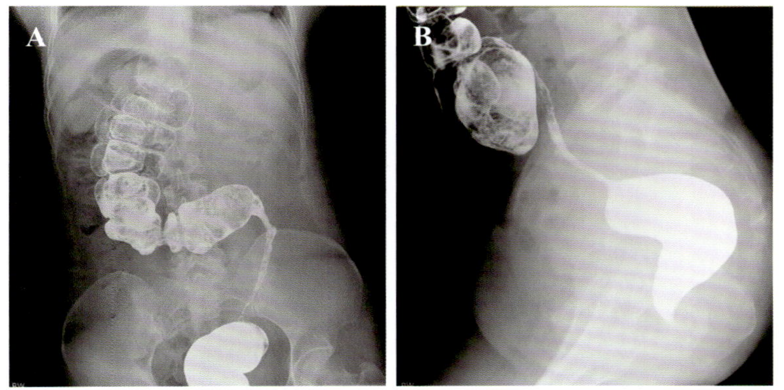

图 27-4 结肠造影：乙状结肠局部管腔明显狭窄。图A：正位片；图B：侧位片。

外科意见

考虑患者为炎症性肠病伴结肠狭窄，建议手术。患者在经外科术前优化治疗后，于 2022 年 9 月 23 日接受腹腔镜左半结肠切除＋横结肠造口术（图 27-5）。

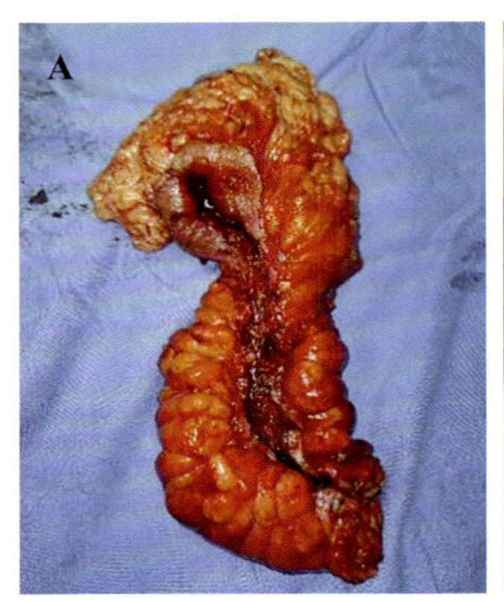

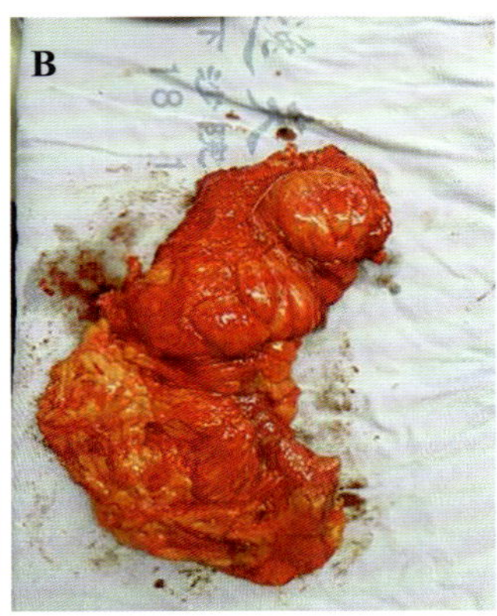

图 27-5　手术切除标本：部分溃疡呈纵行，并沿系膜缘分布。

病理科意见

结肠全壁炎症伴淋巴滤泡增生，黏膜隐窝弥漫扭曲，伴潘氏细胞化生及幽门腺化生，局部黏膜表面呈绒毛状改变，间质内多量浆细胞浸润伴基底部浆细胞增多，见个别多核巨细胞，黏膜肌层及固有肌层增生明显。一端切缘见片状活动性慢性结肠炎，另一端切缘见溃疡及局灶神经增生，考虑为未定型结肠炎。

第二阶段诊疗

术后随访腹部CT检查提示造口结肠近端肠壁增厚强化，予以英夫利昔单抗治疗。术后 3 个月余，患者再发“腹痛伴造口停止排便 4 天”入院。

消化科意见

查腹部CT（图 27-6）显示：左半结肠术后改变，造瘘结肠段肠壁增厚，模糊强化增多，具有炎症，疾病似有进展。复查肠镜（图 27-7）显示：经肛进镜，废用性直肠炎。查血常规、血生化：白细胞计数 6.1×10^9/L，血红蛋白 11.0g/dL，白蛋白 37.9g/L，C 反应蛋白 37.2mg/L。

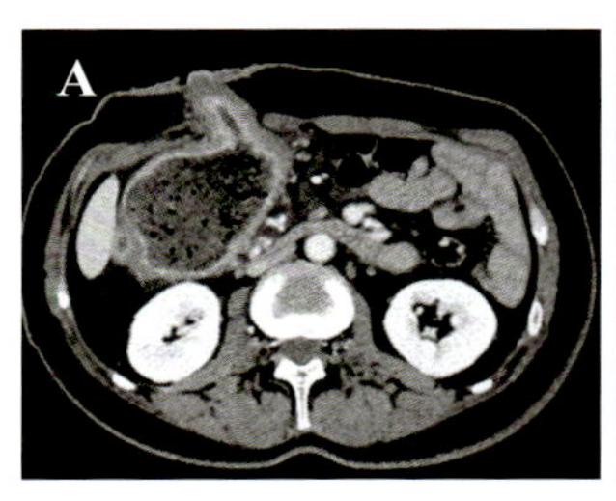

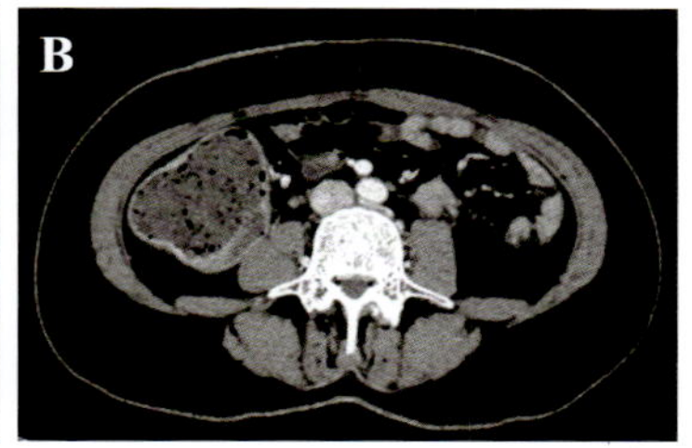

图 27-6　腹部CT：造瘘结肠段肠壁增厚、模糊强化增多。

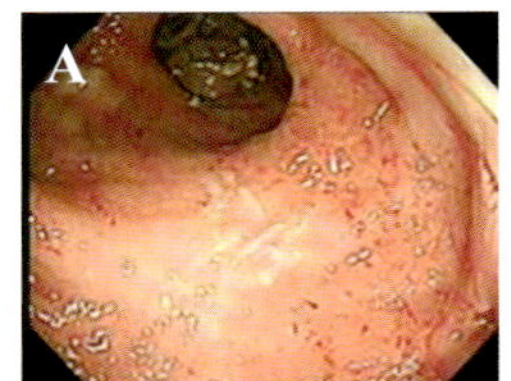

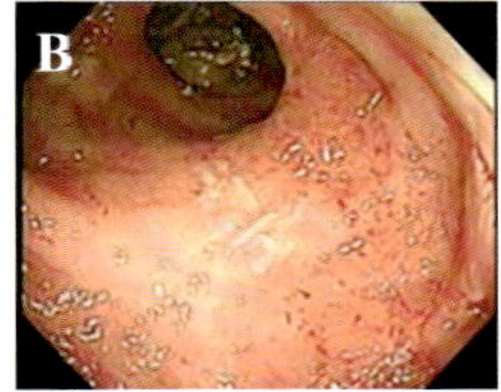

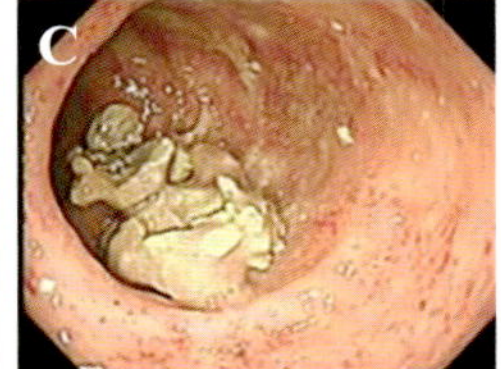

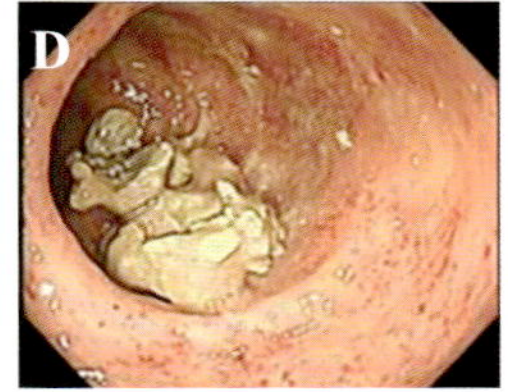

图 27-7　肠镜：废用性直肠炎。

外科意见

考虑未定型结肠炎伴造口近端肠梗阻，小肠无明显病灶，可实施储袋构建手术。2023 年 1 月 10 日，行腹腔镜右半结肠切除＋残余直肠切除＋回肠储袋肛管吻合＋回肠保护性造口术。右半结肠切除标本（图 27-8），术后病理：未定型结肠炎，慢性阑尾炎。

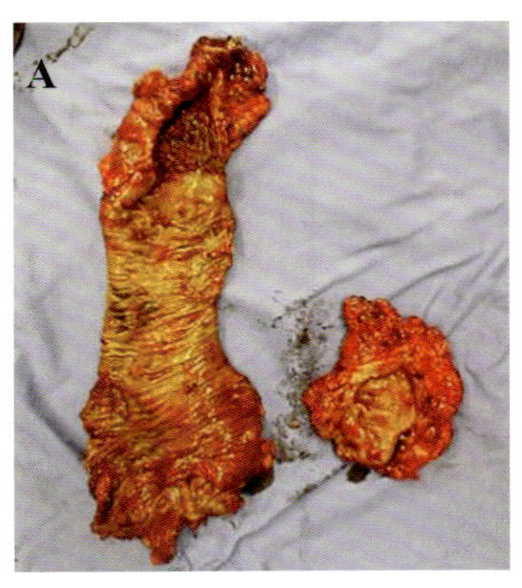

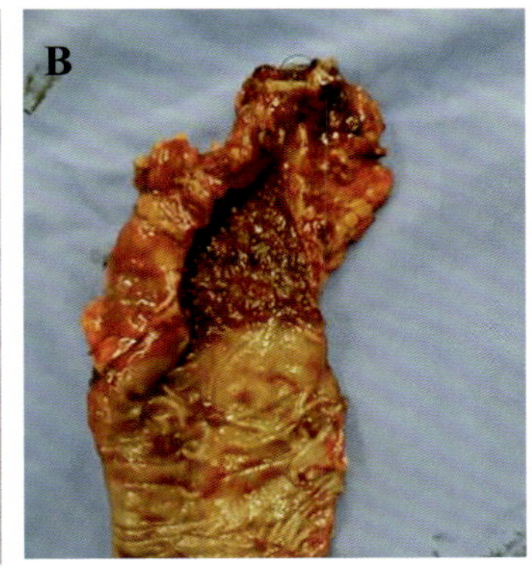

图 27-8　右半结肠手术切除标本：造口附近肠道炎症。

第三阶段诊疗

患者入院行造口回纳。

消化科意见

肠镜检查（图 27-9）显示：通过输入袢进镜至回肠末段约 10cm 处见局部肠腔扭曲，进一步进镜困难，所见黏膜呈橘红色，光滑湿润有光泽。储袋输出袢可见盲端，黏膜光滑；输入袢黏膜光滑，血管纹理清晰。吻合线周围黏膜略充血、水肿。储袋镜镜下评分 0 分。距肛门 3～5cm 处可见储袋肛管吻合口、吻合钉，黏膜光滑。封套黏膜光滑，血管纹理清晰。

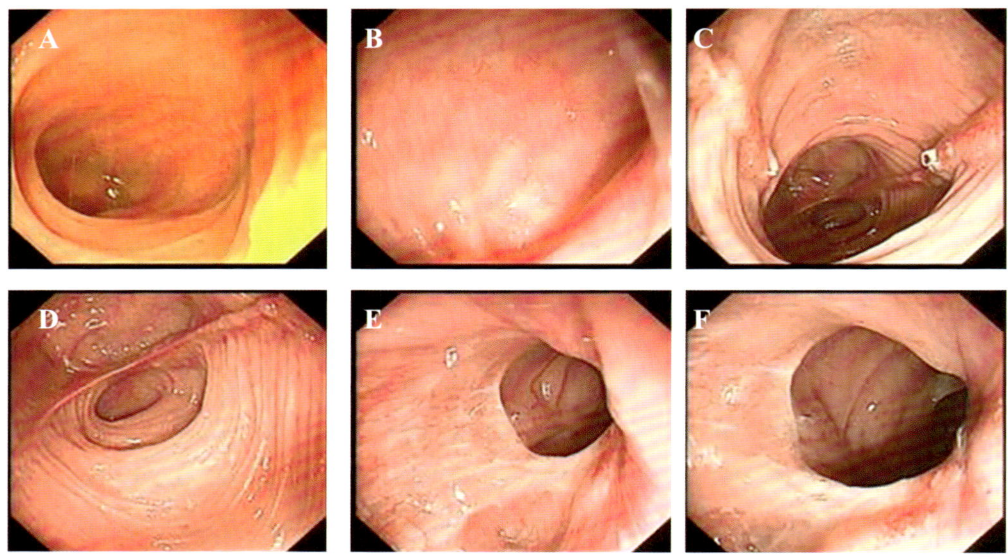

图 27-9　肠镜：储袋内部炎症不明显。

放射科意见

储袋造影（图 27-10）：经肛注入适量水溶性对比剂，可见回肠储袋肛管吻合，小肠延伸至右下腹造瘘，未见明显对比剂外溢。

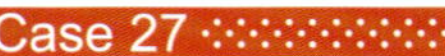

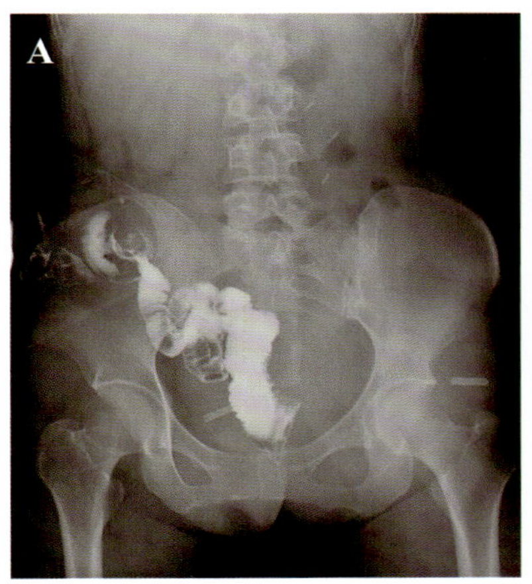

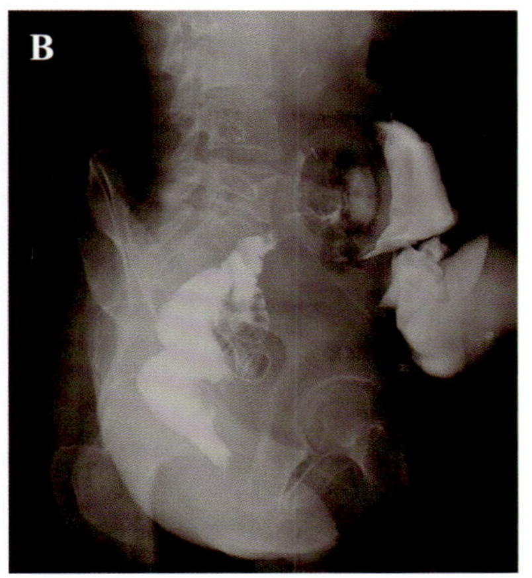

图 27-10 结肠造影：结直肠全切后，回肠储袋肛管吻合，造瘘通畅。图A：正位片；图B：侧位片。

腹部CT检查（图 27-11）示：结直肠局部术后改变，骶前包裹性积液，右下腹回肠造口状态；盆腔少量积液。

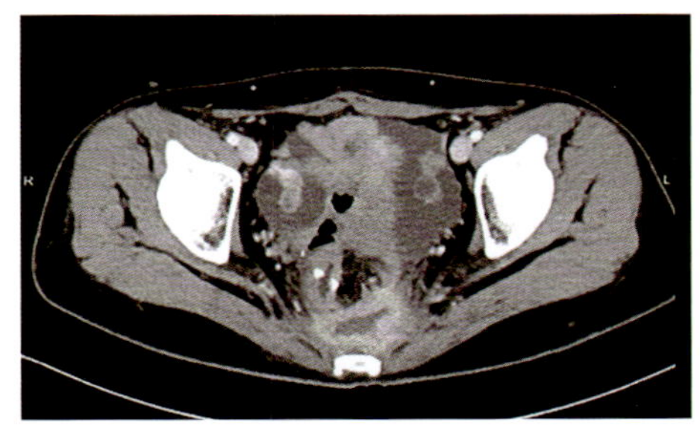

图 27-11 腹部CT：骶前包裹性积液。

外科意见

患者储袋周围包裹性积液需要警惕储袋瘘的可能，暂不还纳，继续予以生物制剂治疗，随访观察。

第四阶段诊疗

回肠造口术后 5 个月余，可以入院评估造口还纳。

消化科意见

肠镜检查（图 27-12）示：封套、吻合口、储袋及输出输入袢黏膜未见明显异常。

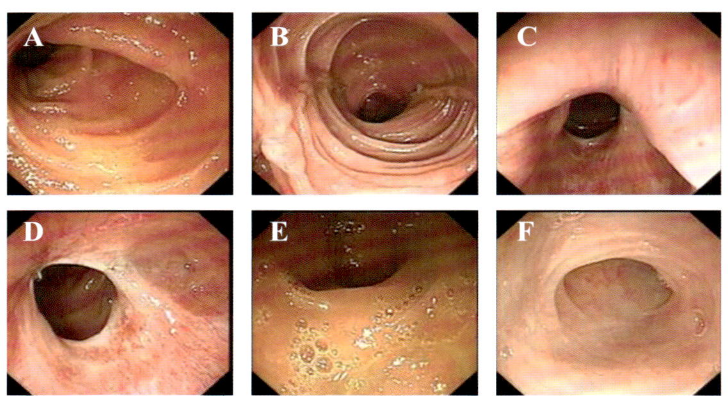

图 27-12　肠镜：储袋基本正常。

放射科意见

结肠造影（图 27-13）：经肛注入适量水溶性对比剂。结直肠全切后，回肠储袋肛管吻合，小肠延伸至右下腹造瘘，未见明显对比剂外溢。

腹部CT检查（图 27-14）示：结直肠局部术后改变，骶前厚壁包裹性积液较图 27-11 有吸收，右下腹回肠造口状态，盆腔少量积液较前吸收。

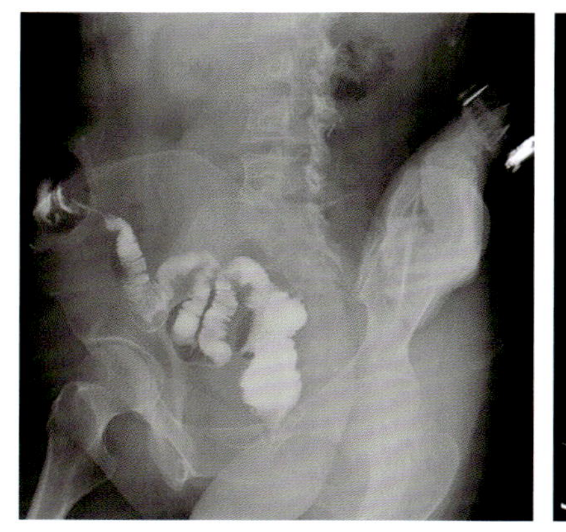

图 27-13　结肠造影：未见明显对比剂外溢。

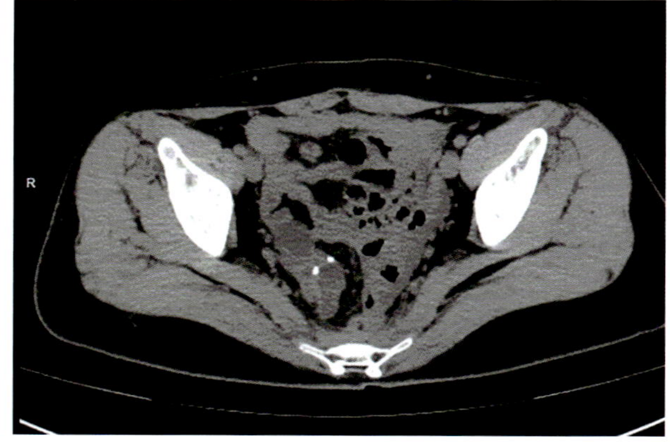

图 27-14　腹部CT：右下腹回肠造口状态，盆腔有少量积液。

外科意见

2023 年 6 月 21 日，行回肠造口还纳术。术后 5 天，患者出院。术后回肠

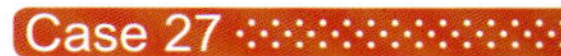

造口切除组织病理：小肠黏膜与皮肤组织相连，间质内见大量炎症细胞浸润，伴纤维组织及肉芽组织增生。

最终诊断

未定型结肠炎（indeterminate colitis，IC）。

后续治疗

为降低克罗恩病样储袋炎发病风险，术后给予患者阿达木单抗治疗。后期随访，患者排便次数尚可。复查储袋镜提示储袋黏膜正常，封套轻度炎。

总　结

未定型结肠炎是一种特殊类型的结肠炎，其临床表现、相关实验室和影像学检查具备炎症性肠病相关临床特征，但不足以诊断为溃疡性结肠炎或克罗恩病。最初，未定型结肠炎用于指代切除结肠患者的病理学检查无法确诊为溃疡性结肠炎或克罗恩病而形成的病理学诊断。Price 教授团队在 1978 年第一次使用该命名。2005 年，在蒙特利尔召开的国际会议首次提出“未定型炎症性肠病（inflammatory bowel disease unclassified，IBDU）”概念，把临床表现、内镜特征及病理检查结果均无法明确诊断和分型的结肠炎定义为未定型炎症性肠病。而未定型结肠炎特指结肠切除术后病理仍无法明确的情况。然而，随着时间的推移，大部分诊断为未定型结肠炎的患者最终可确诊为溃疡性结肠炎或克罗恩病。

在炎症性肠病人群中，有 6% 的成人和超过 12% 的儿童为未定型结肠炎，且以女性居多。研究显示，80% 的未定型结肠炎患者在 8 年内将确诊为克罗恩病或溃疡性结肠炎。

未定型结肠炎药物治疗倾向于参照溃疡性结肠炎的治疗方案。对于轻症患者，可使用美沙拉秦控制疾病活动；对于中度患者，可考虑采用硫唑嘌呤治疗；对于中重度患者，则可考虑使用激素治疗；对于重度患者，则建议采用抗 TNF-α 制剂治疗。维得利珠单抗和乌司奴单抗在该病的药物治疗方面无有效的推荐意见。

当未定型结肠炎存在手术指征时，外科治疗需要根据不同情况制定不同的手术方案。如果克罗恩病仍无法排除，建议先行结肠切除联合回肠造口术，根据病理以及疾病进程决定下一步外科治疗方案。如果切除结肠病理倾向于溃疡性结肠炎，或者无发展为克罗恩病的依据（症状及相关化验指标），则可考虑行回肠储袋肛管吻合术。

有研究显示，未定型结肠炎行回肠储袋肛管吻合术后，储袋失败率约为7.5%，术后并发症发生率约为6.7%。在并发症中，储袋瘘、储袋狭窄和储袋炎的发生率分别约为8.9%、3.5%和19.4%。有研究随访了未定型结肠炎患者在行回肠储袋肛管吻合术后14年的预后情况，发现39%的患者逐渐出现克罗恩病相关症状，且这部分患者需要使用克罗恩病相关药物，最终随访发现这部分患者中需要重建储袋以及因储袋并发症切除储袋的患者比例明显高于无克罗恩病症状的未定型结肠炎患者。大多数未定型结肠炎患者接受回肠储袋肛管吻合术后，长期储袋功能及生活质量均良好。因此，回肠储袋肛管吻合术对于未定型结肠炎患者是可选择的一种手术方式。

总之，未定型结肠炎患者在无克罗恩病诊断依据时，外科手术治疗可首选回肠储袋肛管吻合术，但需充分告知患者风险。未定型结肠炎诊断如倾向于克罗恩病，则一般建议选择病变肠段切除联合肠造口术，根据病理结果以及随访症状评估是否进一步行回肠储袋肛管吻合术。未定型结肠炎在行回肠储袋肛管吻合术后需定期复查，必要时采取预防复发的药物治疗。

参考文献

[1] Netz U, Galbraith NJ, O'Brien S, et al. Long-term outcomes following ileal pouch-anal anastomosis in patients with indeterminate colitis[J]. Surgery, 2018, 163（3）: 535-541.

[2] Venkateswaran N, Weismiller S, Clarke K. Indeterminate colitis-update on treatment options[J]. J Inflamm Res, 2021, 14: 6383-6395.

[3] Emile SH, Gilshtein H, Wexner SD. Outcome of ileal pouch-anal anastomosis in patients with indeterminate colitis: a systematic review and meta-analysis[J]. J

Crohns Colitis, 2020, 14（7）: 1010-1020.

[4] Jackson KL, Stocchi L, Duraes L, et al. Long-term outcomes in indeterminate colitis patients undergoing ileal pouch-anal anastomosis: function, quality of life, and complications[J]. J Gastrointest Surg, 2017, 21（1）: 56-61.

浙江大学医学院附属邵逸夫医院

葛晓龙　周　伟

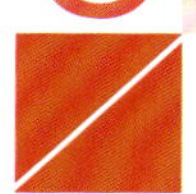

Case 28 难治性、顽固型克罗恩病病例多学科讨论

消化科病史汇报

患者，男性，24 岁，因“间断腹痛，腹泻 2 年余”于 2023 年 10 月 20 日入住西京医院消化内科。

▶ 现病史

2021 年 8 月初，患者在无明显诱因下出现脐周绞痛，伴排气、排便停止，无恶心、呕吐、发热、寒战等。外院查腹平片提示“肠梗阻”，予美沙拉秦等对症治疗，症状可缓解。2021 年 8 月 13 日，患者于我院行结肠镜检查（图 28-1）可见回盲部及回肠末段、全结肠多发溃疡性改变，病理提示黏膜慢性活动性炎伴糜烂；全肠道成像可见：小肠多发节段性肠壁增厚、黏膜强化，回盲瓣轻度增厚，横结肠远端肠壁局限性增厚，肠系膜多发淋巴结肿大，炎性改变可能。综合以上病历资料，考虑诊断克罗恩病，予阿达木单抗（Adalimumab，ADA）1 次/2 周治疗。定期随诊，于 2021 年 11 月 23 日予复查肠镜（图 28-2），结果提示病变较前改善。

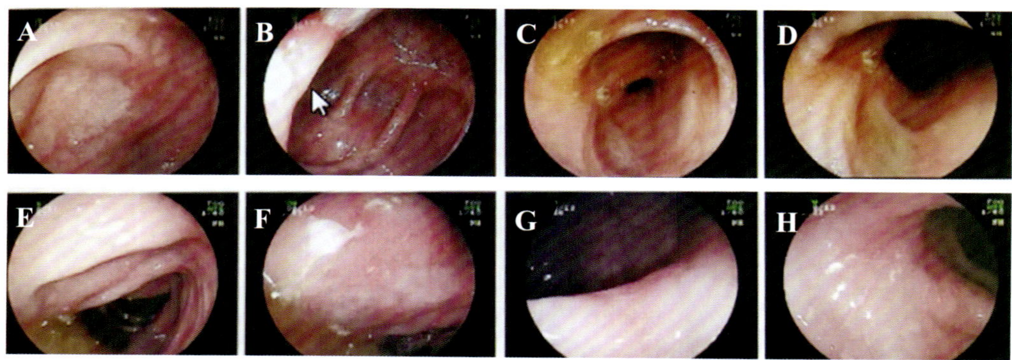

图 28-1　结肠镜（2021 年 8 月 13 日）：回盲部及回肠末段、全结肠黏膜充血、水肿、糜烂，多发溃疡性改变。图 A：阑尾开口；图 B：回盲瓣；图 C～D：回肠末段；图 E～F：升结肠；图 G：乙状结肠；图 H：直肠。

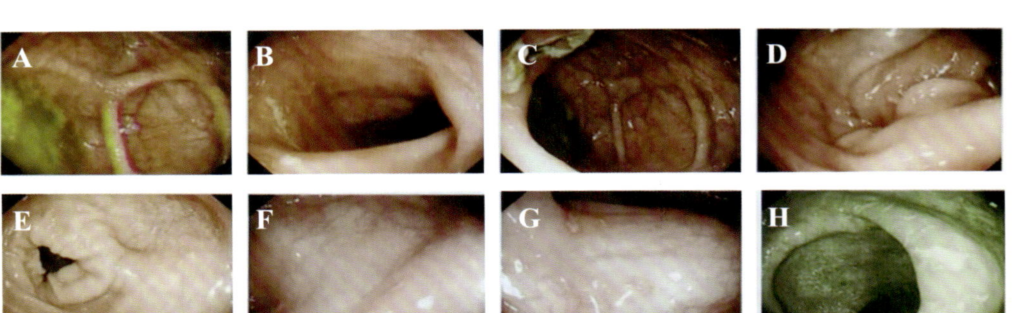

图 28-2　结肠镜（2021 年 11 月 23 日）：结肠散在黏膜红肿及白色瘢痕，病变较 3 个月前改善。图 A：阑尾开口；图 B：回肠末段；图 C：回盲瓣；图 D：升结肠；图 E：横结肠；图 F：降结肠；图 G：乙状结肠；图 H：直肠。

2022 年 5 月 17 日，患者在无明显诱因下出现腹泻，最多 10 次/日，偶有便血，无黏液，伴胸背部、上肢色素沉着，于我院复查结肠镜（图 28-3）示：回盲瓣变形开放，瓣口散在片状黏膜充血、糜烂，覆白苔；结肠散在大片状黏膜充血、糜烂，以乙状结肠、直肠为著，覆白苔，血管纹理模糊；直肠可见皱裂样改变。病理提示黏膜慢性活动性炎伴糜烂，可见隐窝脓肿及溃疡形成。查阿达木单抗血药浓度低（3.9μg/mL），抗阿达木单抗抗体＜ 4ng/mL，遂将阿达木单抗治疗频率增至 1 次/周，治疗 12 个周期后，患者自觉症状无明显改善。

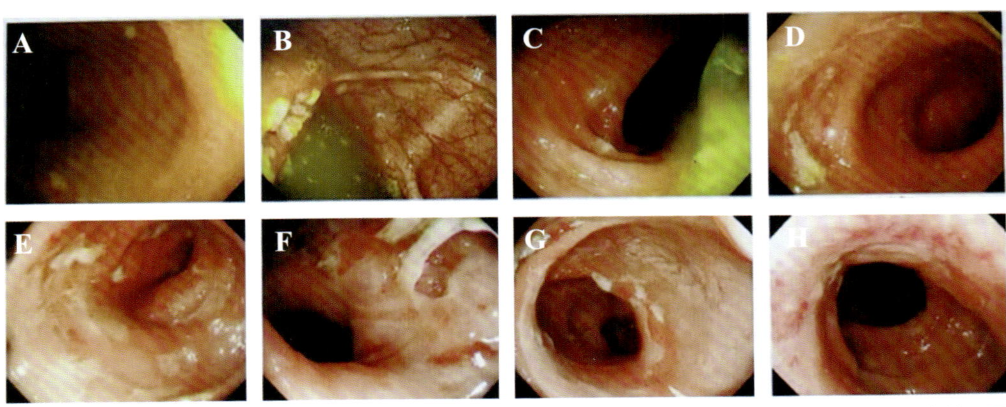

图 28-3　结肠镜检查（2022 年 5 月 17 日）：可见回盲瓣变形开放，瓣口散在片状黏膜充血、糜烂，覆白苔；退镜至距肛门约 40cm 以远处散在大片状黏膜充血、糜烂，以乙状结肠、直肠为著，覆白苔，血管纹理模糊；直肠可见皱裂样改变。图 A：回肠末段；图 B：回盲部；图 C～D：降结肠；图 E～F：乙状结肠；图 G～H：直肠。

2022 年 8 月 17 日，予复查结肠镜（图 28-4），回盲瓣及结肠病变较前无明显变化，提示单用阿达木单抗效果不佳。加用乌司奴单抗（Ustekinumab，

UST），1 次/8 周，皮下注射治疗，腹泻缓解至 5～6 次/日。

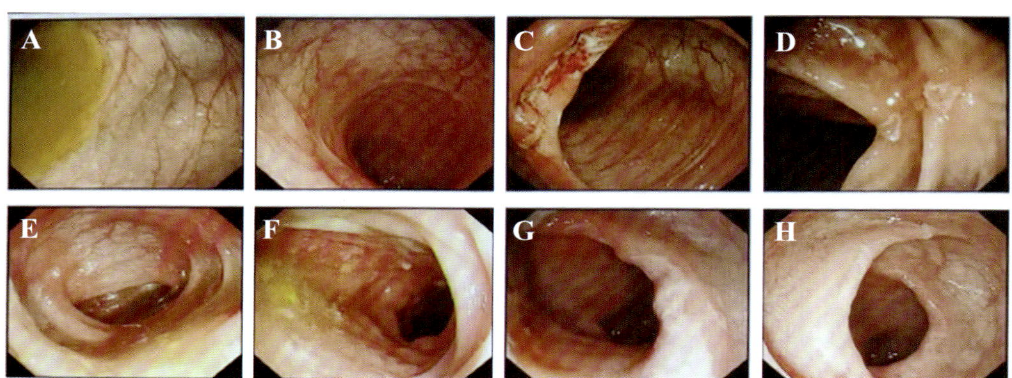

图 28-4　结肠镜检查（2022 年 8 月 17 日）：可见回盲瓣黏膜粗糙，充血水肿明显，覆脓苔，接触性出血。退镜至横结肠近肝曲处可见数处类圆形黏膜浅凹陷，底覆薄苔，边缘黏膜略充血；距肛门 30～15cm 肠黏膜欠光滑，充血明显，较多脓性分泌物附着，皱襞变浅；距肛门 10cm 以下数处环形黏膜浅凹陷，底覆薄苔，周围黏膜充血明显。镜下表现较 3 个月前无明显变化。图 A：阑尾开口；图 B：回肠末段；图 C：回盲瓣；图 D：横结肠；图 E：降结肠；图 F：乙状结肠；图 G～H：直肠。

2022 年 11 月，患者再次突发脐周绞痛，排便后不缓解，不伴发热、寒战、恶心、呕吐等，于消化科急诊行全肠道成像，可见部分回肠肠壁、左半结肠肠壁弥漫性增厚、黏膜强化，肠系膜多发淋巴结肿大，考虑炎性改变。暂给予解痉镇痛、营养支持等对症治疗，腹痛可缓解。出院后，大便次数波动在 5～6 次/日。

自 2023 年 3 月起，患者大便次数逐渐增加，无黏液血便，伴腰骶部疼痛，晨起明显，无明显晨僵。至 2023 年 5 月，大便次数增至 10 次/日，腰骶部疼痛加重，伴下腹刺痛。5 月 16 日于消化科完成结肠镜检查（图 28-5）。结肠镜镜下可见部分黏膜呈铺路石样改变，散在穿凿样溃疡，肠腔狭窄，肠壁僵硬，接触性出血，较 2022 年 8 月明显加重。活检病理提示：黏膜慢性活动性炎伴糜烂及溃疡形成，未见明确肉芽肿。免疫组化：CMV（－），EBER 原位杂交（－）。调整治疗方案为维得利珠单抗（Vedolizumab，VDZ）300mg 联合乌司奴单抗 90mg 皮下注射治疗，病情好转出院。出院后，患者自觉腹痛、腹泻较前无明显改善，大便 10～15 次/日，偶带少量黏液脓血，近 3 个月体重下降 3kg。遂于 2023 年 7 月开始口服醋酸泼尼松 40mg/d（规律减停），余继续规律使用维得利珠单抗联合乌司奴单抗治疗，大便可减少至 4～5 次/日，仍有黏液血便。

2023 年 8 月 31 日，患者于我院复查结肠镜（图 28-6）示：病变较前（2023

年 5 月 16 日）减轻。

2023 年 10 月初，患者在激素减停后再次出现腹泻，10 余次/日，可见黏液血便，伴下腹痛，不伴恶心、呕吐、发热。对症治疗后，症状持续不缓解。为求进一步诊治入西京医院消化科，门诊以“克罗恩病，中-重度活动期”收入院。

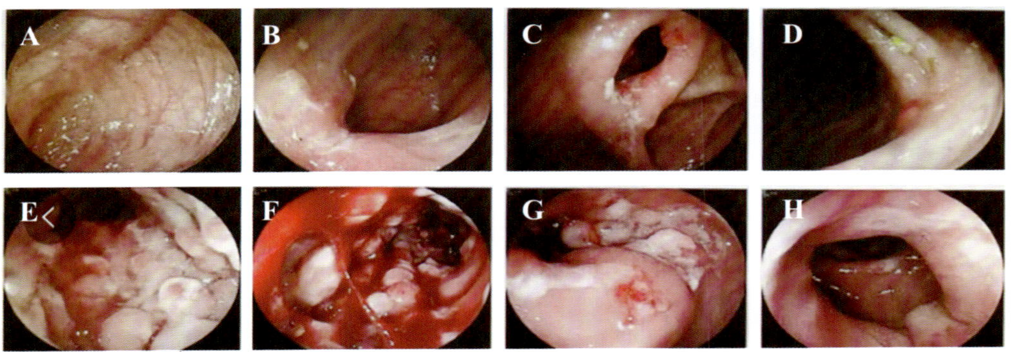

图 28-5 结肠镜检查（2023 年 5 月 16 日）：退镜至回肠末段距回盲瓣约 6cm 处见片状黏膜充血、糜烂，覆薄苔，回盲瓣瓣口开放，散在片状黏膜浅凹陷，底覆薄苔，边缘黏膜充血；横结肠近肝曲见片状黏膜瘢痕改变，表面发红，周围黏膜略聚集；距肛门约 30cm 以下病变明显加重，以 30～10cm 为著，黏膜呈铺路石样改变，散在穿凿样溃疡，肠腔狭窄，肠壁僵硬，皱襞消失，接触性出血；以下散在弧状或环形黏膜浅凹陷，底覆薄苔，周围黏膜充血。镜下表现较 2022 年 8 月明显加重。图 A：阑尾开口；图 B：回肠末段；图 C：回盲瓣；图 D：横结肠近肝曲；图 E～F：乙状结肠；图 G：直肠；图 H：肛门。

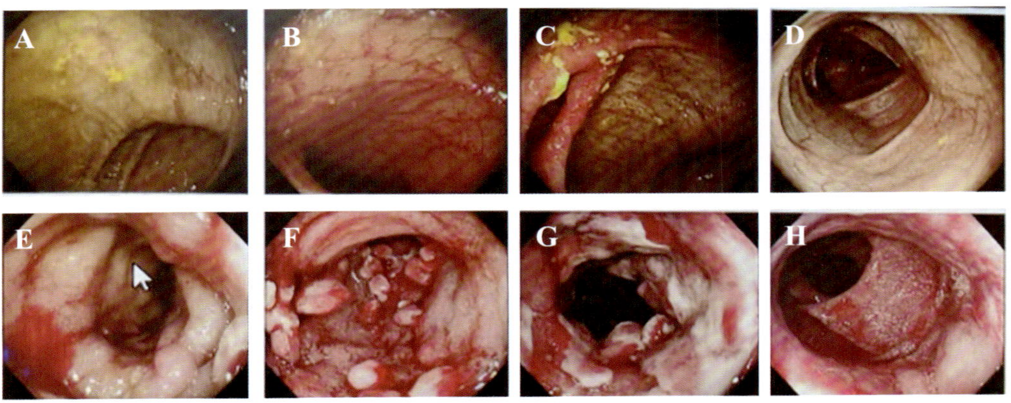

图 28-6 结肠镜检查（2023 年 8 月 31 日）：可见回盲瓣瓣口小片状黏膜充血、糜烂；距肛门约 30cm 以下黏膜绒毛状改变，略充血；距肛门 25cm→10cm 病变明显加重，黏膜铺路石样改变，散在溃疡，覆厚苔，病变致肠腔狭窄，肠壁僵硬，皱襞消失，接触性出血；以下黏膜欠光滑，白斑状改变。观察病变较 2023 年 5 月 16 日减轻。图 A：阑尾开口；图 B：回肠末段；图 C：回盲瓣；图 D：横结肠；图 E～G：乙状结肠；图 H：直肠。

▶ 入院查体

身高 170cm，体重 54kg，BMI 18.69kg/m^2。慢性病容，营养不良，贫血貌，全身多处皮肤色素沉着。腹平坦，未见胃肠型、蠕动波。右下腹压痛，无反跳痛、肌紧张，全腹未扪及包块，肝肋下未及。肝、肾区无叩痛，腹部移动性浊音阴性。听诊肠鸣音稍活跃。

▶ 实验室检查

血小板计数 356×10^9/L；纤维蛋白原含量 4.66g/L；红细胞沉降率 38mm/h；超敏C反应蛋白 34.20mg/L；白/球蛋白比 1.1，白蛋白 35.2g/L；大便性状（稀便），隐血试验（+），红细胞（4+）/HP，白细胞（4+）/HP，脓细胞（3+）/HP，转铁蛋白（+）；肠道细菌总数轻度减少；尿比重（SG）1.0031；艰难梭菌毒素检测未见明显异常。

病理科意见

患者在我院共进行 5 次内镜组织病理学活检。

2019 年 9 月 24 日病理：回盲及回肠末段、全结肠多发炎性或溃疡性改变。

2021 年 8 月 13 日病理：回盲黏膜慢性炎，结肠黏膜慢性活动性炎伴糜烂，表面可见急性炎性渗出。

2021 年 11 月 30 日病理：回盲瓣黏膜慢性活动性炎伴糜烂，仅查见个别隐窝腺体，未见明确肉芽肿，建议结合临床及内镜综合考虑，必要时多部位取材送检；乙状结肠黏膜活动性炎伴糜烂。

2022 年 5 月 17 日病理：乙状结肠黏膜慢性活动性炎伴糜烂，可见隐窝脓肿；回盲瓣黏膜慢性活动性炎伴糜烂，溃疡形成。

2023 年 5 月 16 日 病 理（图 28-7）：回肠末段、回盲瓣黏膜慢性活动性炎伴糜烂；乙状结肠黏膜慢性炎伴糜烂；直肠慢性活动性炎伴糜烂及溃疡形成，未见明

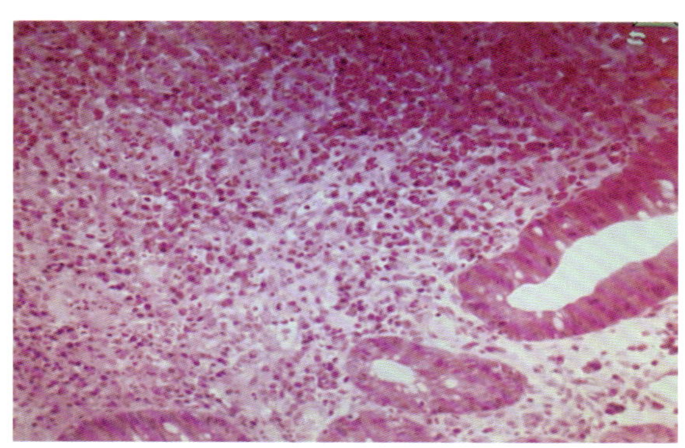
图 28-7　结肠镜病理（2023 年 5 月 16 日）：可见黏膜慢性活动性炎伴糜烂及溃疡形成，未见明确肉芽肿；免疫组化 CMV（－），EBER 原位杂交（－）。

确肉芽肿，请结合临床内镜综合考虑。免疫组化结果：CMV（—），EBER原位杂交（—）。

影像科意见

患者在西京医院共进行3次肠道CT检查。

2021年8月13日，全肠道成像（图28-8）可见：小肠多发节段性肠壁增厚、黏膜强化，回盲瓣轻度增厚，横结肠远端肠壁局限性增厚，肠系膜多发淋巴结肿大，炎性改变可能。

图28-8　全肠道成像（2021年8月13日）：空肠、回肠肠壁多发节段性肠壁增厚，黏膜强化，回盲瓣轻度增厚；横结肠远端肠壁局限性增厚，肠系膜多发淋巴结肿大，炎性改变可能。

2022年11月30日，行全肠道成像（图28-9）：可见部分回肠肠壁、左半结肠肠壁弥漫性增厚、黏膜强化，肠系膜多发淋巴结肿大，考虑炎性改变。

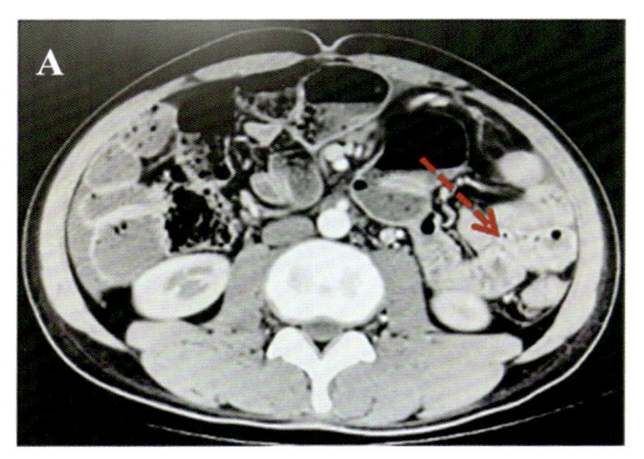

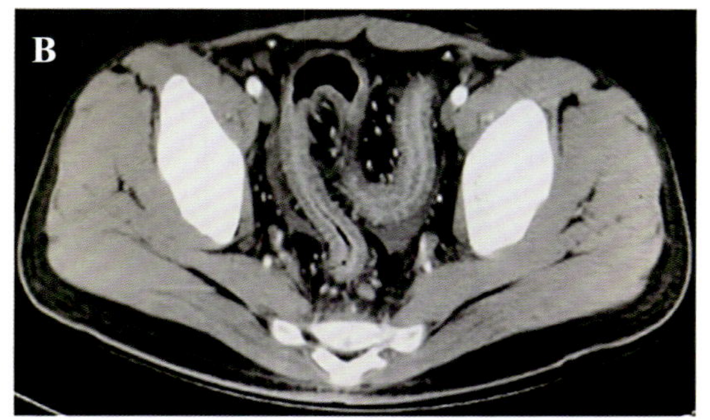

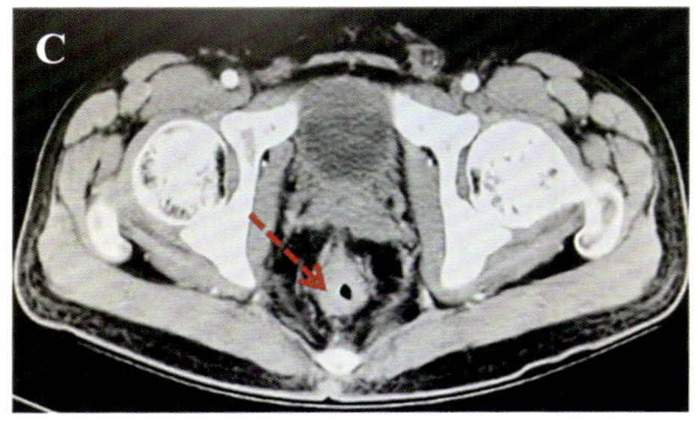

图28-9　全肠道成像（2022年11月30日）：盆腔入口处回肠（图A）肠壁明显增厚、黏膜强化，肠系膜多发淋巴结肿大，符合小肠克罗恩病表现；乙状结肠（图B）、直肠（图C）肠壁弥漫性肿胀、增厚。

2023 年 5 月 5 日，全肠道成像提示回肠、全组结肠、直肠炎性改变，符合克罗恩病表现；左侧睾丸鞘膜腔积液。

最终诊断

克罗恩病。

后续治疗及预后

患者使用乌司奴单抗和维得利珠单抗联合治疗 5 个月，大便次数仍然可达 10 余次/日，且可见黏液血便，肠道病变较前略好转但仍较重，考虑联合乌司奴单抗疗效欠佳，继续维得利珠单抗治疗，同时于 2023 年 10 月 23 日开始加用乌帕替尼 45mg/d，患者腹痛、腹泻好转，出院时大便次数减少至 4 次/日，为黄色水样便。嘱患者出院后规律随诊，继续予乌帕替尼 45mg/d联合维得利珠单抗治疗。

总　结

该患者为青壮年男性，诊断为克罗恩病，临床表现以反复腹痛、腹泻为主，可见黏液血便，病变主要累及直肠、乙状结肠，按蒙特利尔分型为L_1＋L_2型。克罗恩病可累及胃肠道的任何部位，但以回肠受累为主，根据受累部位可分为回肠末段（L_1）、结肠（L_2）、回结肠（L_3）和上消化道（L_4）4 型。不同分型的克罗恩病似乎有不同的特征，尤其是回肠克罗恩病和孤立性结肠克罗恩病。回肠克罗恩病与吸烟的关联性更强，更常见脊柱炎或肛周疾病；结肠克罗恩病的发生与口服避孕药的关联性更强，更常见关节炎、关节痛、结节性红斑、坏疽性脓皮病及眼部病变等肠外表现。临床上，原发性硬化性胆管炎多见于溃疡性结肠炎患者，克罗恩病合并原发性硬化性胆管炎时多见于L_2型克罗恩病，且更常表现为非狭窄性、非穿透性，这种表型类似于溃疡性结肠炎。在血清学检测中，酿酒酵母抗体阳性主要见于克罗恩病患者，尤其是回肠或回结肠克罗恩病患者，这类患者更常需要回盲部或结肠切除术；而核周抗中性粒细胞胞浆抗体（pANCA）多见于溃疡性结肠炎患者，当克罗恩病患者出现pANCA

阳性时，主要表现为结肠（L_2）受累型。在疾病病程方面，相对于孤立性结肠受累而言，孤立性回肠受累会显著增加疾病进展（*HR*=7.76）和发生肠道并发症的风险（*HR*=9.25）。在治疗反应方面，孤立性回肠受累是抗TNF-α治疗反应的阴性预测因子，其应答率和缓解率都显著低于孤立性结肠受累；而孤立性结肠克罗恩病对完全肠内营养诱导缓解的反应降低。综上，克罗恩病肠道病变累及的部位不同，其临床表现、疾病特征、治疗反应等方面可能存在显著差异，因此也有观点认为应该将孤立性结肠克罗恩病视为炎症性肠病的独立表型，同时应该与溃疡性结肠炎仔细鉴别。孤立性结肠克罗恩病保留了克罗恩病的病理特征，溃疡呈深凿样、节段性分布，病变之间黏膜正常；而溃疡性结肠炎的溃疡表浅，往往是连续性、弥漫性分布，如果溃疡是分散的，病变之间的黏膜也总是异常充血或呈颗粒状，则病理查见肉芽肿反应及壁内裂隙可帮助鉴别。

在治疗上，本例患者先后采取了单用阿达木单抗，阿达木单抗联合乌司奴单抗，维得利珠单抗联合乌司奴单抗治疗，效果均不佳；激素＋维得利珠单抗＋乌司奴单抗联合用药时可有效控制肠道炎症，但激素减停后症状复发（激素依赖），属于难治性、顽固性克罗恩病，即对于2个或以上生物制剂/小分子药物联合治疗无效的克罗恩病，联合治疗时可以加用免疫抑制剂、生物制剂或小分子药物。常用的免疫抑制剂为硫唑嘌呤。硫唑嘌呤可以降低抗TNF-α制剂的免疫原性，防止抗药抗体产生。已有临床随机对照试验表明，抗TNF-α制剂＋硫唑嘌呤联合治疗优于任何一种药物的单药治疗，同时在降级治疗时建议停用免疫抑制剂，因为停用英夫利昔单抗可能增加患者克罗恩病复发的风险。克罗恩病患者常用的生物制剂有3种：①抗TNF-α制剂，如英夫利昔单抗、阿达木单抗；②抗IL-12/23制剂，如乌司奴单抗；③抗整合素制剂，如维得利珠单抗。临床在使用生物制剂联合治疗时常选用不同治疗靶点的药物，以获取不同抗炎作用机制的累加效应。其中，抗整合素制剂是目前唯一的肠道选择性生物制剂，可以精准抑制肠道炎症而不影响全身免疫功能。因此，最常用的用药组合为抗TNF-α制剂＋抗整合素制剂，其次为乌司奴单抗＋抗整合素制剂。相比联合维得利珠单抗，联合乌司奴单抗治疗的患者可能结局改善更好，而维得利珠单抗＋乌司奴单抗也被视为是一种安全有效的治疗难治性炎症性肠病的方案。

目前，文献报道生物制剂双靶治疗可以改善部分患者的肠道和肠外症状，实现临床缓解，且多数患者可以避免手术，尤其是对因复杂肠外表现选择联合治疗的患者疗效更优。获得临床缓解后，大部分患者可以停用类固醇药物或改用单药治疗。近年来，小分子药物因可以口服、能够进入细胞内作用于胞内靶点、免疫原性低的特点，也越来越多地用于治疗炎症性肠病，最常见的组合为维得利珠单抗＋托法替尼，其次为乌司奴单抗＋托法替尼。本例患者当前的治疗方案为维得利珠单抗联合乌帕替尼，可暂时实现症状缓解，但仍需根据后续随访情况判断治疗效果。

除治疗效果外，无论联用哪种药物，安全性都是医生和患者最关注的问题。数据表明，抗TNF-α制剂＋硫唑嘌呤会增加感染和恶性肿瘤的发生风险，而生物制剂或小分子联合治疗安全性较好，不良事件、感染和恶性肿瘤的总体发生率与抗TNF-α制剂单药治疗相似。除疗效和安全性外，临床医师在选择联合治疗方案时也要考虑药物价格、药物是否纳入医保等经济因素，并在与患者充分讨论、权衡获益和风险后选择最优的治疗方案。

参考文献

[1] Dulai PS, Singh S, Vande Casteele N, et al. Should we divide Crohn’s disease into ileum-dominant and isolated colonic diseases?[J]. Clin Gastroenterol Hepatol, 2019, 17(13): 2634-2643.

[2] Ahmed W, Galati J, Kumar A, et al. Dual biologic or small molecule therapy for treatment of inflammatory bowel disease: a systematic review and meta-analysis[J]. Clin Gastroenterol Hepatol, 2022, 20(3): e361-e379.

[3] 贾燕，朱少康，马贤纵，等. 生物制剂双靶治疗难治性克罗恩病五例并文献复习[J]. 中华炎性肠病杂志，2022，6（3）：228-234.

空军军医大学附属西京医院

刘小宁

Case 29

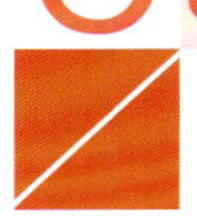

克罗恩病肠道狭窄合并肠内肿瘤病例多学科讨论

消化科病史汇报

患者，男性，37 岁，因“间断腹痛、腹泻 10 年余，停止肛门排气 1 月余”于 2018 年 7 月入院。

▶ **现病史**

2009 年，患者因腹痛、腹泻在当地医院就诊。当地医院考虑肠炎，予对症治疗，未完善内镜检查。2011 年，患者出现明显消瘦，于外院行肠镜检查提示克罗恩病伴横结肠狭窄，经美沙拉秦治疗后，症状有所好转。2013 年，患者于外院复查肠镜及小肠CTE提示疾病活动，注射用甲泼尼龙琥珀酸钠静滴冲击治疗后逐渐减停，改为硫唑嘌呤 2 片/日长期维持。2017 年 10 月，外院复查评估考虑硫唑嘌呤疗效欠佳，将硫唑嘌呤调整为他克莫司；治疗 6 个月后，患者再次出现腹泻，自行停用他克莫司，改服硫唑嘌呤。自 2018 年 6 月起，患者出现腹胀，伴恶心、食欲下降，无呕吐，后症状加重，并于 7 月出现肛门排气消失，CT 平扫提示横结肠、升结肠及降结肠肠壁增厚伴周围渗出。2018 年 7 月，复查CT平扫，症状无明显缓解，收入上海仁济医院。

▶ **入院查体**

体重 53kg，身高 170cm，BMI 18.3kg/m^2。体温 37℃，脉搏 82 次/分，呼吸 18 次/分，血压 128/82mmHg。患者神清，气平，精神可，全身皮肤、黏膜无黄染。双肺呼吸音清，未及干湿啰音。心律齐，未及病理性杂音。腹部膨隆，无压痛、反跳痛，肝脾肋下未及，肝颈反流征（一）。肠鸣音正常，移动性浊音（一）。双下肢无水肿，病理征（一）。

▶ 既往史

2017 年 9 月，行肛瘘手术。个人史、家族史无殊。

▶ 实验室检查

C 反应蛋白 23.31mg/L，红细胞沉降率 13 mm/h，降钙素原 0.627ng/mL。白细胞计数 5.08×10^9/L，血小板计数 425×10^9/L，血红蛋白 136g/L。肝肾功能未见异常，白蛋白 29.5 g/L。粪便钙卫蛋白 376μg/g，粪常规、尿常规（－），RPR（－），HIV（－），乙肝五项（－），HCV-Ab（－），EBV、CMV（－），T-SPOT（－），粪涂片、粪培养（－），粪寄生虫、CDI（－）。ANA 均质型，1∶160 ENA 系列抗体（－），ACL（－），MPO-ANCA（－），PR3-ANCA（＋），p-ANCA（－），c-ANCA（－），血 IgA、IgG、IgM、IgG_4 正常，抗 O、类风湿因子正常，dsDNA 正常，甲胎蛋白 8.27ng/mL（↑），癌胚抗原、CA199、CA724、CA125（－），血清蛋白电泳及免疫固定电泳（－）。

既往影像学检查追溯

2011 年，肠镜：进镜 90cm，见横结肠肠腔狭窄呈环状，黏膜增生呈鹅卵石样改变，有散在小溃疡，表面附脓苔；乙状结肠黏膜轻度充血、水肿，小片状糜烂。内镜下诊断克罗恩病可能。病理提示：横结肠溃疡，未见肉芽肿性病变。

2013 年 8 月，肠镜：进镜 50cm，见横结肠肠腔狭窄呈环状，直肠黏膜轻度充血、水肿，有小片状糜烂。内镜下诊断克罗恩病，肠结核待排。病理提示：上皮样细胞肉芽肿性病变。2013 年 9 月，肠 CTE：升结肠、横结肠、小肠节段性管壁增厚，局部管腔稍狭窄，考虑克罗恩病可能。

2017 年 1 月，肠镜：插镜至横结肠距肛缘 50cm 处，见管腔环形狭窄，普通内镜无法通过，横结肠、降结肠、乙状结肠散在结节样隆起，呈铺路石样改变，有散在小溃疡，表面有脓苔附着；见直肠处黏膜轻度充血、水肿，有小片状糜烂。内镜下诊断克罗恩病可能。病理提示：横结肠黏膜慢性炎，未见溃疡及肉芽肿性病变。

2017 年 10 月，肠镜（图 29-1）：内镜至横结肠中段可见肠腔狭窄，不能进一步进镜，远端结肠可见节段性病变，为白色纵形溃疡，周围黏膜息肉样隆起。内镜下诊断克罗恩病累及结肠，活动期。病理提示：轻-中度慢性肠炎，部分上皮呈息肉样增生。肠CTE：克罗恩病，主要累及远段空肠、回肠末段及结肠，肠腔明显狭窄，腔内见明显息肉样隆起改变、系膜血管增生、肠系膜间隙多发淋巴结肿大；胰腺头部脂肪浸润。

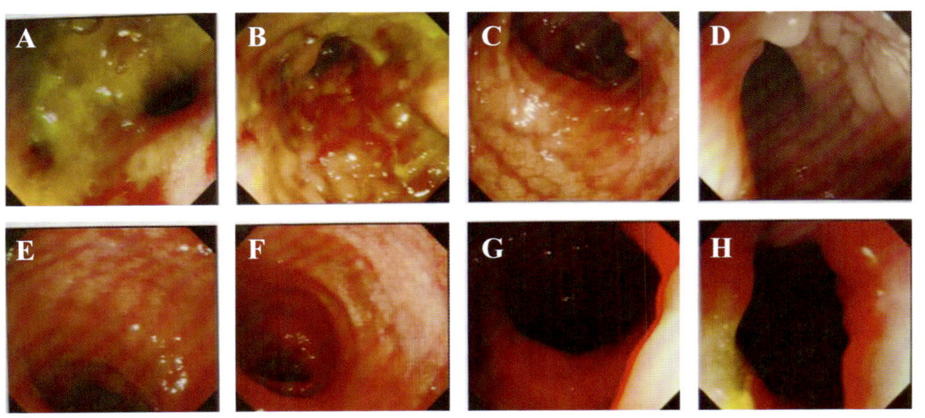

图 29-1　肠镜检查（2017 年 10 月）：内镜至横结肠中段，可见肠腔狭窄，不能进一步进镜，远端结肠可见节段性病变，为白色纵形溃疡，周围黏膜息肉样隆起。

入院影像学检查

2018 年 7 月，腹部CT平扫：横结肠、升结肠及降结肠肠壁增厚伴周围炎性渗出。

2018 年 8 月，肠道CTE（图 29-2）提示：肠道改变考虑克罗恩病，远段空肠-近段回肠肠腔狭窄致上游空肠梗阻可能；乙状结肠走行至右侧髂窝，并与盲肠分界不清，可疑内瘘形成；升结肠走行于腹腔中部，结肠局部黏膜增厚及息肉样隆起改变，建议情况允许时结合内镜检查；胰腺头部脂肪浸润。肛瘘MR增强：肛瘘，穿括约肌型，内口位于膀胱截石位约 11 点方向，大部分瘘管呈纤维化。腹部立位平片（图 29-3）：肠梗阻。请结合临床并密切随访复查。

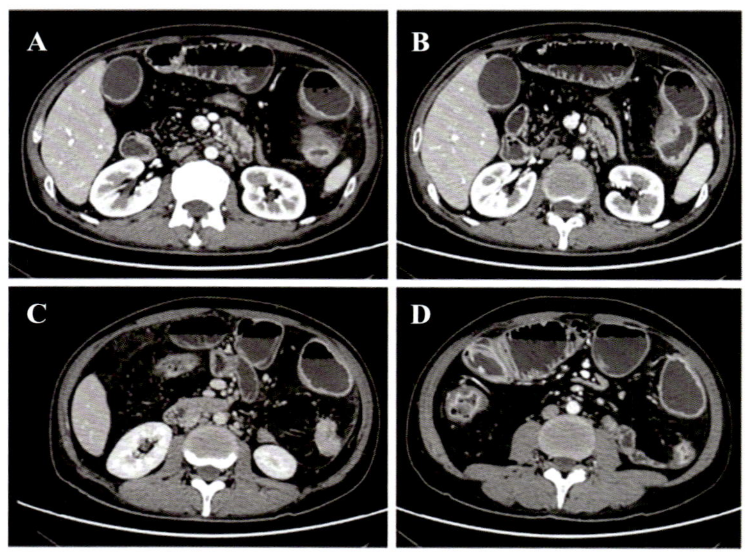

图 29-2　肠道CTE（2018 年 8 月）：可见多处气液平，远段空肠-近段回肠肠腔狭窄致上游空肠梗阻可能，乙状结肠-盲肠内瘘可能。

2018 年 8 月中旬，腹部CT平扫：仍提示多处气液平，“克罗恩病”，远段空肠-近段回肠肠腔狭窄致上游空肠梗阻、扩张，梗阻情况较前片未见缓解，回肠末段及升横结肠肠壁可疑增厚；胰腺头部脂肪浸润；胆囊积液；盆腔少量积液；左下肺条片状渗出影。

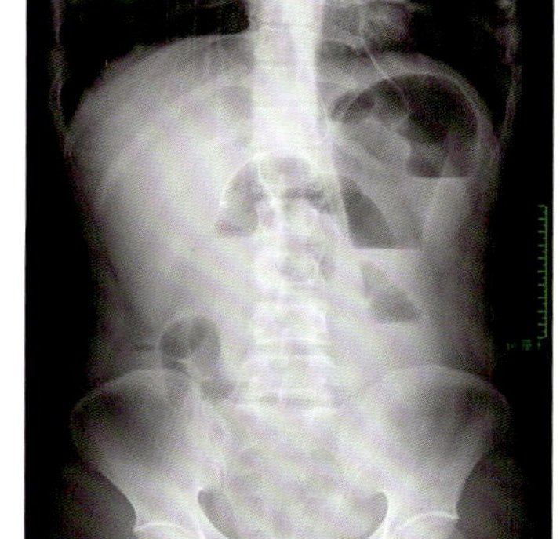

图 29-3　腹部立位平片（2018 年 8 月 22 日）：显示肠梗阻。

外科意见

患者内科治疗无效，肠梗阻难以改善，有手术指征，建议手术。

内科后续治疗

予禁食、胃肠减压、肠外营养支持，并予奥美拉唑护胃、生长抑素抑制肠液分泌，先后予头孢唑肟钠、甲硝唑、左氧氟沙星抗感染，因患者症状改善不明显，复查腹部CT示梗阻情况未见缓解，建议行外科手术治疗。患者家属坚持要求保守治疗，排除禁忌后予注射用甲泼尼龙琥珀酸钠 40mg/d 并规律减量，复查腹部CT示梗阻未完全缓解，遂转外科手术治疗。

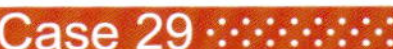

外科手术治疗

2018 年 9 月，患者接受腹腔镜下小肠部分切除术。术中见小肠上段扩张明显，肠壁及肠系膜充血、水肿，距屈氏韧带 120cm 处见明显狭窄肠段，长度约 10cm，肠壁质硬，表面覆污苔，远端十二指肠至回盲部未见明显扩张，腹腔内见血性腹水，探查肝脏、脾脏、盆腔（—），于左侧腹做辅助切口，拖出病变肠段，游离肠系膜，于近端切开减压。两端置入 80# 侧侧吻合器，切割闭合后 80# 侧侧吻合器离断标本，缝合加固吻合口，完善止血，置入负压引流管 2 根，清点器械纱布无误，逐个关闭切口，术闭。

病理科意见

小肠部分切除术肠管标本病理提示：小肠低分化腺癌（二灶：8cm×4cm×2cm，5cm×3cm×2cm），侵至全层，累及神经束，脉管内见癌栓。其中一侧切缘见癌组织浸润，另一侧切缘阴性（图 29-4）。免疫组化："小肠肿瘤"，肿瘤细胞（A）：CK（+）、vim（—）、LCA（—）、CEA（+）、CK7（少量+）、CHG（—）、SYN（—）、Ki-67（50%），结合 HE 染色切片符合低分化腺癌特征。

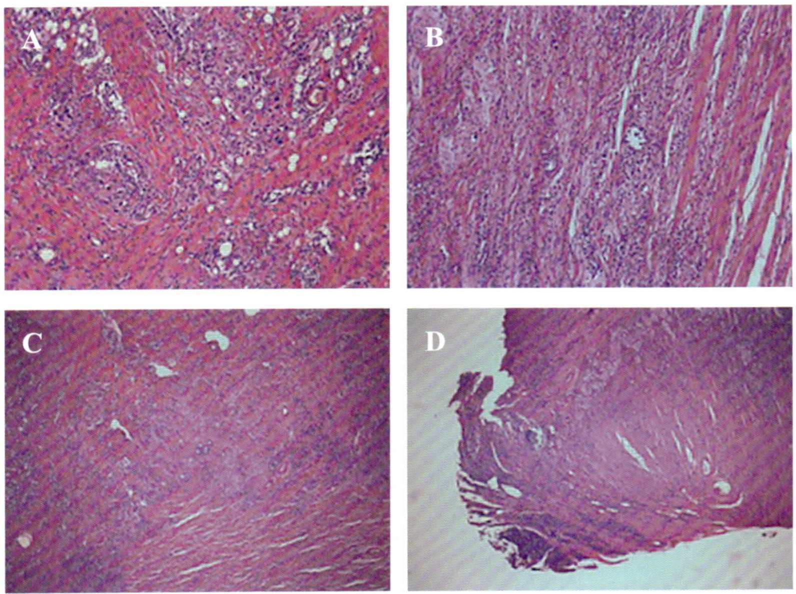

图 29-4 小肠部分切除术术后病理（HE 染色）：小肠低分化腺癌，侵至全层，累及神经束，脉管内见癌栓。

外科二次手术治疗

术后 1 个月，患者仍有肠梗阻表现，外科再次行小肠部分切除术＋复杂肠粘连松解术。术中见腹腔术后表现，小肠肠壁间、大网膜粘连，小肠原吻合口充血、水肿，肠系膜纠结成团，根部见多发肿大淋巴结，盆腔、侧腹壁、大网膜见多发粟粒样结节，盆腔少量积液，探查肝脏、脾脏未见明显异常。术中予分离粘连，游离病变肠段，游离肠系膜根部血管，清扫肠系膜根部周围淋巴结；近端、远端小肠分别开洞，用 80# 侧侧吻合器行小肠侧侧吻合；3-0 缝线缝合加固吻合口；置负压引流管 2 根于盆底，戳创引出。冲洗，完善止血，清点器械纱布无误，逐个关闭切口。

病理科二次意见

“小肠”肠壁浆膜面见癌组织浸润，另见肠壁慢性炎伴溃疡形成（图 29-5）。肠壁淋巴结（3/7）见癌组织转移。二侧切缘及“肠系膜淋巴结”（0/2）阴性。

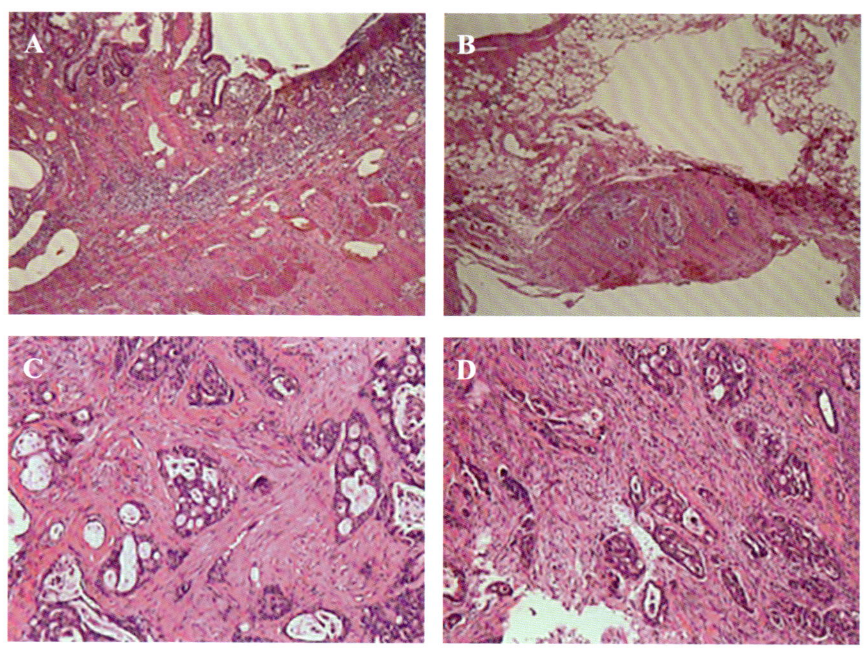

图 29-5　小肠部分切除术＋复杂肠粘连松解术术后病理（HE染色）：“小肠”肠壁浆膜面见癌组织浸润，另见肠壁慢性炎伴溃疡形成。

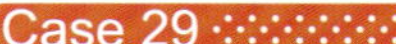

肿瘤科意见

2018 年 10 月，患者血液基因检测显示：SNV 基因突变，KRAS、NRAS、PIK3CA、BRAF 未见突变，予第一次化疗，行术后辅助第 1～7 程奥沙利铂联合卡培他滨（即 XELOX）方案化疗。

放射科化疗后意见

2019 年 4 月，患者上下腹部 CTA（图 29-6）提示：克罗恩病，小肠术后改变，十二指肠水平段、近端空肠、回肠末段、结肠肠壁弥漫性增厚，盆腹腔渗出积液，较前均有所进展，较前新发右中腹部主动脉旁囊性灶（直径约 4.9cm），腹腔系膜、网膜旁多发小斑片结节影；中腹部肚脐后下缘局部腹壁疝样改变伴局部肠道结构紊乱，局部肠壁旁可疑小点状游离积气影，局部粘连及微穿孔待排；胰腺头部脂肪浸润；胆囊炎症可能；腹腔多发小淋巴结。腹部 CT 提示：回盲部乙状结肠存在内瘘，未及明显肠道穿孔，腹腔内覆膜尚可及种植转移灶。

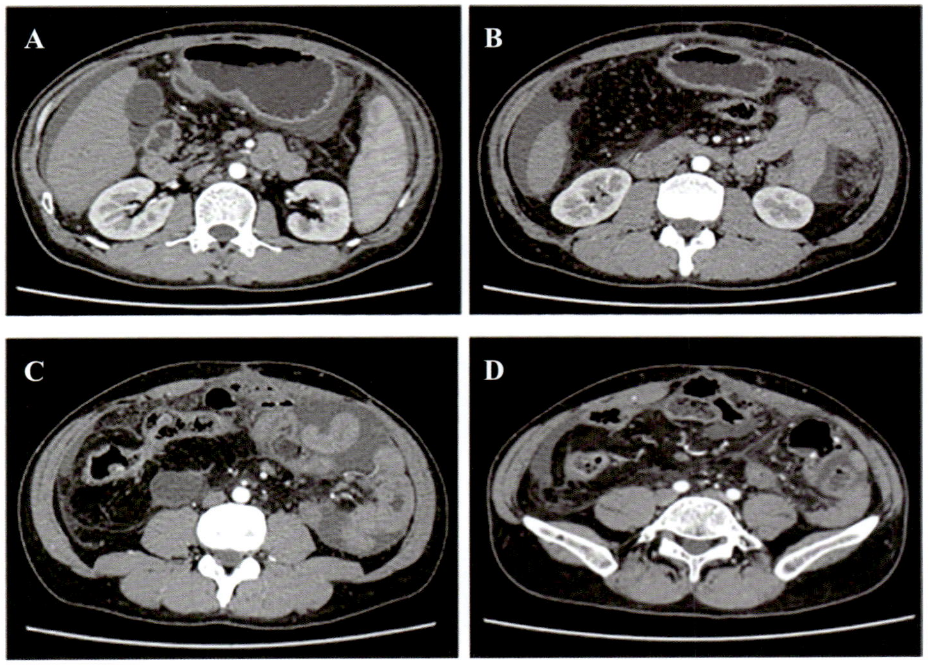

图 29-6　腹部 CTA（2019 年 4 月）：克罗恩病进展，肿瘤种植

肿瘤科二次意见

该患者克罗恩病诊断明确，治疗规范。克罗恩病是小肠癌高发的危险因素之一，但当时在小肠癌术后未考虑靶向治疗，是因为靶向药物易造成消化道出血、穿孔等，且靶向药物主要作用于大肠，对小肠并不敏感。目前发现患者CEA进行性增高，考虑存在疾病进展及肿瘤腹膜种植转移，建议更换化疗方式，考虑选择靶向治疗，治疗方案应根据*KRAS*基因来定。

消化科二次意见

对于克罗恩病合并肿瘤病程在2年内的患者，不建议使用免疫抑制剂治疗；病程超过5年的患者可考虑使用；2～5年者，可酌情考虑；但如果肿瘤恶性程度较高，仍不建议使用免疫抑制剂治疗。消化道肿瘤恶性程度多为中等，但有腹膜转移种植的，不能考虑免疫抑制剂治疗。建议该患者当前采用肠内营养治疗。

后续治疗和随访

2019年5月，患者组织基因检测结果提示："小肠"肠壁浆膜面见癌组织浸润；对*KRAS*基因常见突变位点检测未见突变；对*NRAS*基因常见突变位点检测未见突变；对*PIK3CA*基因常见突变位点检测未见突变；对*BRAF*基因常见突变位点检测未见突变。后行晚期一线第一程化疗，即伊立替康＋环磷酰胺＋5-氟尿嘧啶，患者无法耐受继续化疗而放弃治疗。

总　结

该年轻患者诊断为克罗恩病（A2L3＋L4B2p），先后予美沙拉秦、激素、硫唑嘌呤、他克莫司等治疗，仍反复发生肠梗阻，内科保守治疗无效，最终手术切除小肠狭窄段，确诊克罗恩病合并小肠低分化腺癌，化疗及针对肠道原发的疾病治疗控制不佳。研究报道，与非克罗恩病患者相比，克罗恩病患者小肠腺癌的发病风险增加数倍。此外，在克罗恩病患者中，小肠腺癌是最常见的小肠恶性肿瘤，与普通人群相比，其诊断年龄更小，死亡风险增加 7 倍。小肠腺癌的临床表现不具有特异性，大多数诊断是在术后切除梗阻性小肠段后获得的。提高克罗恩病小肠肿瘤的检出率一直是临床关注的重点问题。除常规的内镜检查及组织活检外，对诊断困难或高度疑诊肿瘤的患者，应强调早期手术的重要性。

参考文献

[1] Moesgaard F, Knudsen JT, Christensen N. Adenocarcinoma of the small intestine associated with Crohn's disease [J]. Acta Chir Scand, 1979, 145(8): 577-580.

[2] Faye AS, Holmer AK, Axelrad JE. Cancer in inflammatory bowel disease[J]. Gastroenterol Clin North Am, 2022, 51(3): 649-666.

上海交通大学医学院附属仁济医院
徐锡涛　沈　骏　冯　琦　赵子周
崔　喆　姜剑巍　肖秀英

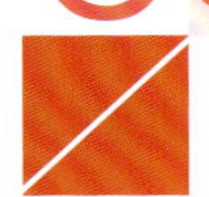

Case 30 泛化性淋巴管瘤病病例多学科讨论

消化科病史汇报

患者，男性，17岁，因“血小板减少4年，腹痛10个月，黑便1月余”于2024年2月7日入院。

▶ 现病史

2019年，患者在常规体检时发现血小板计数减少（80～90×10^9/L），外院予骨髓穿刺检查未见异常，无明显自发出血表现。2023年4月，患者在无明显诱因下出现剑突下疼痛，NRS评分8～9分，于北京协和医院查白细胞计数17.11×10^9/L，血红蛋白127g/L，血小板计数81×10^9/L，D-二聚体20.0μg/mL，肝肾胰功能、尿常规、C反应蛋白大致正常，粪便隐血+便寄生虫、肿瘤标志物、自身抗体、血尿重金属均为阴性。腹部CT提示：食管下段、腹部多发血管周围弥漫性乏血供病变、双侧心膈角区多发淋巴结肿大，多发椎体密度增高。PET-CT提示：多发骨骼密度减低，骨髓脂肪化可能；后下纵隔、食管下段、椎旁、肝门、腹腔及上腹部可见弥漫性软组织影，腹膜后多发絮状增厚伴轻度代谢增强（SUV_{max} 1.7～1.9），考虑骨髓造血功能异常伴发髓外造血可能，不除外纤维化或炎性改变。胃镜提示：十二指肠炎，慢性非萎缩性胃炎伴胆汁反流。病理：十二指肠球降交界黏膜慢性炎，淋巴管增生伴扩张。予禁食、禁水、静脉补液、抑酸治疗3日后，患者腹痛好转。

2024年1月，患者解黑便2次，为水样便，200～300mL/次，呕吐红褐色胃内容物1次，量约100mL，伴全身乏力，曾有短暂性意识丧失，数分钟后可自行恢复。急诊测血压50/30mmHg，予禁食、禁水、抑酸、快速补液治疗后症状缓解，血压恢复正常。血常规：白细胞计数11.39×10^9/L，血红蛋白55g/L，血小板计数60×10^9/L；尿素氮15.32mmol/L；凝血：PT 14.1s，D-二聚体36.23mg/L，纤维蛋白原0.8g/L；铁四项：铁18μg/dL，转铁蛋白1.90g/L，转铁蛋白饱和度 6.7%，铁蛋白 18ng/mL；粪便常规：黑褐色软便，隐血（+），未见红细胞、白细胞；超敏C反应蛋白、红细胞沉降率、免疫球蛋白、IgG_4 均正常。

▶ **入院查体**

BMI 13.03kg/m^2，心率 90 次/分，血压 90/55mmHg；贫血貌；心肺听诊未见异常；腹软，无压痛、反跳痛、肌紧张。

入院影像学检查

2024 年 1 月，急诊胃镜（图 30-1A）：慢性浅表性胃炎，十二指肠球后及降部有白点样病变，并有充血、糜烂；病理示：小肠黏膜慢性炎及活动性炎，伴胃小凹上皮化生，淋巴管扩张；免疫组化CD31、CD34、D2-40（+）。结肠镜：结肠多节段黏膜下隆起，色泛蓝，表面光滑，部分表面充血发红，活检钳触之软，以横结肠为著。

胶囊内镜检查（图 30-1B）：小肠黏膜弥漫性糜烂、充血，白色点状改变；5 小时 12 分可见新鲜血迹，似可见血栓头，周围黏膜红斑。

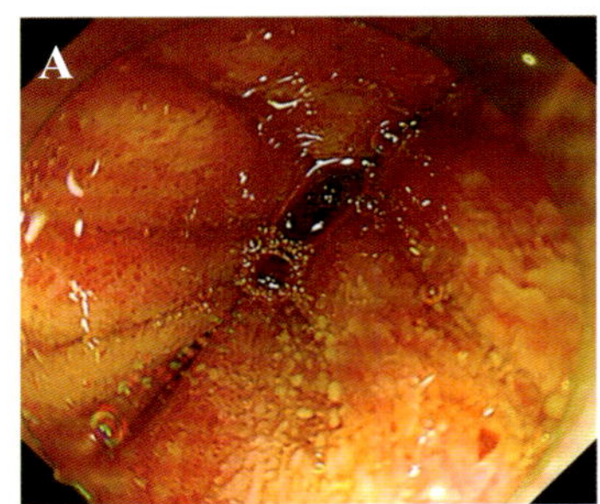

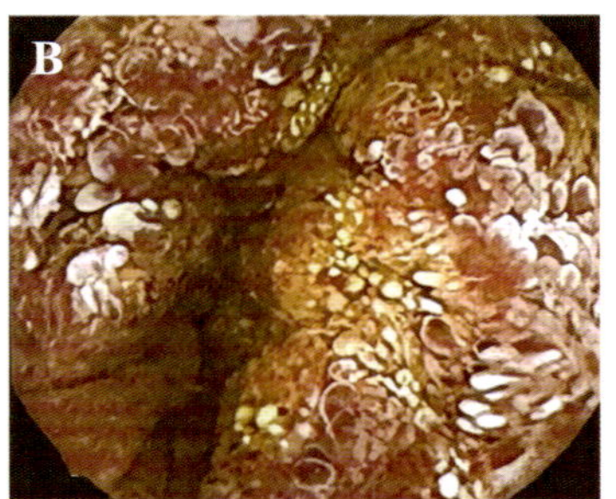

图 30-1　消化道内镜表现（2024 年 1 月）。胃镜（图 A）示十二指肠降部黏膜充血、糜烂，可见白点样病变。胶囊内镜（图 B）示空肠黏膜广泛白点样病变，符合淋巴管扩张表现。

超声内镜提示：纵隔内多发不规则无回声区，内有分隔，未见明确血流信号。

胸腹盆增强CT：肝内Glisson鞘、肠系膜、大网膜及腹膜后脂肪间隙弥漫性密度增高；脾脏体积缩小；纵隔内脂肪间隙弥漫性密度增高。

胸部MRI：纵隔内脂肪间隙软组织增厚，双侧胸膜增厚；左室壁增厚；部分胸椎异常信号。腹部MRI：肝内Glisson鞘、肠系膜、大网膜及腹膜后脂肪间隙弥漫多发异常信号影；部分椎体信号异常；脾脏体积缩小，伴少许异常信号影。

双上肢淋巴显像：未见明显异常；下肢淋巴显像：双下肢淋巴回流明显延缓。

下肢淋巴SPECT/CT显像：肠系膜、大网膜、小网膜及腹膜后脂肪间隙弥漫性密度增高，部分可见放射性分布；双侧髂骨、股骨上段、脊柱（胸、腰骶椎）、双后肋及脊柱旁胸膜异常所见。

入院治疗

予静脉补液、补铁、抑酸、保护胃肠黏膜、间断输注人纤维蛋白原治疗，患者未再出现黑便，逐步过渡至流质饮食和肠内营养。

放射科意见

该患者为少年男性，总结其影像学有如下特点。

胸腹盆增强CT（图30-2A）：胸部纵隔窗可见脂肪间隙弥漫性密度增高，血管未见异常，同时发现左室壁明显增厚，双侧胸膜增厚。腹部：肝内Glisson鞘及其他肝内和血管伴行周围间隙出现弥漫性密度增高，肠系膜、大网膜及腹膜后脂肪间隙弥漫性密度增高，纵隔内脂肪间隙弥漫性密度增高，同时可见脾脏体积较前缩小，腹腔内几乎未见正常脂肪密度，延迟期表现为弥漫性软组织影，门脉期血管周围密度影存在明显强化，系膜侧血管增多。骨窗矢状位可见颈椎至骶骨密度不均匀。

腹部增强MRI（图30-2B）：T_1、T_2-FS、DWI可见肝内Glisson鞘内、腹膜后、大网膜弥漫性T_1低信号，T_2高信号，DWI信号部分增高。动脉期、门脉期未见明显强化表现，T_1、T_2-FS延迟期可见腹腔内延迟强化表现，同时椎体有延迟强化信号。

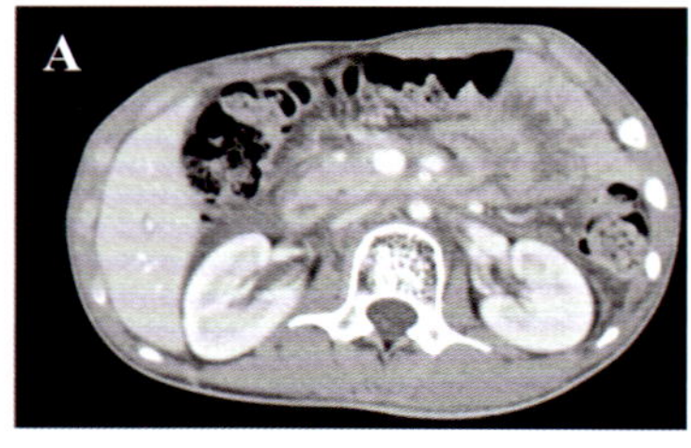

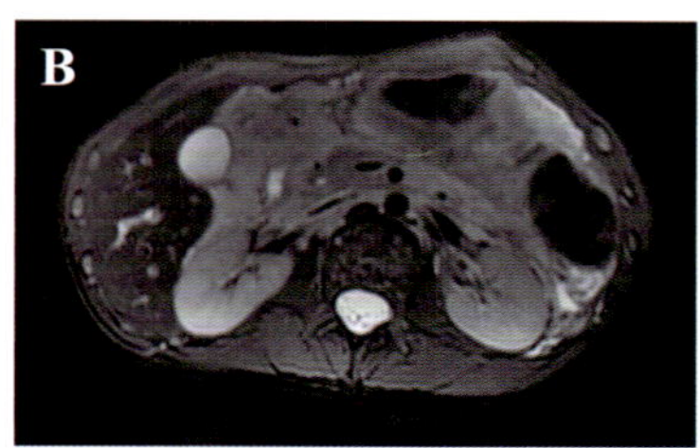

图30-2　腹部间隙影像学检查：腹部增强CT（图A）和腹部增强MRI（图B）示肝示内Glisson鞘及其他肝内和血管伴行周围间隙出现弥漫性密度增高，肠系膜、大网膜及腹膜后脂肪间隙弥漫性密度增高。

胸部MRI：纵隔内T_2-FS弥漫高信号影，肱骨头、肩胛骨相、椎体有信号异常，有骨质受累表现。

综上，患者纵隔、腹膜后病变考虑为淋巴管扩张，影像学表现符合泛化性淋巴管瘤病（generalized lymphatic anomaly，GLA）特征。鉴别诊断方面还需要考虑其他淋巴管瘤病；如卡波西样淋巴管瘤病（Kaposiform lymphangiomatosis，KLA）主要累及呼吸系统，多表现为咯血，但本例患者无明确肺部受累表现；Gorham-Stout病（gorham-stout disease，GSD）主要表现为进展性溶骨性改变，累及骨皮质，而该患者骨质改变未累及骨皮质，未见明确进展。此外，此病还需要与恶性疾病相鉴别，比如恶性肿瘤、淋巴肉瘤等，但患者影像学可见延迟性强化，不符合恶性肿瘤的影像学表现。

病理科意见

本例患者临床疑诊淋巴管瘤病，确诊需要依据组织病理学，但该患者腹膜后、纵隔等多部位活检难度大，主要靠消化道活检病理诊断。患者结肠活检病理可见横结肠黏膜下多发表面被覆菲薄且不清晰内皮的空腔，空腔呈裂隙状，但空腔内未见其他细胞成分。该表现在正常肠黏膜活检中并不常见，考虑存在淋巴管扩张，因单纯淋巴管扩张可见于多种其他疾病，而不是淋巴管瘤病的特异性改变，故结肠黏膜病理单纯淋巴管扩张对于该疾病的确诊无明确的指导意义。而十二指肠球降交界处病理活检黏膜层和黏膜下层亦可见大小不一、明显扩张的空腔，但与单纯淋巴管扩张的空腔不同，此处大腔内可见不规则、卵圆形或椭圆形的小腔和单层分布的内皮细胞（图 30-3A）。通过淋巴管内皮特异标志D2-40免疫组化染色可见扩张空腔内有单层分布的细胞D2-40，表明大的扩张淋巴管是由成簇状排列的多发扩张淋巴管构成的，支持淋巴管瘤病诊断（图 30-3B）。

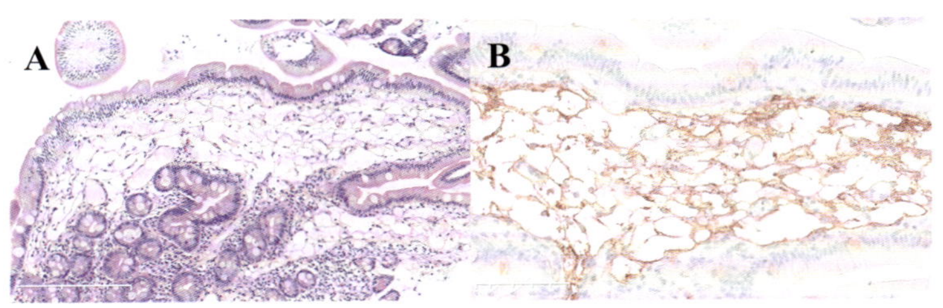

图 30-3　十二指肠黏膜活检病理。图A（HE染色，×40）和图B（D2-40免疫组化，×40）示黏膜层、黏膜下层多发淋巴管扩张，D2-40阳性。

血液科意见

该患者以消化道出血伴凝血功能异常为主要临床表现，从血液系统考虑存在两方面问题。

1.凝血功能异常，包括凝血时间延长、纤维蛋白原水平下降、血小板计数减少，伴有明显的D-二聚体和纤维蛋白降解物升高，符合慢性弥散性血管内凝血（DIC）表现。临床诊断慢性弥散性血管内凝血需要满足基本定义，即存在明确诱因导致体内凝血功能过度激活，该患者是匹配的。弥散性血管内凝血分为显性与非显性弥散性血管内凝血。该患者已存在凝血时间延长、纤维蛋白原水平下降及血小板计数减少的情况，提示处于失代偿阶段，考虑为显性弥散性血管内凝血。显性弥散性血管内凝血常见原因有产后弥散性血管内凝血、重症感染后弥散性血管内凝血、血管病相关弥散性血管内凝血等，为大量内皮损伤后引起的；而有些毛细血管病患者，如Kasabach-Merritt综合征患者存在血管内皮不稳定、血流湍急，从而激活凝血过程，也会表现为显性弥散性血管内凝血。本例患者主要表现为淋巴管异常，增强MRI可见病灶处存在延迟强化，提示病灶处有血供，支持病灶有微血管形成的判断，故病灶处虽以淋巴异常增生扩张为主，但微血管可以随着淋巴管紊乱而发生相应异常改变，为弥散性血管内凝血的解剖学基础。另外，该患者的表现还存在其他潜在的机制，如增生淋巴管表面的CD31表达具备血小板激活的基础，进而引起血小板过度消耗。慢性弥散性血管内凝血治疗的核心为解决病因及酌情抗凝，在病因不能去除时给予抗凝，从而减轻血小板的过度消耗。

2.轻度贫血，符合消化道出血后的缺铁性贫血，予以补充铁剂对症，密切检测血红蛋白及血清铁变化即可。

呼吸科意见

在淋巴管或血管增生性病变的治疗中，西罗莫司（雷帕霉素）均有很好的效果。目前，西罗莫司在我国批准的适应证为肾移植后排异反应以及冠脉雷帕霉素涂层支架；而在国外，该药已被批准用于淋巴管肌瘤病的治疗。三淋巴管肌瘤病属于低度恶性的肿瘤性病变，会存在淋巴管回流异常，但其以肺部弥漫性囊性改变为主要特征，与本例患者的淋巴管瘤病不同。而目前对于淋巴管瘤病，西罗莫司仍属于超适应证用药。对于该类疾病，西罗莫司多以1～2mg/d（体重＜60kg）为起始剂量，浓度无特别标准，推测大致于4～8ng/mL。而淋巴管瘤病的治疗不依赖于西罗莫司剂量的大小，主要与治疗时间相关，通常需要治疗1～2年甚至更久的时间，并且治疗时间根据患者后续的临床表现及实验室检查结果决定。临床单用西罗莫司的不良反应并不很多，常见的有口腔溃疡、皮肤痤疮样皮疹、血脂异常、月经紊乱等。该患者用药的耐受性相对较好，若后续单用西罗莫司效果不佳，需进一步尝试其他信号通路的靶向治疗。

最终诊断

泛化性淋巴管瘤病；小肠淋巴管扩张；小肠出血；慢性弥散性血管内凝血。

后续治疗

加用西罗莫司1mg/d治疗后，监测西罗莫司血药浓度4.5ng/mL。逐步恢复全肠内营养并过渡至半流质饮食，患者未再出现腹痛、黑便，每1～2日排1次黄色成形软便。治疗1个月后，患者体重增加4.5kg，BMI恢复至14.5kg/m^2。复查凝血纤维蛋白原、PT均恢复正常，D-二聚体、FDP显著下降，继续予西罗莫司维持治疗。

总　结

本例患者病程迁延，存在多系统受累表现。消化系统主要表现为消化道出血，血液系统表现符合慢性弥散性血管内凝血特征，影像学有腹膜后、纵隔弥漫性占位性病变。肠道病变以淋巴管扩张为突出表现，与好发于年轻人的炎症性肠病、系统性血管炎等特点不符。而腹膜后占位需考虑腹膜后肿瘤，如淋巴瘤、Castleman病等淋巴增殖性疾病，及髓外造血灶、腹膜后纤维化、脉管异常等疾病。MRI检查示T_1低信号、T_2-FS高信号。超声内镜为多发无回声区，内见分隔，未见明确血流信号，考虑腹膜后和纵隔病变为液性病灶，需与腹膜后肿瘤、髓外造血等软组织病灶相区别。后续十二指肠黏膜活检病理可见黏膜层、黏膜下层多发显著扩张空腔并空腔内多发小腔，免疫组化空腔和小腔内皮CD31、CD34、D2-40阳性，为多发扩张淋巴管，支持淋巴管瘤病诊断。

淋巴管瘤病或淋巴管发育异常是一组因淋巴管先天发育异常或继发性淋巴管损伤所致的淋巴管瘤样扩张而形成囊性肿块的罕见良性淋巴系统肿瘤样疾病，可为局灶性淋巴管异常及复杂淋巴管异常。淋巴管瘤病属于复杂淋巴管异常，可累及多个器官或组织，如肝、肺、骨、纵隔及腹膜后软组织，消化道受累相对罕见。确诊主要依靠组织病理学，镜下可见淋巴管扩张和淋巴管内皮细胞成簇状分布。免疫组化可有CD31、CD34、D2-40等阳性。研究表明，淋巴管瘤病与PI3K-AKT-mTOR、RAS-MAPK-ERK等信号通路异常相关。与局灶性淋巴管异常疾病不同，淋巴管瘤病难以通过手术切除治疗，首选药物治疗。其中，mTOR抑制剂西罗莫司是淋巴管瘤病治疗的常用药物，部分患者在治疗后能达到部分缓解，但亦有患者治疗反应欠佳，需联合糖皮质激素或其他靶向药物治疗。随着遗传学分子机制研究深入，期待未来有更多的信号通路特异靶向药物应用于临床。

参考文献

Mäkinen T, Boon LM, Vikkula M, et al. Lymphatic malformations: genetics, mechanisms and therapeutic strategies[J]. Circulation research, 2021, 129(1): 136-154.

北京协和医院

唐　颢　李　骥

Case 31

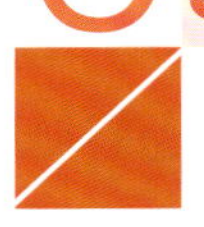

假性肠梗阻合并周围神经病变病例多学科讨论

消化科病史汇报

患者，男性，35 岁，因“腹泻及进行性肌力下降 15 年，腹泻加重 7 月余”于 2024 年 1 月入院。

▶ 现病史

约 15 年前，患者在无明显诱因下出现腹泻，排稀便，3～4 次/日，无腹痛、腹胀，无恶心、呕吐，自觉平衡能力略有下降，行动正常。13 年前，患者肌力下降，无法独自站立，无法跑步，于某三甲医院神经内科行腰椎穿刺、肌电图检查等，诊断为“慢性格林巴利综合征”，予营养神经及激素治疗，醋酸泼尼松初始剂量为 60mg/d，每周减 10mg/d，减量至 30mg/d 后每周减 5mg/d，此后缓慢减量至 1.25mg/d 口服维持 2 年后停药。激素治疗期间，患者腹泻及肌力下降有所减轻，但当激素减量至 5mg/d 时腹泻加重，程度同未用激素前。12 年前，患者自觉视野缩小，检查视力、视野均正常，考虑存在视神经萎缩，间断应用鼠神经生长因子，此后每年检测视野正常。7 个月前，患者在第 2 次感染新型冠状病毒后腹泻加重，排黄色稀水便，10 余次/日，伴有黏液，多于晚饭后至凌晨 2 点出现，伴肢体末端水肿、周身乏力，就诊于当地医院，完善相关化验检查示白蛋白低，间断静脉补充白蛋白治疗。3 个月前，患者肌力进一步下降致无法独立行走。1 个月前，患者于本地医院完善肠镜检查未见明显异常，经过蒙脱石散止泻、补充益生菌等治疗，腹泻无改善。为求进一步诊治入院。

患者病来偶有头晕，无发热，无恶心、呕吐，无脓血便，无腹痛、腹胀，睡眠差，食欲正常，排尿正常；7 个月来，体重下降 5kg。患者肌力进行性下降，入院时无法独自行走及站立。

入院查体

身高 175cm，体重 55kg，体温 36.3℃，脉搏 82 次/分，呼吸 18 次/分，血压 88/60mmHg。神清语明，轮椅推入病房。贫血貌，周身皮肤及巩膜无黄染，心肺查体无异常。腹软，全腹无压痛、反跳痛及肌紧张，肠鸣音 3 次/分，移动性浊音阴性，双手、双足凹陷性水肿。

实验室检查

白细胞计数 4.02×10^9/L，血红蛋白 79g/L，血小板计数 221×10^9/L，白蛋白 33.3g/L，血肌酐 20μmol/L，血钾 3.00mmol/L，C 反应蛋白 10.3g/L，促红细胞生成素 56.45mIU/mL，叶酸 17.01ng/mL，维生素 B_{12} 6.6pg/mL，IgG 6.18g/L，IgA 2.28g/L，IgM 0.68g/L，补体C3 0.39g/L，补体C4 0.12g/L；便常规＋隐血：稀便，白细胞阴性，红细胞阴性，脂肪球 6～8 个/HP，隐血阴性。便培养阴性。抗核抗体系列、免疫固定电泳、甲状腺功能、皮质醇节律均正常。

胶囊内镜检查

胶囊内镜检查（图 31-1）：空肠及回肠多处糜烂，直径 2～4mm，最后影像停止于回肠下段，未进入结肠。

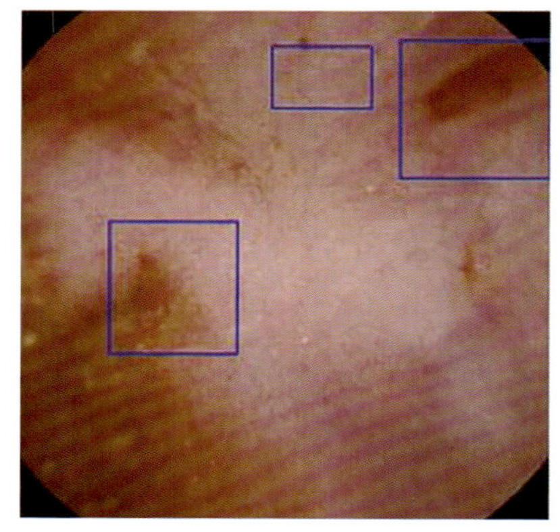

图 31-1　胶囊内镜：小肠多发糜烂，直径 2～4mm。

初步诊断

腹泻待查。

治疗及随访

患者使用蒙脱石散，每次 2 袋，每日 3 次口服；米曲菌胰酶片 2 片/日，每日 3 次，餐中口服；白蛋白 10g/d 一次静点，静脉补钾，静脉营养支持，仍有腹泻，反复低蛋白血症。

消化科意见

患者结肠镜正常，虽胶囊镜提示小肠多发糜烂，但无法解释难治性腹泻，因此需要除外小肠绒毛萎缩导致的顽固性腹泻及低蛋白血症。另外，患者20岁发病，神经系统和消化系统同时受累，表现为肌力进行性下降，CT、胶囊镜提示肠道蠕动障碍，两系统均有肌力障碍表现并且共同加重，需排除线粒体病以及其他遗传代谢疾病。

进一步完善肌电图、胃肠动力、膀胱动力、运动功能以及全外显子测定等检查。实验室检查提示乳酸3.1mmol/L。胃镜检查（图31-2）：胃内大量肠液残留，食管、胃、十二指肠黏膜正常，十二指肠球部及球后绒毛正常，取活检组织2块；病理：十二指肠未见异常改变。

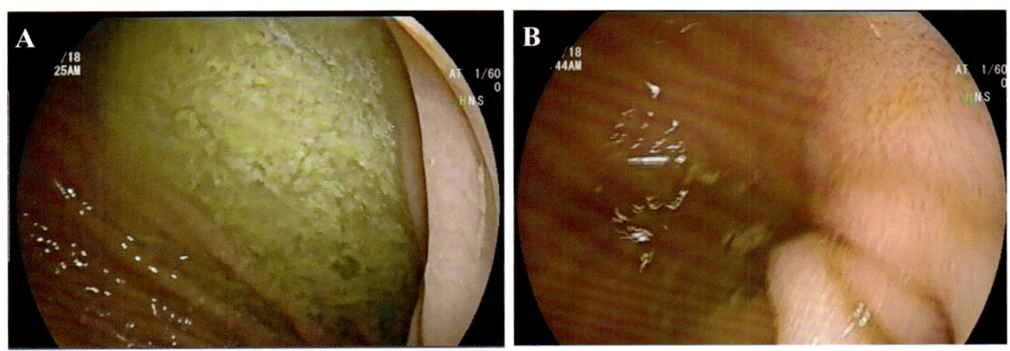

图31-2 胃镜检查。图A：胃内见大量肠液残留；图B：十二指肠球后绒毛正常。

肌电图提示：①右拇短展肌、左胫前肌、右腓肠肌呈神经源性损害（失神经和神经再支配改变并存）。②右正中神经、左尺神经、右腓浅神经、右腓肠神经感觉神经传导SNAP未引出。③右正中神经运动神经传导CMAP波幅降低，远端潜伏期延长，速度正常；左尺神经运动神经传导速度减慢，CMAP波幅降低，远端潜伏期轻度延长。双腓总神经（趾短伸肌记录），右胫神经运动神经传导CMAP未引出，双腓总神经（于胫前肌记录）运动神经传导CMAP波幅明显降低，远端潜伏期延长，右腓总神经传导速度减慢。结论：四肢周围神经损害，感觉和运动纤维均受累，轴索损害为主，具有长度依赖性。

泌尿系超声及膀胱残余尿测定：左肾可见1.0cm×0.7cm×0.9cm高回声团，边界清，排尿后膀胱空虚。

影像科意见

患者头部MR阅片（图 31-3）：可见小脑和大脑出现与患者年龄不符的轻度萎缩，未见脑干萎缩，未见脑白质病变表现。腹部CT（见图 31-4）可见：小肠及结肠广泛扩张，回肠轻度狭窄，疑似胶囊镜滞留此处；腹盆腔大量积液；腹部小肠、结肠及直肠广泛积液、增宽。

全消化道造影（图 31-5）显示：钩型胃，胃内未见潴留液；十二指肠略扩张，空肠曲位置异常，位于右上腹，空肠主要位于右侧，回肠位于左侧及盆腔，回肠左上部见胶囊内镜；观察约 4 小时，碘剂远端到达盆腔，未见确切狭窄，提示消化道排空明显减慢。

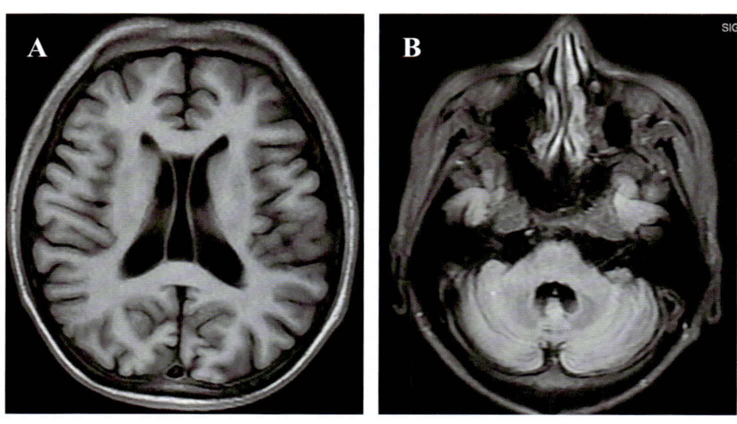

图 31-3　头部MR。图A：大脑轻度萎缩；图B：小脑轻度萎缩。

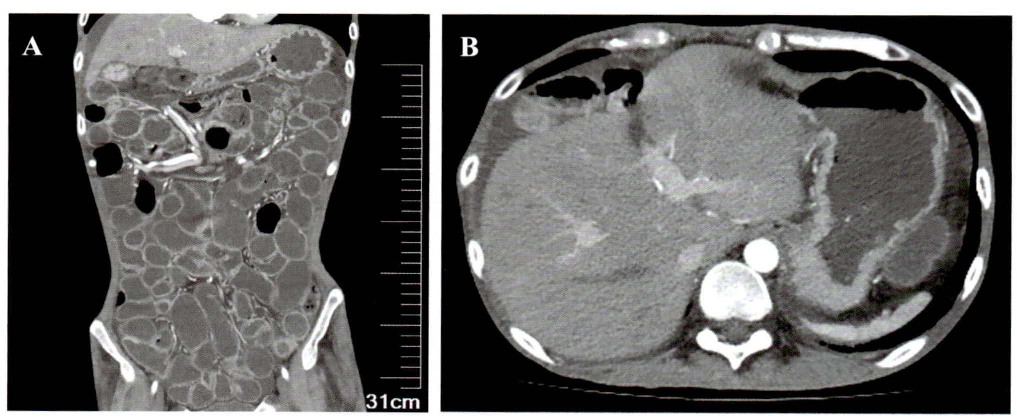

图 31-4　腹部CT。图A：腹部肠管广泛积液；图B：腹盆腔大量积液。

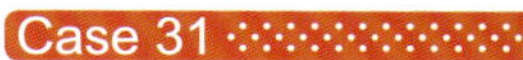

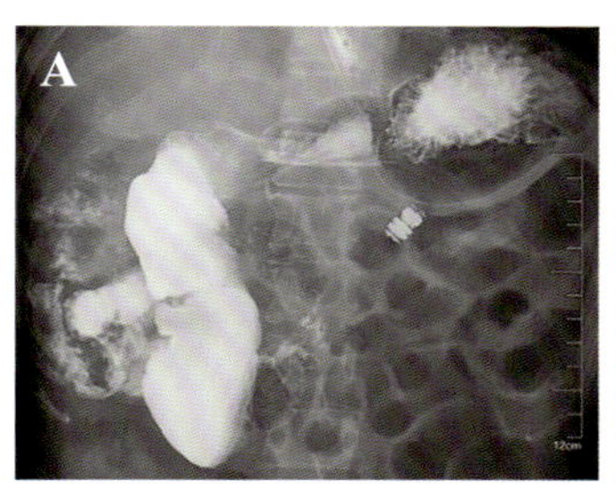
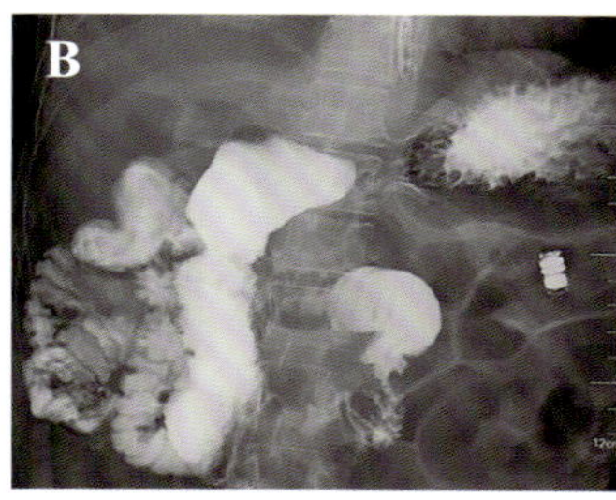
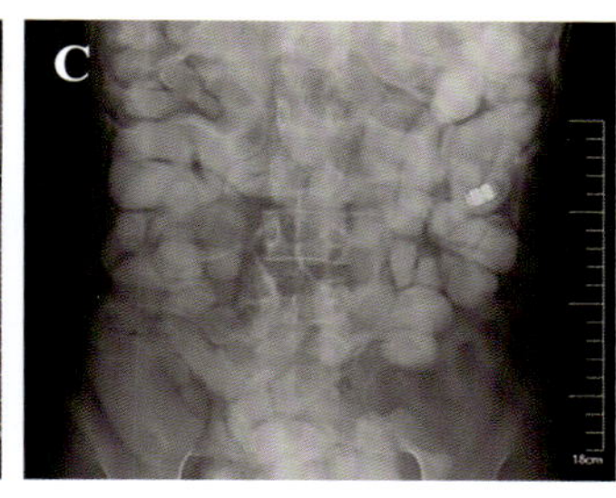

图 31-5 全消化道造影。图A：十二指肠略扩张；图B：空肠曲位置异常，位于右上腹；图C：回肠左上部见胶囊内镜；造影后 4 小时，碘剂达到盆腔。

神经内科意见

患者存在双手麻木以及语言改变。神经内科查体提示患者神清语明，跨越步态，眼动灵活，无眼震，双侧瞳孔等大同圆，直径约 3.0mm，直接及间接对光反射灵敏，面纹对称，伸舌居中，颈软，双手震颤，高足弓，鹤脚，四肢远端及近端肌力 4 级，肌张力减低，腱反射减弱，病理反射阴性，双手指鼻欠稳准，跟膝胫试验（＋），昂伯征（＋）。肌电图：显示四肢周围神经损害（感觉和运动纤维均受累，轴索损害为主，具有长度依赖性），暂不支持格林巴利综合征诊断。MR 提示脑萎缩。结合患者腹泻及四肢肌力慢性、进展性病程特征，且存在共济失调、肌力下降，考虑为遗传性运动和感觉神经病，建议进一步完善脑脊液检查及全外显子检查以明确诊断。

遗传科意见

结合患者青年发病、多系统受累且逐步进展的病史特征，以及多项神经科异常体征、胃肠动力和四肢肌电图异常表现，考虑患遗传性疾病的可能性较大。尽管患者没有家族史，但不能排除存在常染色体隐性遗传基因的纯合或复合杂合变异、常染色体显性遗传基因的新发变异、X 连锁遗传病的半合子变异以及线粒体 DNA 变异等多种情况，需要进行基因检测辅助诊断。由于线粒体疾病不除外，而外周血线粒体 DNA 变异的检出率较低，建议对患者进行咽试纸口腔黏膜采样，选择包含线粒体 DNA 的全外显子测序项目，并对其父母同时采样，以期对可疑的基因变异位点进行溯源。

治疗及预后

患者拒绝完善脑脊液检查。高通量测序（全外显子）结果（图 31-6）显示：发现与疾病表型相关的线粒体聚合酶 γ（polymerase gamma，POLG，OMIM*174763）基因的一对复合杂合突变分别遗传自患者的父亲和母亲，根据美国医学遗传学与基因组学会（American College of Medical Genetics and Genomics，ACMG）致病性分析评级为“致病性”和“疑似致病性”，相关疾病包括 5 种线粒体DNA 缺失综合征。经检测后遗传咨询并核对表型，患者的临床表现与常染色体隐性遗传的线粒体DNA 缺失综合征 4B 型符合度较高。患者最终通过基因检测获得较明确的诊断。目前，该病无特效药物治疗，继续以对症支持治疗为主。

检测目的： 单基因病突变位点分析。
检测方法： 高通量测序结合生物信息学分析。
检测结果：

项目名称	检测结果
高通量测序（全外显子）	发现与疾病表型相关的 **POLG** 基因致病性/疑似致病性变异 发现其他临床意义尚不明确的 **TRPV4** 基因变异,为临床意义未明变异
线粒体环基因	未发现与疾病表型相关的明确致病性线粒体变异
CNV（全外显子）	未发现与疾病表型相关的明确拷贝数变异

基因 染色体位置	转录本 外显子	核苷酸 氨基酸	纯合/ 杂合	正常人频率	疾病/表型(遗传方式)	变异来源	ACMG证据	ACMG致病性分析(分值)
POLG chr15:89864397[1]	NM_002693.3;exon17	c.2693T>C (p.Ile898Thr)	het	-	1.线粒体 DNA 缺失综合征 4A 型(AR) 2.线粒体 DNA 缺失综合征 4B 型(AR) 3.常染色体显性进行性眼外肌麻痹伴线粒体 DNA 缺失 1 型(AD) 4.线粒体隐性共济失调综合征(AR) 5.常染色体隐性进行性眼外肌瘫痪伴线粒体 DNA 缺失 1 型(AR)	父亲	PM2_Supporting+PM3_Strong+PP3_Strong	**Pathogenic**
POLG chr15:89864457	NM_002693.3;exon17	c.2633T>C (p.Val878Ala)	het	-	1.线粒体 DNA 缺失综合征 4A 型(AR) 2.线粒体 DNA 缺失综合征 4B 型(AR) 3.常染色体显性进行性眼外肌麻痹伴线粒体 DNA 缺失 1 型(AD) 4.线粒体隐性共济失调综合征(AR) 5.常染色体隐性进行性眼外肌瘫痪伴线粒体 DNA 缺失 1 型(AR)	母亲	PM2_Supporting+PM3(Trans)+PP3_Strong	**Likely pathogenic**

注：Pathogenic 为致病性变异；Likely pathogenic 为疑似致病性变异；Uncertain 为临床意义未明
分值：贝叶斯框架 Uncertain 位点分值及对应的致病性概率：<0(0.1%); 0(10%); 1(18.8%); 2(32.5%); 3(50%); 4(67.5%); 5(81.2%); ≥6(≥90%)

图 31-6　高通量测序结果：发现与疾病表型相关的 POLG 基因的一对复合杂合突变。

最终诊断

线粒体DNA 缺失综合征 4B 型。

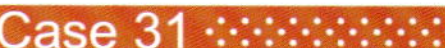

总　结

该患者因长期腹泻，病因不明来诊。患者便中可见脂肪球，综合胶囊内镜及十二指肠段病理结果，除外小肠绒毛异常、淋巴管扩张等引起的相关腹泻。患者虽有腹泻症状，但小肠蠕动减弱，呈假性肠梗阻表现。结合长期神经系统异常，且肠道及神经系统表现呈现共同进展趋势，考虑为遗传性疾病可能性大，最终高通量测序（全外显子）确诊为POLG基因变异相关疾病。通过假性肠梗阻、吸收不良、营养不良、共济失调、以轴索神经损害为主的周围神经病变及肌无力等临床特征，进一步考虑诊断为线粒体DNA缺失综合征4B型。

POLG基因位于15q26.1，编码DNA聚合酶γ（Polγ）催化亚基，负责线粒体DNA（mitochondrial DNA，mtDNA）的复制和修复。POLG基因突变可使mtDNA的完整性受损而导致线粒体功能障碍，引起一系列表型广泛并相互重叠的POLG相关疾病，包括线粒体DNA缺失综合征4A型（Alpers综合征型，OMIM#203700）、线粒体DNA缺失综合征4B型（线粒体神经胃肠脑肌病MNGIE型，OMIM#613662）、线粒体隐性共济失调综合征（感觉性共济失调神经病构音障碍和眼肌麻痹SANDO和脊髓小脑共济失调伴癫痫SCAE，OMIM#607459）、常染色体显性进行性眼外肌麻痹（OMIM#157640）和常染色体隐性进行性眼外肌麻痹（OMIM#258450）。上述POLG相关疾病发病年龄跨越儿童早期到成年晚期，临床表现轻重不等，常见表现包括肌张力减退、发育迟缓、癫痫发作、运动障碍（如肌阵挛、构音障碍、舞蹈病、帕金森病等）、肌病（如上睑下垂、眼肌麻痹、近端＞远端肢体无力伴疲劳和运动不耐受等）、共济失调、周围神经病变、发作性精神运动消退、精神疾病（如抑郁、情绪障碍等）、内分泌病（如糖尿病、卵巢早衰）等。胃肠道动力异常表现在POLG相关疾病中罕见报道，且大多为腹泻、便秘交替或者便秘。以腹泻为首发表现的POLG相关疾病仅见一例报道，该患者20岁诊断为乳糜泻，35岁出现上肢无力和上眼睑下垂，性腺功能及甲状腺功能降低，头颅磁共振成像正常。

线粒体神经胃肠脑肌病（mitochondrial neurogastrointestinal encephalopathy disease，MNGIE）是一种因mtDNA复制和合成缺陷所致的毁灭性进行性线粒体疾病，呈常染色体隐性遗传，主要由核基因TYMP编码的胸苷磷酸化酶缺陷所致，罕见其他基因（如RRM2B和POLG）变异所致者。POLG基因变异引起的MNGIE样表型，通常缺乏脑白质病、上眼睑下垂、脱髓鞘多发性神经病变以及高乳酸血症等典型MNGIE表型。

本例患者临床症状以胃肠道症状及周围神经症状为主，病情迁延并进展10余年，最终通过高通量全外显子测序确诊为线粒体DNA缺失综合征 4B型（MNGIE型）。遗憾的是，目前对于POLG相关疾病尚无针对病因的有效治疗措施，亦无循证治疗证据，仍停留在对症治疗阶段。但有研究发现丙戊酸和二丙戊酸钠可能导致肝衰竭的出现，POLG相关疾病患者应避免应用此类药物。

参考文献

[1] Finsterer J. POLG1 variants can at most cause MNGIE-like but not classic MNGIE phenotype[J]. Clin Neurol Neurosurg, 2024, 236: 108069.

[2] Prasun P, Koeberl DD. Mitochondrial neurogastrointestinal encephalomyopathy (MNGIE)-like phenotype in a patient with a novel heterozygous POLG mutation[J]. J Neurol, 2014, 261(9): 1818-1819.

[3] Cohen BH, Chinnery PF, Copeland WC. POLG-related disorders. 2010 Mar 16 [Updated 2024 Feb 29]. In: Adam MP, Feldman J, Mirzaa GM, et al. GeneReviews® [Internet].

中国医科大学附属盛京医院
周林妍　田　丰　刘晓亮
韩顺昌　高玉颖

Case 32

以反复腹痛为主要症状的遗传性血管性水肿病例多学科讨论

消化科病史汇报

患者，女性，16 岁，中学生，因“反复腹痛 10 余年，再发 2 天”入院。

▶ **现病史**

患者自幼反复发作阵发性腹痛，曾因腹痛多次急诊就医但均未能明确原因。腹痛发作最长间隔一年，最短一周 2 次，每次持续数分钟至数小时不等，可自行缓解，发作时无腹泻、发热，有时伴有双侧手臂内侧和胸部皮疹，腹痛与月经周期无关、与季节无关。

2023 年 8 月，患者因腹痛再发急诊就医后入住消化科治疗，查血常规、C 反应蛋白、降钙素原、生化、电解质均正常，D- 二聚体 29.84μg/mL（↑），部分凝血活酶时间 20.4s（↓），凝血酶原时间、百分活动度、国际标准化比值、凝血酶时间、抗凝血酶III、纤维蛋白原均在正常范围内，3 小时后复查 D- 二聚体 17.75μg/mL（↑），1 天后复查 D- 二聚体 2.08μg/mL（↑），体液免疫补体 C3 0.69（↓）、C4 0.039（↓），自身抗体初筛、结核感染 T 细胞检测、EBV-DNA 及 CMV-DNA 均为阴性。胸腹盆 CT 平扫＋增强：肠系膜上动脉、静脉未见明显充盈缺损征象；回肠末段肠壁略厚，结肠间沟、直肠子宫陷窝积液，盆腔脂肪间隙模糊；胆囊腔内分层样高密度影。予对症治疗后，患者症状好转，拒绝进一步检查并出院。

2023 年 10 月 24 日，患者于凌晨睡眠中突发持续性腹痛，清晨 6 点半左右出现呕吐，呕吐物为隔夜宿食，无腹泻、无便血，无发热，至我院急诊就诊。血常规：白细胞计数 16.6×10^9/L（↑），中性粒细胞百分比 92.9%（↑），血红蛋白 168g/L，D- 二聚体 30.35μg/mL（↑），血钾 5.45mmol/L（↑），C 反应蛋白正常。予抗感染、解痉、补液等治疗，症状稍有缓解后，收入病房。

▶ 既往史

患者 8 岁时有不明原因左上肢肿胀史，其母诉其起病前曾伸手至较狭窄处捡拾物品，当晚感左上肢疼痛，第 2 天出现上肢肿胀，有麻木及冰凉感，皮肤色泽无改变，外科就诊确定为外伤性瘀血。平时有咽喉、双上肢、双膝关节以下部位及外阴部不明原因肿胀反复发作状况，一般持续 2～3 天后均可自行消退。否认长期用药史，有“阿奇霉素、红霉素、青霉素”过敏史，否认家族中类似病史。

▶ 入院查体

巩膜不黄，腹部略膨隆，触诊较韧，右下腹压痛，轻度反跳痛，肠鸣音不亢进。左手手背非凹陷性水肿（图 32-1）。

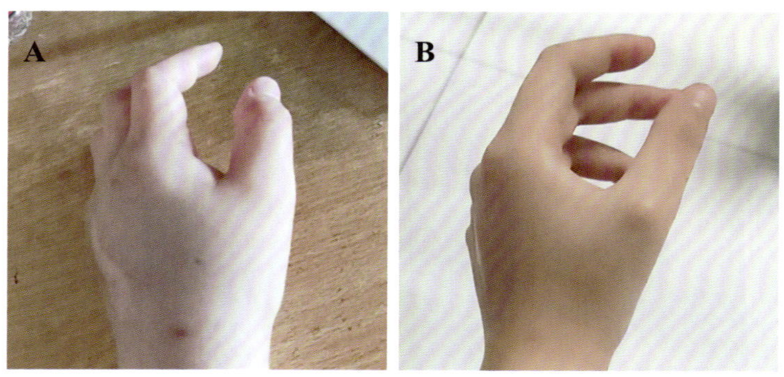

图 32-1　患者发病时与正常时左手特征。图A：2023 年 10 月 24 日 9 时发病状态所摄；图B：平日正常时所摄。

▶ 实验室检查

血常规：白细胞计数 7.4×10^9/L，中性粒细胞百分比 74.9%，血红蛋白 113g/L，D-二聚体 17.35μg/mL（↑）；C反应蛋白、电解质、肝肾功能正常，尿常规正常，粪常规未见红细胞或白细胞，隐血试验阳性。2023 年 10 月 24 日 14 时（起病后 13 小时），行腹盆CT平扫：右下腹回肠肠壁环周性增厚伴肠系膜水肿，腹腔系膜区多发淋巴结（右侧为著），部分稍大，腹盆腔积液。2023 年 10 月 24 日 18 时（起病后 17 小时），行腹盆增强CT未发现明确血栓及血管性问题，肠壁增厚及腹盆腔积液较前好转。予禁食、抗感染、补液等治疗后，症状好转。

放射科意见

2023 年 8 月 4 日，胸腹盆 CT 平扫＋增强（图 32-2）：肠系膜上动脉、静脉未见明显充盈缺损征象；回肠末段肠壁略厚，结肠间沟、直肠子宫陷窝积液，盆腔脂肪间隙模糊；胆囊腔内分层样高密度影。

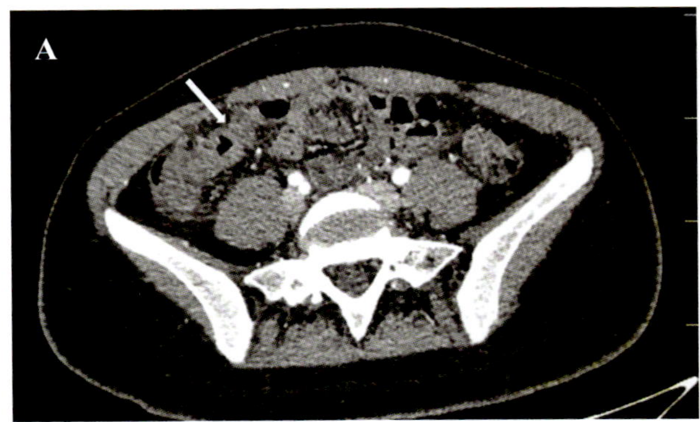

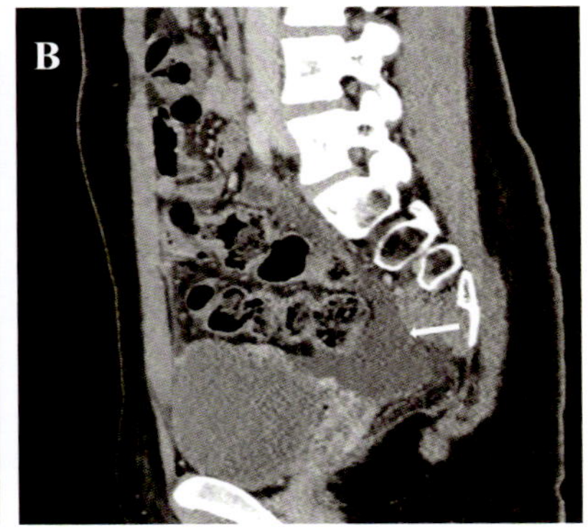

图 32-2 腹部 CT 平扫 + 增强（2023 年 8 月 4 日）。图 A：箭头示回肠末段肠壁略厚；图 B：箭头示盆腔积液

2023 年 10 月 24 日 14 时，患者于起病后 13 小时接受腹盆 CT 平扫（图 32-3），可见右下腹回肠肠壁环周性增厚伴肠系膜水肿，腹盆腔积液。

2023 年 10 月 24 日 18 时，患者于起病后 17 小时接受腹盆增强 CT（图 32-4）：

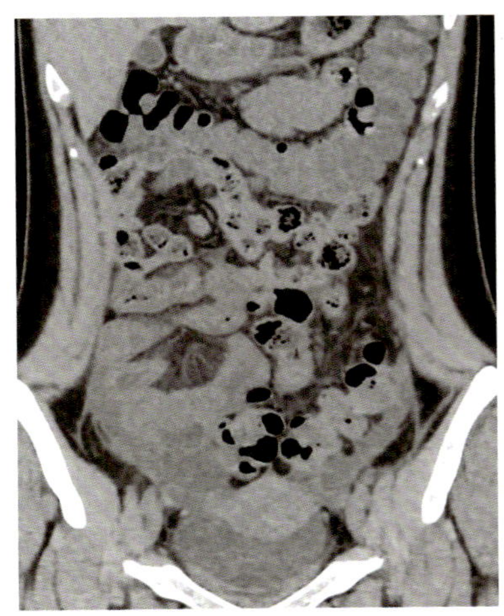

图 32-3 腹盆 CT 平扫（2023 年 10 月 24 日 14 时）：右下腹回肠肠壁环周性增厚伴肠系膜水肿，腹腔系膜区多发淋巴结（右侧为著），部分稍大，腹盆腔积液。

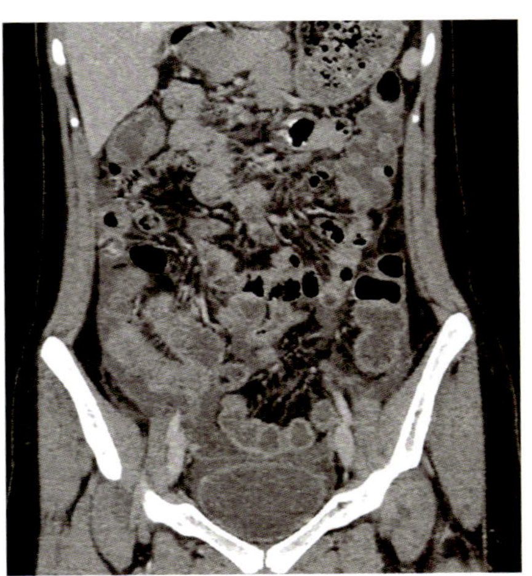

图 32-4 腹盆增强 CT（2023 年 10 月 24 日 18 时）：右下腹小肠肠壁局限性增厚、水肿较前好转，腹盆腔积液较前稍减少。

可见右下腹小肠肠壁局限性增厚、水肿较前好转明显，腹盆腔积液较前稍减少，所见分支血管通畅，肠系膜动静脉未见明显狭窄及血栓形成。从CT影像表现分析可排除缺血性肠炎及大血管血栓形成，但不能完全排除小血管血栓形成。

血液科意见

对于该患者，外院曾考虑为过敏体质，但患者自述抗过敏对腹痛症状缓解无确切疗效。患者在腹痛时曾出现过双侧手臂内侧及胸部皮疹，但过敏性紫癜的皮疹主要分布于负重部位，如臀部、下肢、足背等，常呈双侧对称分布，且患者无关节炎或关节痛，无肾脏受累表现，诊断依据不足。患者有游走性的关节肿胀伴D-二聚体明显升高，具有高血栓栓塞倾向，需考虑易栓症。易栓症一般分为遗传性和获得性两类。对遗传性易栓症的筛查可行抗凝血酶、蛋白C和蛋白S活性检测。获得性易栓疾病包括阵发性睡眠性血红蛋白尿（paroxysmal nocturnal hemoglobinuria，PNH）、抗磷脂抗体综合征（antiphospholipid syndrome，APS）、肿瘤性疾病、骨髓增殖性肿瘤、肾病综合征、充血性心力衰竭、急性呼吸衰竭、炎症性肠病等，可针对上述疾病进行进一步检查。

检验科意见

D-二聚体是纤维蛋白单体经活化因子XⅢ交联形成纤维蛋白后，再经纤溶酶水解所产生的特异性降解产物，是一种特异性纤溶过程标记物。D-二聚体升高与体内各种原因引起的血栓性疾病相关，同时也说明体内纤溶活性增强。D-二聚体的灵敏度很高，数值正常基本可排除血栓性疾病，但其特异性相对低，而数值升高并不都是由血栓性疾病造成的。D-二聚体在患者正常情况下不升高，腹痛时明显升高，排除假性升高可能，建议进一步查血栓四项，即TAT（凝血酶-抗凝血酶复合物）、PIC（纤溶酶-a_2纤溶酶抑制剂复合物）、TM（血栓调节蛋白）、t-PAIC（组织型纤溶酶原激活物-纤溶酶原激活物抑制剂复合物），以明确是否存在血栓性疾病。

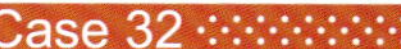

风湿科意见

患者既往有补体C3、C4下降，年内有两次喉头水肿病史，需要排除遗传性血管性水肿（hereditary angioedema，HAE）的可能。遗传性血管性水肿多呈急性发作，以反复发作、难以预测为特征。水肿一般为非可凹性，可发生在身体任何部位，包括四肢、颜面、生殖器皮肤，及呼吸道和胃肠道黏膜等，其中以四肢皮肤和胃肠道黏膜最常见。消化道水肿表现为剧烈腹痛，可伴有恶心、呕吐。患者自幼起病，反复发作，每次发作症状相似，腹痛发作病史中有过外阴不明原因肿胀、左手手背肿胀无凹陷、肠壁水肿等表现，比较符合遗传性血管性水肿的特征。可行补体1酯酶抑制剂（C1 esterase inhibitor，C1-INH）浓度检测，若有明显降低，结合既往检查补体C3、C4下降，基本可确诊；若无降低，可再行基因检测。

后续诊疗

由于该患者发病时仅有腹痛，没有消化道其他症状，影像学提示右下腹回肠肠壁环周性增厚伴肠系膜水肿，临床分析认为患者腹痛非肠道黏膜病变所致；另外，患者D二聚体明显升高，处于高凝状态，行有创检查存在一定风险。此外，曾有血管炎患者在肠镜检查活检后出现大出血的先例，患者及其家属在了解上述情况后要求暂缓肠镜检查。建议完善阵发性睡眠性血红蛋白尿、抗磷脂抗体综合征、遗传性血管性水肿的相关检查，以及血栓四项、全基因检测。患者未完成检查，症状好转后出院。

2023年11月19日，患者于晨起时出现双侧眼睑水肿，口服氯雷他定后无好转，至夜间眼睑水肿加重，伴嘴唇水肿，无胸闷气急、呼吸不畅，急诊予肾上腺素0.5mg静推、甲泼尼龙40mg静推后仍无明显好转，持续数小时后水肿自行逐渐消退。

2023年12月1日，患者完善遗传性疾病基因检测，结果显示受检者样本检测到基因SERPING1的1个变异，判读为致病，与遗传性血管性水肿1和2型（OMIM：106100）、C4部分缺乏症（OMIM：120790）相关。12月7日送检C1-INH浓度测定0.06g/L（↓）。诊断为遗传性血管性水肿，但患者未立即接受治疗。

最终诊断

遗传性血管性水肿。

治疗及随访

在基因检测明确诊断后，该患者没有其他肠道报警征象，故未再行肠镜检查。

2024年1月5日夜间，患者再次出现颈部水肿，急诊就医后予肾上腺素0.5mg静推、甲泼尼龙40mg静推后无好转，后予艾替班特30mg皮下缓慢注射。半小时后，患者有明显皮肤松弛感；2小时后，水肿基本消退。2024年1月22日，患者开始每隔2周接受皮下注射拉那利尤单抗300mg治疗，治疗后至今未再出现腹痛、皮肤水肿等不适。

总　结

该患者为青少年女性，自幼起病，反复急性发作病程，每次发作症状相似，多为发作性腹痛伴多部位皮肤水肿，发作期D-二聚体明显升高伴补体C4下降，症状无法通过肾上腺素、抗组胺药或糖皮质激素治疗缓解，但可自行消退。自幼反复多次就医，排除常见的腹痛原因，但未能明确诊断，影像学可见快速涨消的肠壁肿胀和腹腔积液。结合上述病史及检查，临床高度怀疑遗传性血管性水肿，后完善C1-INH及基因检测，明确诊断为遗传性血管性水肿伴补体C1酯酶抑制剂缺乏症（C1-INH-HAE）。

C1-INH-HAE是一种罕见的常染色体显性遗传病（患病率为1/1万～1/15万），其特征是C1-INH活性降低。80%的病例C1-INH分子具有低抗原水平（C1-INH-HAE型Ⅰ型），20%的病例C1-INH具有高抗原水平却功能低（C1-INH-HAE Ⅱ型）。C1-INH调节补体系统、激肽释放酶-激肽系统、凝血和纤溶系统，C1-INH缺乏导致这些血浆酶系统不受控制的自发激活。激肽释放酶-激肽系统激活导致血管活性介质缓激肽从高分子量激肽原（HMWK）中释放出来，致血管舒张、血管通透性增加和血浆渗漏到细胞外而形成水肿。遗传性血管性水肿发作可能累及四肢、面部、躯干、生殖器以及胃肠道和上呼吸道的黏膜下组织。在胃肠道中，遗传性血管性水肿的临床表现类似于急腹症；而在上呼吸道中，可能引起气道阻塞甚至窒息。遗传性血管性水肿的发作是无法预测的，但存在一些诱发因素，包括感染、机械创伤、精神应激、激素变化、药物（雌激素和血管紧张素转换酶抑制剂）。遗传性血管性水肿的胃肠道发作表现为胃肠绞痛、恶心、呕吐、腹泻，其原因是肠壁水肿，通常可自发缓解。在发作期，腹部影像学可能发现肠壁水肿，CT 可见长节段乃至弥漫性“靶征”；而在发作后期，往往只能发现腹腔积液。一项纳入 153 名遗传性血管性水肿患者的回顾性研究发现，患者的腹部症状通常始于儿童期或青春期，28%的患者在出现皮肤水肿前很久就出现过腹痛，因此对于年轻且有反复腹痛发作的患者，即使无典型的皮肤水肿，也应考虑遗传性血管性水肿的可能。

在临床中，D-二聚体在各种血栓形成情况下升高，包括静脉血栓栓塞、弥散性血管内凝血和脑血管意外。血浆 D-二聚体被视为诊断血栓形成疾病的一项较有价值的实验室标志物。然而，在很多没有血栓形成临床证据的情况下，D-二聚体也会升高。目前已有多项研究表明，尽管C1-INH-HAE患者在基线和发作期间血浆D-二聚体升高，但血栓形成风险并未增加。可能的机制是遗传性血管性水肿发作时，纤溶和凝血系统均被激活，而纤溶相对亢进，血栓在发作期间未完全形成，并且发现纤维蛋白原降解产物/D-二聚体比率是区分遗传性血管性水肿急性发作和血栓性疾病的有用标志物。一项纳入 74 例C1-INH-HAE患者的研究发现，患者在发作期间的血浆 D-二聚体水平比缓解期（即发作后 7 天）更高，D-二聚体水平与患者疾病活动度呈正相关；与皮下（外周、面部）水肿的患者相比，黏膜下（腹部、口咽-喉）水肿患者的血浆 D-二聚体水平更高，这种差异可能与内皮受累的程度及血管通透性变化相关。另外一项研究也证实，C1-INH缺乏的患者在腹痛时更易出现D-二聚体升高；而其他患者在腹痛时则无此现象。因此，D-二聚体可以用于腹痛的鉴别。

文献描述遗传性血管性水肿典型的皮疹为扁平、环形的淡红色病变，呈地图状或线状，边界有轻微隆起，称为“边缘红斑”，通常出现于腹痛前。本例患者在腹痛发作时有过双侧手臂内侧及胸部淡红色圆形皮疹，不伴瘙痒，腹痛好转后皮疹消退。遗憾的是，患者未曾留下过照片。患者自述其皮疹与文献报道的形态类似，但色泽较之更淡。

对于C1-INH-HAE患者，根据典型的临床表现、C1 酯酶抑制物及补体检查即可诊断，基因检测不是诊断所必需的。C1-INH浓度和功能均正常的遗传性血管性水肿，被称为HAE-nC1-INH，对这类患者需要进行相关基因（HAE-FⅫ、ANGPTI、PLG）检测以明确诊断。

根据2021年世界变态反应组织/欧洲变态反应与临床免疫学会（WAO/EAACI）联合制定的遗传性血管性水肿管理指南，遗传性血管性水肿的治疗方法包括急性发作按需治疗、短期预防和长期预防治疗。遗传性血管性水肿患者水肿发作时尽早治疗，建议用静脉注射C1-INH、皮下注射缓激肽受体拮抗剂艾替班特或血浆激肽释放酶抑制剂艾卡拉肽。在患者接触特定的诱发血管性水肿事件之前进行短期预防治疗，建议将静脉注射血浆来源的C1-INH作为一线短期预防措施，将新鲜冰冻血浆作为二线短期预防措施。一线长期预防措施有应用血浆来源的C1-INH、血浆激肽释放酶抑制剂拉那利尤单抗（皮下制剂）、血浆激肽释放酶抑制剂Berotralstat（口服制剂），雄激素仅用于二线长期预防治疗。

2017年，日本进行的一项调查显示，患者获得遗传性血管性水肿正确诊断的平均时间为15年。对于此病的认识不足易造成漏诊，及不必要的腹部手术和有创操作。临床上遇到有以下特点的患者时，应该考虑到遗传性血管性水肿的可能，包括：①皮肤发作性、局限性、自限性、非可凹性水肿，排除血管紧张素转换酶抑制剂服用史；②反复发作性腹痛，有自限性，不伴有荨麻疹、发热；③阳性家族史；④儿童期或青春期发病；⑤发作时D-二聚体水平升高，并随着症状缓解而下降，排除明确的血栓性疾病；⑥实验室检查C4降低；⑦影像学可见快速涨消的肠壁肿胀和腹腔积液；⑧肾上腺素、抗组胺药、糖皮质激素治疗无效。

参考文献

[1] Bork K, Staubach P, Eckardt AJ, et al. Symptoms, course, and complications of abdominal attacks in hereditary angioedema due to C1 inhibitor deficiency[J]. Am J Gastroenterol, 2006, 101(3): 619-627.

[2] Reshef A, Zanichelli A, Longhurst H, et al. Elevated D-dimers in attacks of

hereditary angioedema are not associated with increased thrombotic risk[J]. Allergy, 2015, 70(5): 506-513.

[3] Honda D, Ohsawa I, Miyata T, et al. Fibrin and fibrinogen degradation products/D-dimer ratio can be a useful marker for differentiating an acute attack of hereditary angioedema from thrombotic conditions[J]. Allergol Int, 2024, 73(1): 174-176.

[4] Cugno M, Zanichelli A, Bellatorre AG, et al. Plasma biomarkers of acute attacks in patients with angioedema due to C1-inhibitor deficiency[J]. Allergy, 2009, 64: 254-257.

[5] Farkas H, Harmat G, Fay A, et al. Erythema marginatum preceding an acute oedematous attack of hereditary angioneurotic oedema[J]. Acta Derm Venereol, 2001, 81: 376-377.

苏州大学附属第二医院

许 涵 唐 文

Case 33

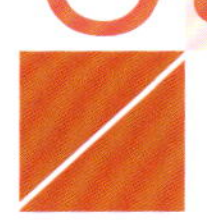

初诊为克罗恩病的腹型紫癜病例多学科讨论

消化科汇报病史

患者，男性，27 岁，因“间断腹痛 4 年，加重 2 天伴呕吐”于 2023 年 8 月 9 日收入病房。

▶ 现病史

约自 2018 年开始，患者在无明显诱因下出现全腹痛，呈持续性胀痛、间断性绞痛，伴恶心、呕吐，呕吐物为胃内容物，伴腹泻，4～5 次/日，伴全身乏力明显，遂于西安某医院就诊。当时行胃镜检查示：胃体黏膜红肿、糜烂，慢性萎缩性胃炎伴糜烂，十二指肠及回肠上段黏膜红肿、糜烂。结肠镜检查示：回肠末段及回盲瓣病变，疑诊结核、淋巴瘤、克罗恩病。活检病理提示胃体黏膜慢性炎（活动状态）、胃窦黏膜慢性炎，回肠末段黏膜慢性炎（活动状态）伴表浅组织及肉芽组织形成。予抑酸、护胃、营养对症治疗 1 个月后，上述症状未见明显好转；复查 PPD、T-SPOT 均为阳性；胃镜镜下及病理表现较前加重，未见肿瘤及其他特异性胃肠道疾病改变。予进一步完善小肠镜及 PET-CT 检查：小肠镜可见胃体、十二指肠、空肠、回肠散在节段性分布环形或不规则溃疡；病理提示黏膜慢性炎（活动状态）；PET-CT 可见胃体部胃壁增厚，十二指肠远侧段及部分空肠肠壁略增厚，右侧锁骨上窝、肠系膜内及腹主动脉旁多发淋巴结肿大，葡萄糖代谢增高，考虑炎性淋巴结、右肺下叶钙化结节。综合以上表现，考虑诊断克罗恩病，不除外结核，给予柳氮磺吡啶、地塞米松等治疗（具体用法用量不详），症状改善不明显。抗结核治疗后，患者腹痛加重，加用美沙拉秦治疗后腹痛无减轻，后于结核病医院治疗。3 年前，患者停药，此后腹痛仍间断发作，可耐受，未行进一步诊治。

2021 年 7 月，患者因腹痛再发就诊于西京医院消化科。入院时，检测 PPD

（未见水疱）、T-SPOT 阳性，粪便抗酸染色、粪便培养、血结核分枝杆菌核酸、病理、抗酸染色、抗中性粒细胞胞浆抗体、抗核抗体全套未见明显异常。2021 年 7 月，复查胃镜（图 33-1）示：十二指肠多发溃疡，慢性非萎缩性胃炎伴糜烂、胆汁反流；结肠镜（图 33-2）示：回肠末段黏膜充血、水肿，伴糜烂；病理提示：以上病变部位黏膜慢性炎（活动性），并见炎性渗出；胸腹部 CT 可见：十二指肠水平部周围脂肪间隙模糊，腹腔肠系膜周围、腹膜后多发淋巴结肿大。入院后予诊断性抗结核，联合抗感染、抑酸、营养支持等对症治疗，腹痛仍反复出现。2 周后，再次复查胃镜，镜下表现及病理较前无明显改变，特殊染色 PAS（－），抗酸（－），进一步完善小肠镜检查（图 33-3）可见空肠黏膜炎性改变，病理提示黏膜轻度慢性炎。因患者诊断性抗结核治疗效果不佳，考虑克罗恩病可能性大，在反复权衡后予英夫利昔单抗治疗，患者腹痛明显好转，复查炎症指标较前降低，出院后规律应用英夫利昔单抗。2022 年 2 月，复查小肠镜（图 33-4）：可见空肠多发溃疡性病变较前加重，全腹部 CT 可见腹腔肠系膜周围淋巴结较前减小，余大致同前。2022 年 10 月，患者最后 1 次用药，测英夫利昔单抗血药浓度低（0.5μg/mL），抗英夫利昔单抗血清浓度＜ 4ng/mL（阴性），考虑英夫利昔单抗耐药；于 11 月 23 日更换为阿达木单抗，首次 160mg，第 2 周 80mg，之后每 2 周 40mg。期间规律复诊，患者症状稳定。入院前 2 天，患者再次出现上腹隐痛加剧伴呕吐，为进一步诊治以“腹痛查因”收入消化科。

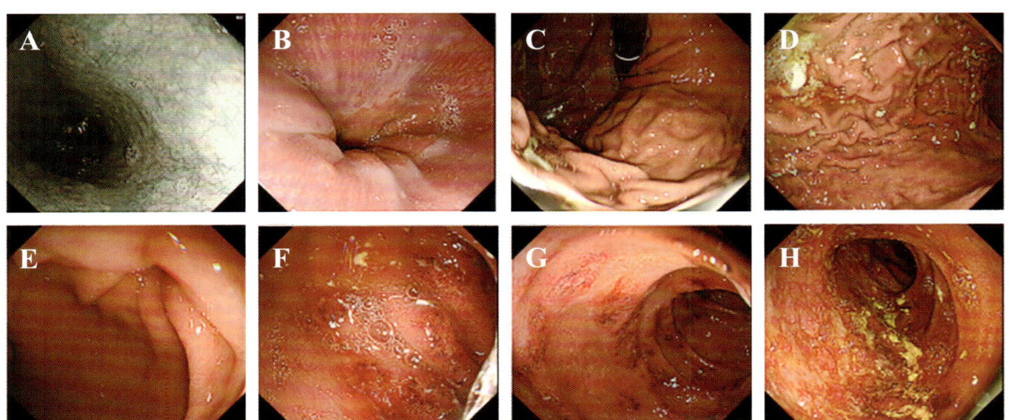

图 33-1 胃镜（2021 年 7 月）：可见胃体、胃窦散在片状黏膜充血、糜烂；十二指肠球部、降部黏膜弥漫性充血、水肿，散在多发溃疡，覆白苔及黑色血痂。图 A：食管；图 B：贲门；图 C：胃底；图 D：胃体；图 E：胃窦；图 F：十二指肠球部；图 G～F：十二指肠降段。

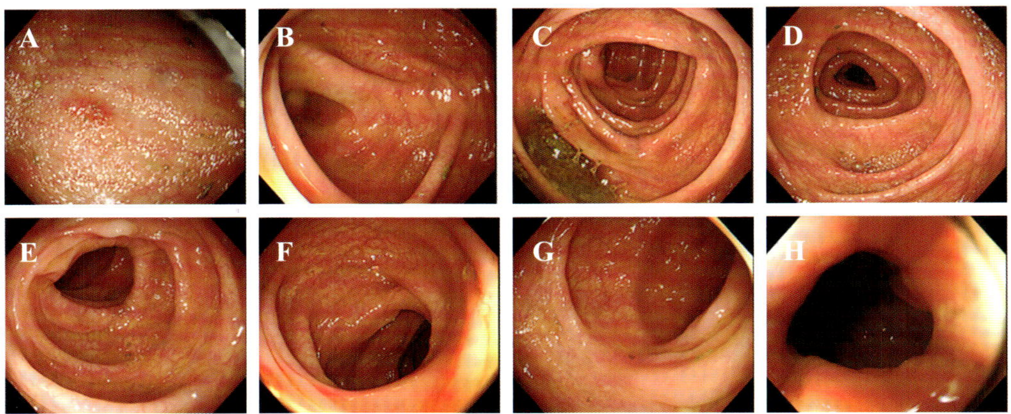

图 33-2　结肠镜（2021 年 7 月）：可见回肠末段散在点片状充血、糜烂，结直肠黏膜未见明显异常。图A：回肠末段；图B：回盲部；图C：升结肠；图D：横结肠；图E：降结肠；图F：乙状结肠；图G：直肠；图F：肛管。

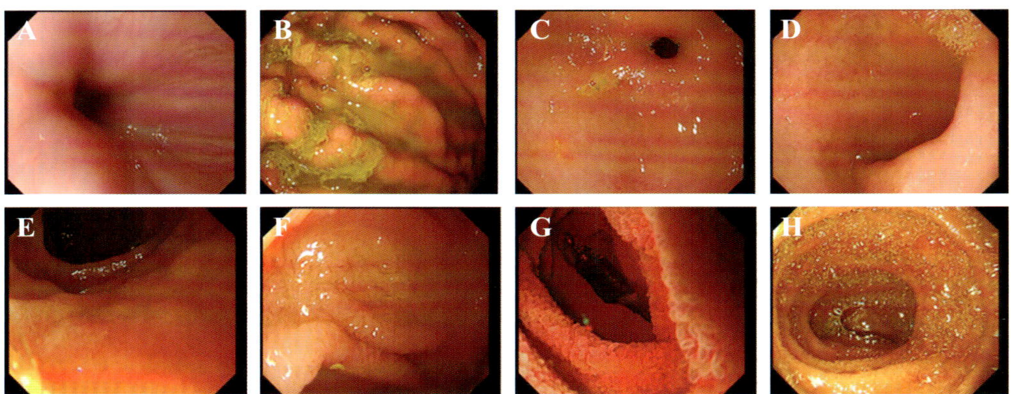

图 33-3　小肠镜（2021 年 7 月 31 日）：可见空肠上段部分区域小肠绒毛水肿，未见糜烂及溃疡性病变，余所见黏膜光滑，无明显异常。图A：食管；图B：胃体大弯侧；图C：胃窦；图D：十二指肠球部；图E：十二指肠降部；图F：空肠上段；图G：空肠中段；图F：空肠下段。

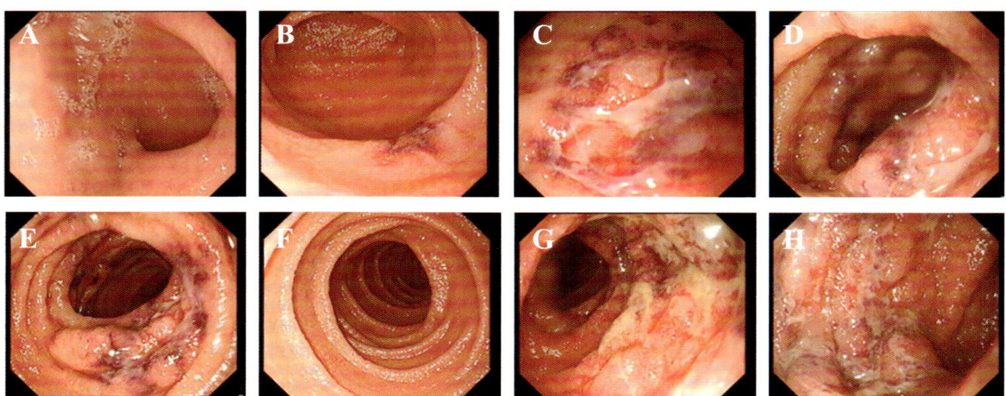

图 33-4　小肠镜（2022 年 2 月 16 日）：可见空肠上段起始部位节段性分布的孤立性、半环形及不规则溃疡，部分覆盖血痂，周边黏膜水肿明显，部分见结节样增生，病变之间黏膜正常。镜下表现较 2 年前明显加重。图A～B：回肠末段；图C：空肠上段；图D～E：空肠中段；图F～G：空肠中下段；图H：空肠下段。

▶ **入院查体**

心肺查体未见异常，腹平软，肝脾肋下未及，右上腹压痛，无反跳痛及肌紧张，移动性浊音阴性，肠鸣音 4 次/分。

▶ **实验室检查**

白细胞计数 18.03×10^9/L，中性粒细胞计数 15.18×10^9/L。便隐血（+），粪便钙卫蛋白（−），超敏C反应蛋白 30.97mg/L，降钙素原 0.05ng/mL，白细胞介素-6 水平 7.15pg/mL。中性粒细胞抗体谱、抗核抗体谱+滴度未见异常。D-二聚体 0.80mg/L。肝功能十二项、血脂四项、电解质四项、乳酸脱氢酶、癌胚抗原CEA、CA19-9、CA72-4、传染病四项、中性粒细胞抗体谱、抗核抗体谱+滴度未见异常。CMV抗体（IgM）测定、EBV壳抗原IgM抗体阴性。

2023 年 8 月 9 日，患者入院后行胃镜检查（图 33-5）示：十二指肠多发溃疡，可能为克罗恩病复发。

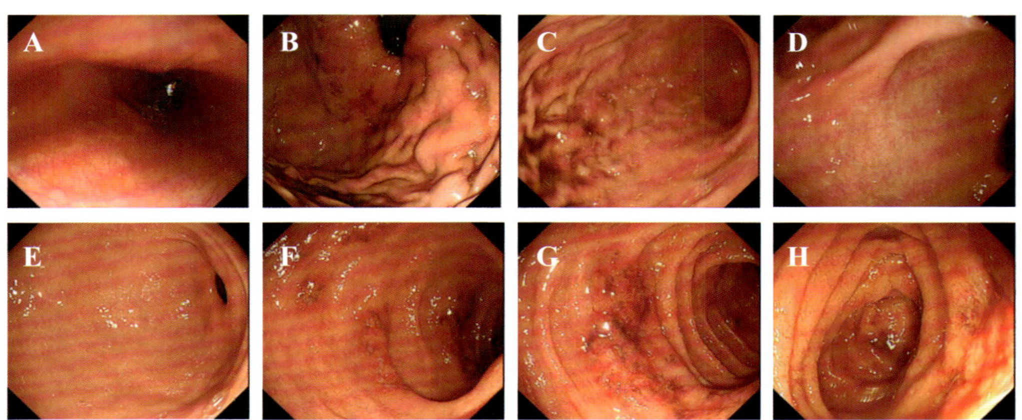

图 33-5　胃镜检查（2023 年 8 月 9 日）：可见十二指肠球部、降部多发黏膜凹陷，充血、发红明显。图A：食管；图B：胃底；图C：胃体；图D：胃角；图E：胃窦；图F～G：十二指肠球部；图F：十二指肠降部。

病理科意见

患者在西京医院共进行 4 次内镜胃肠道黏膜活检。

2021 年 7 月 11 日，可见黏膜间质淋巴细胞及中性粒细胞浸润，十二指肠降部、球部黏膜慢性炎（活动性），回肠末段黏膜慢性炎。

2021 年 7 月 25 日，胃体慢性浅表性胃炎（轻度）；胃窦黏膜慢性炎，浅表多灶斑片状出血；（十二指肠）黏膜急性活动性炎，间质较多嗜酸性粒细胞浸润，伴溃疡形成，周围腺体增生，局部呈中度异型增生；特殊染色PAS、抗酸染色均为（－）；胃镜镜下表现及病理较前无明显改变。

2021年8月1日，可见黏膜间质淋巴细胞浸润，空肠上段、下段黏膜轻度慢性炎。

2022年2月16日，病理示（空肠）黏膜慢性炎，局灶腺体结构扭曲，部分腺体增生，杯状细胞减少，并见腺窝脓肿形成，多量炎性渗出，符合溃疡改变，片内未见肉芽肿。

影像科意见

患者在西京医院共进行3次全肠道CT检查。

2021年7月30日，胸腹部CT示：十二指肠水平部周围脂肪间隙模糊，腹腔肠系膜周围多发淋巴结肿大；右肺下叶后基底段钙化灶；右肾体积小。肠系膜上静脉CT：门静脉血管成像未见明显异常；腹腔内及腹膜后多发淋巴结肿大。

2022年2月16日，胸部及全腹部CT平扫＋三维重建：右肺下叶后基底段钙化灶同前；腹腔肠系膜周围淋巴结较前减小；余所示大致同前片。

2023年8月11日，腹部CT示：十二指肠降部、部分空肠、回肠黏膜病变，考虑克罗恩病。腹腔多发淋巴结肿大较前减少；肠系膜内、腹腔内、腹膜后多发淋巴结肿大较前减少；余所见大致同前；膀胱、前列腺、直肠CT平扫及增强未见明显异常，较前未见明显改变。

皮肤科意见

会诊专家追问病史，患者在2021年腹痛期间曾出现皮疹（图33-6），结合既往诊疗情况，考虑腹型过敏性紫癜诊断，建议予诊断性治疗，改用甲泼尼龙80mg/d治疗，患者腹痛明显缓解，出院至今腹痛未再发作，当前激素减量中（30mg/d）。

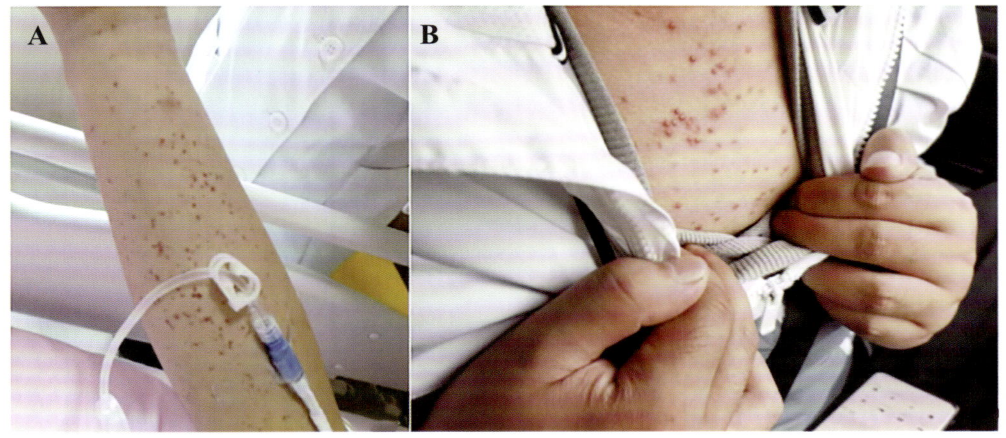

图 33-6　患者 2021 年腹痛发作时出现的皮疹。

最终诊断

腹型过敏性紫癜。

总　结

该患者为青壮年男性，临床表现以腹痛反复发作为主，多次内镜检查可见胃体、小肠多节段性分布环形或不规则溃疡，初步诊断为克罗恩病。患者单用生物制剂效果欠佳，考虑既往腹痛发作期间曾同时出现过皮疹，因此腹型过敏性紫癜诊断不能除外，改用激素治疗可显著缓解患者腹痛症状，最终确诊。过敏性紫癜（Henoch-Schonlein purpura，HSP）属于全身性IgA血管炎（IgA vasculitis，IgAV），是由免疫球蛋白A（IgA）在血管周围沉积和中性粒细胞活化引起的小血管炎症，炎症常累及皮肤、肾脏、关节、胃肠道，少见于肺部、心脏、生殖器和神经系统。

目前，全身性IgAV的诊断依据欧洲风湿病联盟（EULAR）/国际儿童风湿病研究组织（PRINTO）/欧洲儿童风湿病学会（PRES）的标准执行。出现下肢圆形或椭圆形和网状紫癜的儿童，如果存在以下 4 项标准中的至少一项，则可做出诊断：①组织学病理表现为以 IgA 沉积为主的白细胞破碎性血管炎；②腹痛；③关节炎或关节痛；④肾功能损害（血尿、蛋白尿等）。后 3 项被分别称为腹型、关节型、肾型紫癜。单纯皮肤型紫癜多为自限性疾病，建议仅对症治疗；而严重的腹型、肾型紫癜的治疗尚未确定，联合使用皮质类固醇和免疫抑制剂可能使患者受益。

过敏性紫癜多见于3～15岁儿童，男性多见，成人罕见但临床表现往往更重。其主要临床特征是身体对称区域出现可触及的紫癜性丘疹，多为双下肢圆形或椭圆形和红斑性网状紫癜，脏器受累时可出现关节痛或关节炎、消化道出血或疼痛以及肾小球肾炎。皮肤或肾活检可确诊，病理表现分别为皮肤毛细血管后小静脉白细胞破碎性血管炎或增殖性毛细血管内肾炎。其短期预后取决于胃肠道急性受累的严重程度，长期预后取决于肾脏损伤的程度，而50%的过敏性紫癜会累及肾脏，因此对于所有肾功能不全的患者，建议采取肾脏保护措施。皮质类固醇虽可有效减轻腹痛和关节痛症状，但对儿童或成人肾脏受累没有预防作用。腹型紫癜病变主要发生在十二指肠降部，累及黏膜和黏膜下层的中小血管，64%的患者会出现白细胞破碎性血管炎和颗粒状IgA沉积，镜下可见黏膜红斑伴瘀点性紫癜、糜烂甚至肠壁坏死。患者常出现痉挛性腹痛，多位于脐周、下腹或全腹，可并发肠套叠、肠梗阻、肠穿孔或出血性小肠炎。腹部症状多与皮肤紫癜同时发生，偶可发生于紫癜之前。影像学检查可见肠壁增厚伴肠系膜炎性浸润，或壁层或黏膜下血肿，有时狭窄。而克罗恩病肠道病变虽以回肠末段为主，但可以累及消化道的任何部分，患者的肠外表现也常累及皮肤，出现皮肤血管炎及结节性红斑，因此两者鉴别困难，主要根据皮疹的特点和组织病理学加以鉴别。

本例患者因多次内镜活检病理均未发现肠血管炎，加上初诊医师问诊和查体时未关注皮疹的既往史，最初误诊为克罗恩病。经多学科讨论会诊详细问诊病史和查体，结合内镜、影像及就诊过程的分析，纠正诊断为过敏性紫癜，停用生物制剂，改用激素治疗后，患者腹痛迅速缓解。患者最初考虑克罗恩病诊断时使用过激素，症状也有过缓解，因为激素作为调节自身免疫的药物，对克罗恩病和过敏性紫癜都有效，在激素减停后继而使用生物制剂效果欠佳。且已有研究显示，抗TNF-α制剂可能会促进过敏性紫癜的发生。这也解释了患者肠道病变持续不缓解的原因。因此，专科医生在临床接诊有消化道症状伴皮肤紫癜的患者，尤其年轻患者时，应系统、详细地问病查体，必要时进行多学科讨论会诊，仔细鉴别，根据获益/风险比确定最佳的诊断和治疗策略。

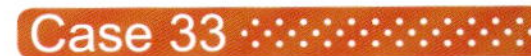

参考文献

[1] Pillebout E, Sunderkötter C. IgA vasculitis[J]. Semin Immunopathol, 2021, 43(5): 729-738.

[2] de Oliveira GT, Martins SS, Deboni M, et al. Cutaneous vasculitis in ulcerative colitis mimicking Henoch-Schönlein purpura[J]. J Crohns Colitis, 2013, 7(2): e69-73.

[3] Li H, Xin Q, Hong L, et al. Mendelian randomization analysis reveals causality of inflammatory bowel disease on risks of Henoch-Schönlein purpura and immunethrombocytopenia[J]. Dig Liver Dis, 2023: S1590-8658(23)00856-3.

空军军医大学附属西京医院
刘小宁

Case 34

肠白塞病生物制剂治疗病例多学科讨论

消化科病史汇报

患者，男性，31 岁，因“间断便血 9 年余”入院。

▶ 现病史

2013 年，患者因便血发生失血性休克，对症治疗后好转。

2016 年，患者在无诱因下出现右下腹疼痛，诊断为“急性阑尾炎”，在腹腔镜下行阑尾切除术。阑尾手术标本肉眼所见：送检阑尾长 4cm，直径 0.6cm，浆膜面血管扩张，管壁结构清楚，管腔内见灰棕色内容物；病理诊断：阑尾腔中见炎性渗出，部分管腔闭塞，黏膜下淋巴组织增生，肌层少量脂肪组织化生，浆膜层血管扩张、充血。术后 5 天，患者再次出现便血；7 天后，再次手术行右半结肠部分切除术。右半结肠和部分回肠切除标本所见：结肠长 15cm，周径 6.5～7cm，回肠长 4.5cm，周径 4cm；回盲部见溃疡 2 个，小者 2.5cm×1.5cm×0.8cm，大者 3.5cm×3cm×0.8cm；切面灰白质韧，未见明确阑尾；找见 4 枚结肠周淋巴结，直径 0.3～0.6cm；找见 4 枚回肠周淋巴结，直径 0.3～0.6cm；找见 9 枚回盲部淋巴结，直径 0.3～1.1cm。病理诊断：回盲部炎性渗出，肉芽组织及纤维疤痕组织，符合慢性溃疡改变；两侧切缘见黏膜慢性炎；肠周淋巴结找见 23 枚，呈反应性改变。

2019 年 7 月，患者再次便血，外院肠镜显示：结肠镜常规逆行插至结肠-小肠吻合口，进入小肠约 15cm，直肠、乙状结肠、降结肠、横结肠见较多暗红色液体及少量血凝块，未见明显病灶，吻合口处见约 1cm 椭圆形溃疡，覆黄白苔，另见一处小肠疑似溃疡，但均未见活动性出血，在小肠观察约 10min 见少量暗红色液体流出。内镜诊断：消化道出血原因待查（小肠来源可能），吻合口溃疡，考虑克罗恩病可能。予英夫利昔单抗 300mg/ 次治疗。

2020 年 7 月，外院肠镜提示：顺利进镜达回肠结肠吻合口以上 20～30cm，见回肠末段黏膜光滑，散在淋巴滤泡增生，吻合口处见一 0.5cm×0.6cm 深凹溃疡，覆白苔。内镜诊断为克罗恩病，右半结肠部分切除术后。病理：吻合口黏膜中度慢性炎伴中度活动性炎，局灶符合溃疡形成，小灶腺上皮轻度不典型增生。结合结肠镜、小肠磁共振考虑疾病控制不佳，英夫利昔单抗加量至 400mg/ 次治疗。优化治疗半年后，复查肠镜（图 34-1）显示：顺利进镜达回肠结肠吻合口以上 20cm，吻合口处及邻近回肠末段见一 1cm×1.5cm 深凹溃疡，覆白苔。内镜诊断为克罗恩病，右半结肠部分切除术后。

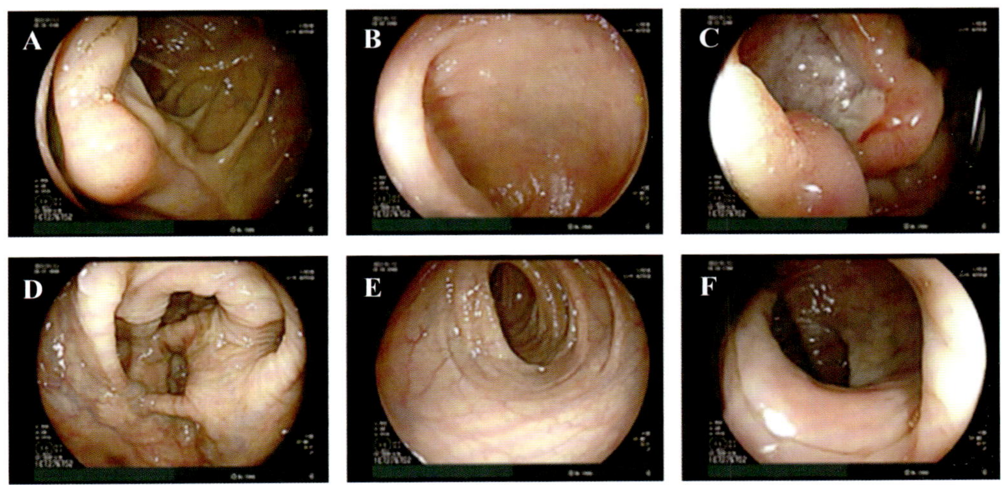

图 34-1　肠镜（英夫利昔单抗加量治疗半年后）：吻合口处及邻近回肠末段见一个深凹溃疡。

肠镜评估后考虑英夫利昔单抗疗效不佳，开始调整为阿达木单抗治疗。用药 3 个月后，肠镜评估（图 34-2）：顺利进镜达回肠结肠吻合口以上 20cm 处，回肠结肠吻合口处及邻近回肠末段见一个大小为 3cm×4cm 的类圆形深凹溃疡，覆白苔。内镜诊断：克罗恩病，右半结肠切除术后（Rutgeert 评分 4 分）。病理显示：吻合口炎性渗出伴糜烂，提示溃疡性病变，见隐窝炎及隐窝萎缩，未见肉芽肿结构。免疫组化：CK7（少量＋），CK20（＋），CD3（淋巴细胞＋），CD20（淋巴细胞＋），CEA（＋），CMV（－），IgG_4（淋巴细胞＋），Ki-67（15%＋）。原位杂交 EBER（＋）：1～3 个 /HP。特殊染色：抗酸染色（－）。

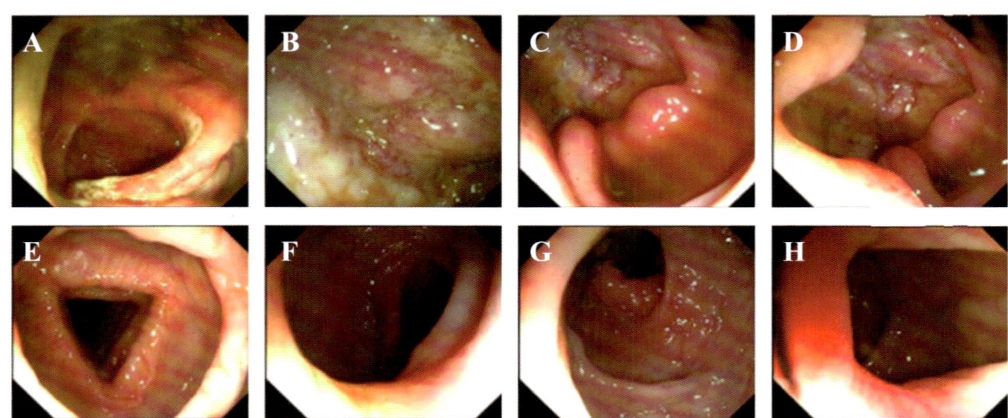

图 34-2　肠镜检查（阿达木单抗治疗 3 个月后）：回肠结肠吻合口处及邻近回肠末段见类圆形深凹溃疡。

2022 年 6 月，患者再次出现便血，量较少，伴发热，体温最高 38℃，考虑阿达木单抗治疗无效，鼻饲肠内营养。2022 年 7 月，第 1 次使用乌司奴单抗治疗，后至本院进一步治疗。

▶ 既往史

患者自 2013 年开始反复出现口腔溃疡，每次 1～2 个，每年发作 3～4 次，予以西瓜霜喷剂后 2 周左右溃疡可愈合，无肛周肿痛，无皮肤、关节、眼部等异常表现。2018 年，患者曾出现双小腿内侧对称性红斑硬结。

个人史、家族史无殊。

▶ 入院查体

体温 37℃，心率 80 次/分，呼吸 18 次/分，血压 118/80mmHg。神清，对答切题。双肺呼吸音清，未闻及干湿啰音。心律齐，各瓣膜听诊区未闻及杂音。腹平坦，右侧可见手术疤痕，腹部软，无压痛，无反跳痛，移动性浊音阴性，肝脾肋下未及，全腹未及包块，肠鸣音正常。双下肢无水肿。体重 75kg，身高 184cm，BMI 22.15kg/m^2。

辅助检查

C 反应蛋白 3.69mg/L，红细胞沉降率 29mm/h，降钙素原 0.027ng/mL；白细胞计数 5.79×10^9/L，血小板计数 301×10^9/L，血红蛋白 118g/L；肝肾功能（－），白蛋白 45.5g/L；粪便钙卫蛋白 15μg/g。粪常规、尿常规（－）。

传染性疾病：RPR（－）；HIV（－）；乙肝五项（－）；HCV-Ab（－）；EBV（－）；CMV（－）；T-SPOT（－）；粪涂片、粪培养（－）；粪寄生虫；CDI（－）。

风湿免疫指标：ANA均质型，1∶80；ENA系列抗体（－）；ACL（－）；MPO-ANCA（－）；PR3-ANCA（＋）；p-ANCA（－）；c-ANCA（－）；血IgA、IgG、IgM、IgG_4正常；抗O、类风湿因子正常；dsDNA正常。

肿瘤指标：AFP、CEA、CA199、CA724、CA125均正常。血清蛋白电泳及免疫固定电泳（－）。

肠镜检查（图34-3）：进镜至结肠回肠末段端侧吻合口小肠侧约25～30cm，所见回肠末段黏膜未见明显异常，吻合口黏膜光整，直肠及乙状结肠黏膜轻度充血，余肠段未见明显溃疡、新生物及狭窄。内镜下诊断：小肠结肠吻合口术后，所见结直肠未见异常。

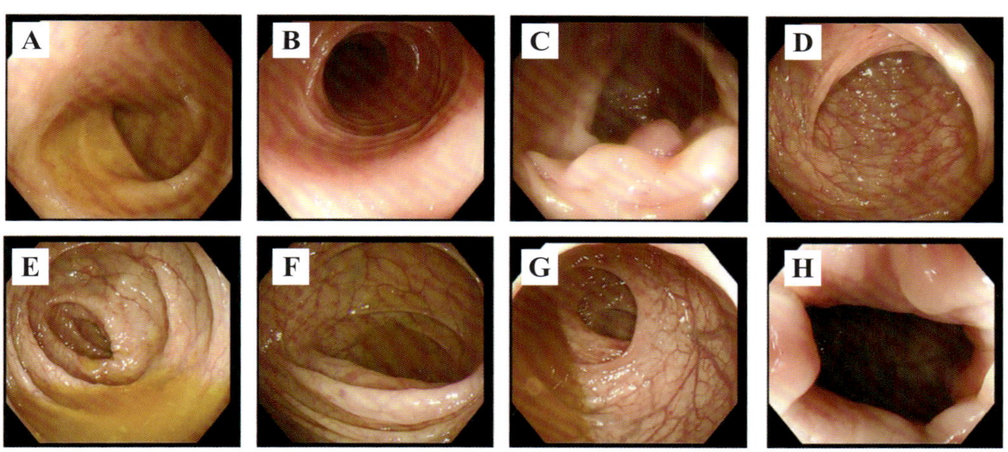

图34-3 肠镜检查（2022年6月）：吻合口基本正常，未见明显溃疡灶。

放射科意见

2022年6月，外院CT血管造影再次读片（图34-4）：右半结肠切除术后，术区吻合口区肠壁增厚伴强化，右下腹部分回肠、直肠及乙状结肠肠管改变，符合炎症性肠病改变；肝S8小囊肿。

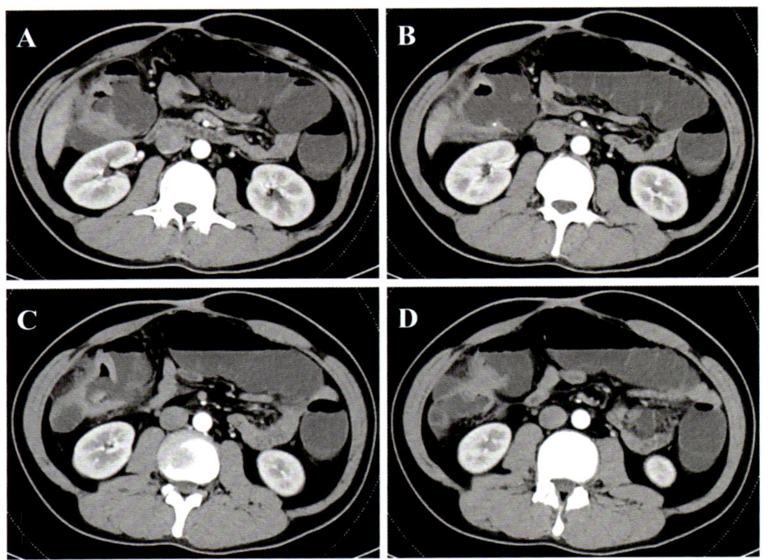

图 34-4　肠 CT 血管造影（2022 年 6 月）：右半结肠部分切除后，术区吻合口区肠壁增厚伴强化。

CTA 提示回结肠吻合口肠壁明显不均匀增厚，伴不均匀强化，提示存在活动性炎性改变，部分黏膜不均匀增厚，提示存在较大溃疡可能。肛瘘 MR 未见明显肛瘘表现。

2022 年 9 月，本院小肠 CTE（图 34-5）读片：肠道未见明显异常；右下腹壁旁强化结节灶，直径约 6mm，性质待定，请随访；肝内小囊肿；肝右叶一过性异常灌注。目前提示炎症不明显。

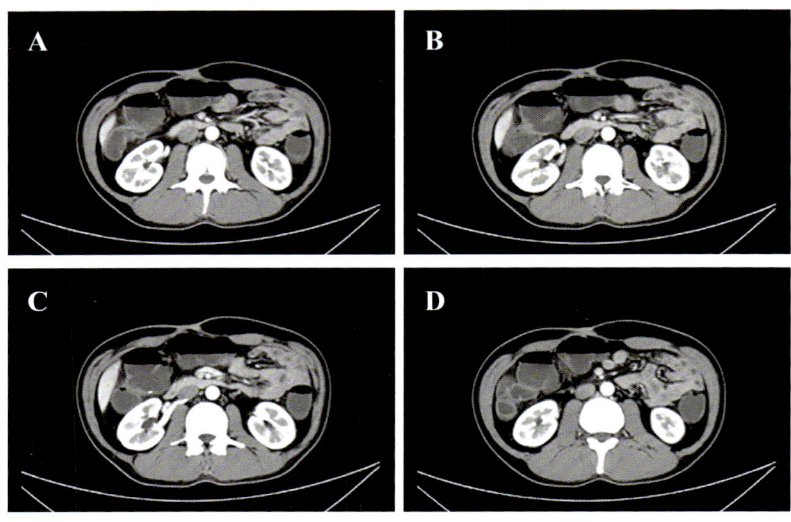

图 34-5　肠 CTE（2022 年 9 月）：手术后肠道炎症不明显。

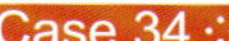

消化科意见

该患者为青年男性，因反复便血 9 年余入院，以便血为主要表现，病程中 2 次肠道手术后仍反复吻合口溃疡、便血发作，伴有口腔溃疡及双小腿内侧对称性红斑硬结；多次肠镜、术后病理及影像学检查无典型炎症性肠病依据；外院考虑克罗恩病，先后使用英夫利昔单抗、阿达木单抗治疗效果不佳或无效，应该考虑其他疾病，如风湿免疫科相关疾病。患者于 2018 年出现双小腿内侧对称性红斑硬结时，曾行活检病理检查，可供参考。

病理科意见

患者 2018 年皮肤活检病理显示：真皮浅、深丛及皮下脂肪组织内血管周围小片状淋巴细胞浸润伴较多中性粒细胞及核尘，部分管壁纤维素样坏死，管腔闭塞，皮下脂肪组织间隔增宽，其间可见较多中心粒细胞聚集，请结合临床及全面检查（ANCA、结核等），并除外白塞病。皮肤病理考虑结节性血管炎、硬红斑。

上海仁济医院对 2017 年的手术病理进行会诊：“右半结肠＋部分回肠”慢性炎伴溃疡，可见假幽门腺化生及裂隙状溃疡，嗜酸性粒细胞浸润，淋巴滤泡形成，溃疡底部及肠系膜周围小血管管壁增厚，小血管周围见炎症细胞浸润，白塞病不能排除。

对 2022 年肠镜病理再次读片（图 34-6）：小肠、结肠黏膜混合炎症细胞浸润，见宽基溃疡，肠壁内可见淋巴滤泡，溃疡周围组织隐窝扭曲变形，伴幽门腺化生，未见肉芽肿，肠系膜及肠壁局部小血管管壁增厚，血管周围炎症细胞浸润，中小动脉正常，符合白塞病特征。

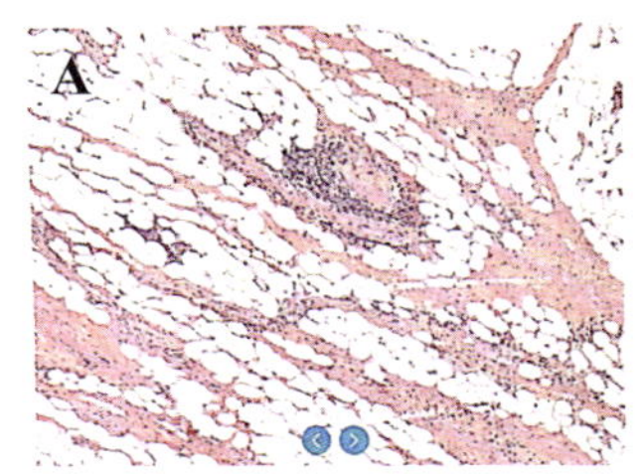

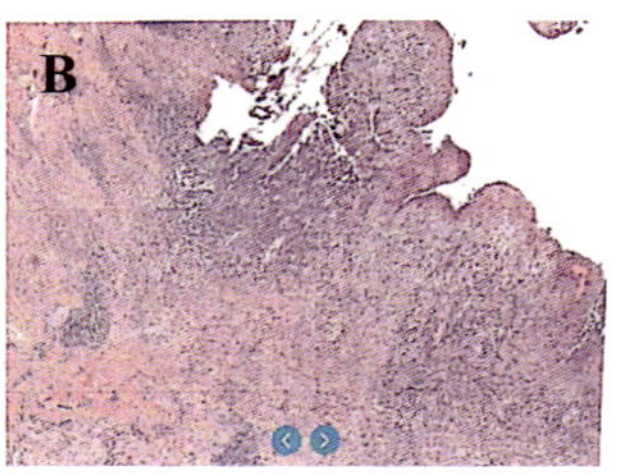

图 34-6　肠镜病理（HE 染色）：肠系膜及肠壁局部小血管管壁增厚，血管周围炎症细胞浸润，提示白塞病。

总 结

该患者为青年男性，病程长，反复便血，伴有口腔溃疡及双小腿内侧对称性红斑硬结病史，肠道溃疡时有反复，克罗恩病特征不明显，最后从病理学的角度明确诊断。生物制剂对白塞疾也有一定疗效，但对相当部分患者疗效不稳定，易反复。对存在营养不良的肠白塞病患者，推荐肠内营养和肠外营养治疗。对于肠白塞病是否推荐全肠内营养治疗，尚缺乏证据支持。生物制剂，主要包括IL-1 抑制剂（Anakinra、Canakinumab）、IL-6 受体抑制剂（Tocilizumab）、IL-12/IL-23 抗体拮抗剂（乌司奴单抗），对白塞病有一定疗效，但证据有限。

参考文献

[1] Watanabe K,Tanida S, Inoue N, et al. Evidence-based diagnosis and clinical practice guidelines for intestinal Behçet's disease 2020 edited by Intractable Diseases, the Health and Labour Sciences Research Grants[J]. J Gastroenterol, 2020, 55(7): 679-700.

[2] Park Y, Cheon JH. Update on the treatment of Behcet's Disease of the small bowel with biologic agents[J]. Curr Gastroenterol Rep, 2020, 22(5): 24.

上海交通大学医学院附属仁济医院

徐锡涛　沈　骏　冯　琦

赵子周　崔　喆　姜剑巍

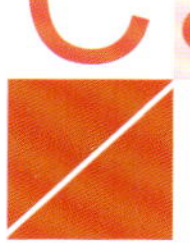

Case 35

初发重症溃疡性结肠炎合并侵袭性真菌感染病例多学科讨论

消化科病史汇报

患者，男性，30 岁，公司职员，因“血便伴左下腹持续性疼痛及发热”于 2017 年 2 月至消化科就诊。

▶ 现病史

2016 年 10 月，患者出现血便，1 次/日，未予重视，未经治疗。2017 年 2 月，血便加剧，7～8 次/日，伴左下腹持续性疼痛和发热。外院实验室检查：白细胞计数 7.41×10^9/L，中性粒细胞百分比 65.1%，血红蛋白 136g/L，血小板计数 223×10^9/L；粪常规：白细胞（+），红细胞（3 +）；p-ANCA（+），红细胞沉降率 54mm/h，C 反应蛋白 108mg/dL；粪细菌真菌培养阴性。遂进一步实施结肠镜检查（图 35-1），结果提示：可见全结肠广泛充血、糜烂，浅溃疡形成，考虑为溃疡性结肠炎（全结肠型，活动期，重度）。

家族史：患者母亲为溃疡性结肠炎患者，长期口服美沙拉秦治疗，症状控制可。

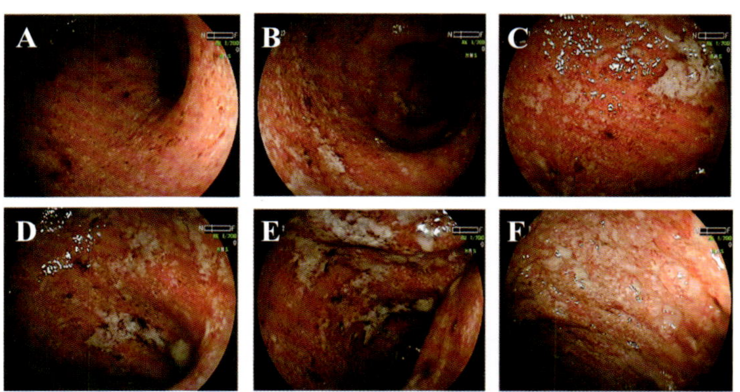

图 35-1　结肠镜检查（2017 年 2 月）：可见全结肠广泛充血、糜烂，浅溃疡形成，考虑为溃疡性结肠炎（全结肠型，活动期，重度）。

放射科意见

进一步实施腹盆腔CT检查（图 35-2）示：全结肠肠壁水肿、分层，结肠广泛扩张；符合活动性溃疡性结肠炎（全结肠型）特征。

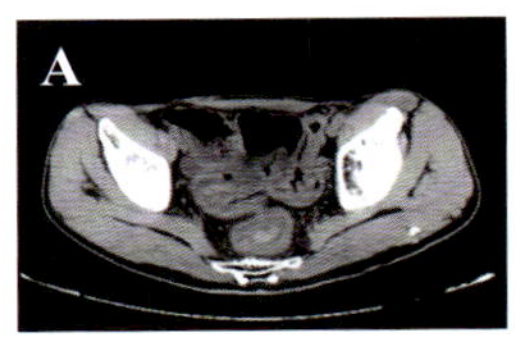

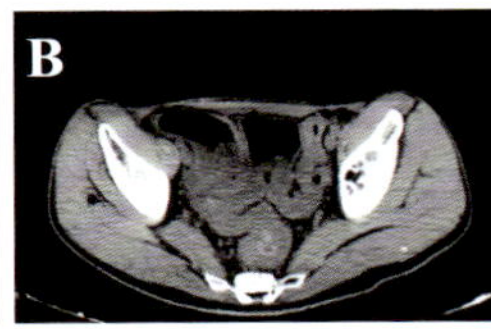

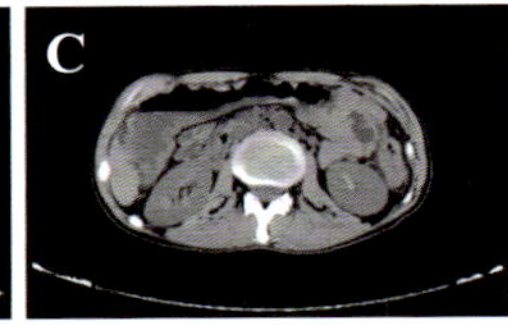

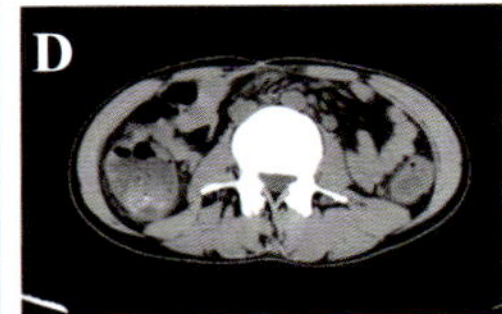

图 35-2 腹盆腔CT检查：可见全结肠肠壁水肿、分层，结肠扩张。

初步诊断

溃疡性结肠炎（初发，活动期，重度，广泛结肠型）。

后续治疗与随访

2017 年 3 月 1 日，患者确诊为急性重症溃疡性结肠炎，外院予以注射用甲泼尼龙琥珀酸钠 40mg/d×7d治疗后觉疗效不理想，增加剂量至 60mg/d×3d，后转为口服，同时应用头孢哌酮联合甲硝唑抗感染。2017 年 3 月 13 日，患者症状再次加重，血便 6 次/日；次日，患者突发高热，最高体温 40.5℃。予外周血涂片检查提示白色假丝酵母菌阳性；粪培养提示白色假丝酵母菌阳性。诊断为急性重症溃疡性结肠炎合并侵袭性真菌感染。立即转入瑞金医院消化科予进一步治疗。根据前述病史和实验室检查，立即调整内科治疗方案如下。①抗炎治疗：注射用甲泼尼龙琥珀酸钠 40mg/d 静脉治疗，静脉丙种球蛋白 10g/d×14d 静滴。②抗感染：卡泊芬净、氟康唑静滴，两性霉素口服抗真菌感染；亚胺培南、替考拉宁、甲硝唑联合抗细菌感染。③支持治疗：肠外营养、白蛋白输注治疗。④外科会诊，若内科治疗应答欠佳，拟进一步手术治疗。

经内科治疗 2 周后，患者感染症状控制，体温恢复正常，血培养转阴，肠道症状亦逐渐恢复，排便 1～2 次/日，为黄色糊状。停用静脉丙种球蛋白，仍保持注射用甲泼尼龙琥珀酸钠 40mg/d 静滴，并逐步开始降级抗感染治疗。

2017年4月1日，患者血便次数再次增加为3次/日，伴腹痛，化验提示红细胞沉降率20mm/h，考虑患者病情仍有反复，故于2017年4月3日起加用静脉环孢菌素治疗，治疗后患者症状逐步缓解。

自2017年5月起，逐步将环孢菌素调整为硫唑嘌呤进行过渡治疗。患者起初症状较为稳定，但症状于2017年6月2日再次加重，每日排便3～4次，伴左下腹疼痛。遂再次收治入院，实施腹部CT（图35-3）、肠镜（图35-4）、病理评估，考虑为急性重症溃疡性结肠炎合并艰难梭菌感染。肠道病理（2017年6月12日）示：肠道黏膜腺体增生伴反应性不典型增生，间质有大量浆细胞、淋巴细胞、中性粒细胞及少量嗜酸性粒细胞浸润，局灶糜烂，可见个别隐窝脓肿。粪便艰难梭菌检查提示阳性。

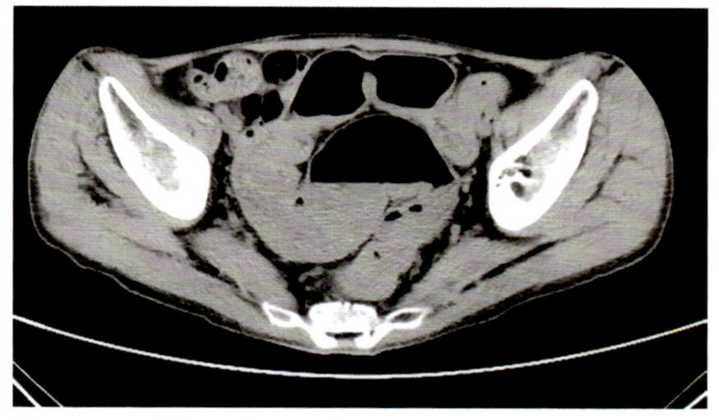

图35-3　腹部CT（2017年6月2日）提示：全结肠活动性炎症，结肠扩张明显。

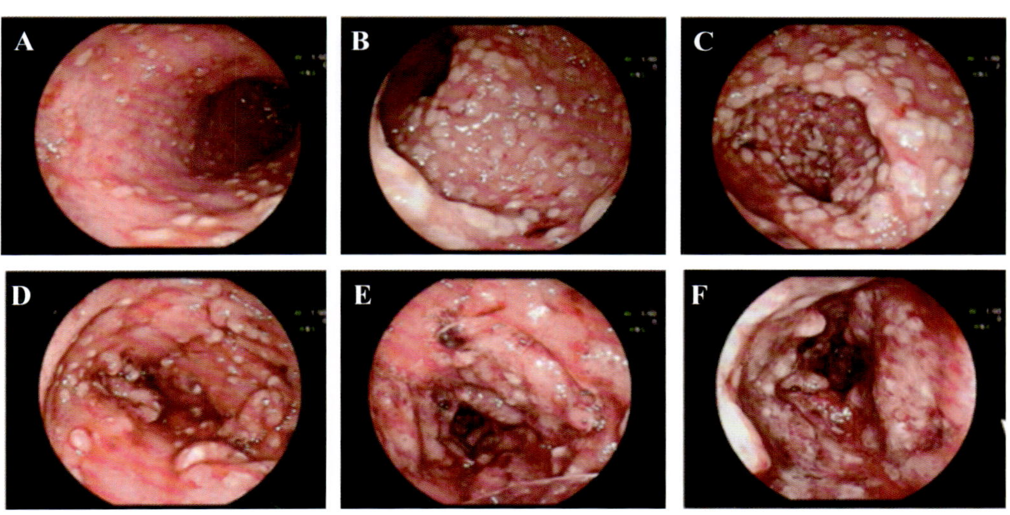

图35-4　肠镜（2017年6月2日）：可见全结肠重度炎症，广泛糜烂、溃疡形成。同时可见大量假膜形成，大小约0.2～0.5cm。

后续随访和治疗

该患者进一步诊断为急性重症溃疡性结肠炎并艰难梭菌感染，考虑为活动性溃疡性结肠炎合并机会性感染，遂于 2017 年 6 月 3 日加用万古霉素口服 14 天。2017 年 6 月 17 日，患者自觉症状改善不明显，粪艰难梭菌 PCR 仍呈阳性，考虑疾病较重，内科治疗效果欠佳，建议手术治疗。2017 年 7 月 3 日，行回肠袋肛门吻合术，术后患者症状恢复可，每日排便 2～3 次，无再次血便、腹痛。术后 12 个月（2018 年 7 月 11 日）复查储袋镜（图 35-5）提示储袋基本正常。

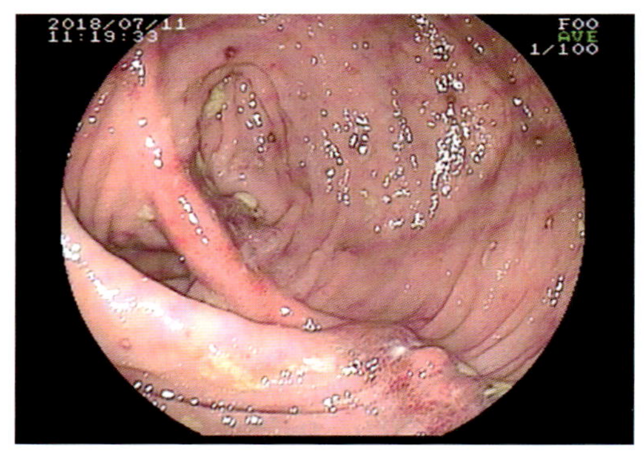

图 35-5　储袋镜（2018 年 7 月 11 日）：可见储袋体光整，J 点未见异常，封套处黏膜充血，输出襻未见异常。

讨　论

随着治疗方式的进展和不断规范化，溃疡性结肠炎的治疗效果有了显著提升，患者并发症发生率和病死率明显下降。然而，这些药物单独使用或联合使用也会因为改变患者的免疫状态而产生相应的问题，特别是机会性感染的风险增加。

溃疡性结肠炎患者是机会性感染的高风险人群，常见合并 CMV 感染、EBV 感染、病毒性肝炎、细菌感染、结核分枝杆菌感染、真菌感染、寄生虫感染等。首先，疾病本身可导致患者营养状况下降；其次，糖皮质激素、免疫抑制剂和生物制剂的应用可抑制患者的免疫力。因此，此类患者机会性感染的发生率显著增高。

本病例在使用激素治疗后发生了侵袭性真菌感染。真菌是溃疡性结肠炎患者感染的条件致病原，其在溃疡性结肠炎发病中的作用目前尚不明确。患者一旦合并侵袭性真菌感染，原则上需要停止使用对人体免疫功能有抑制作用的药物，但需要认真评估患者病情和继续使用免疫抑制剂的利弊。溃疡性结肠炎患者合并侵袭性真菌感染时需要静脉使用抗真菌药物，必要时需要手术清创与免疫治疗。

该患者抗真菌治疗后症状有所好转，但平稳一段时间后再次合并艰难梭菌感染。溃疡性结肠炎是人群艰难梭菌易感的独立危险因素。其他危险因素还包括抗菌药物应用、长期住院、高龄、免疫力低下等。甲硝唑是一线抗真菌药物，但对重症患者则推荐尽早使用万古霉素。溃疡性结肠炎合并艰难梭菌感染时，免疫抑制剂使用需谨慎。溃疡性结肠炎合并艰难梭菌感染在内镜下较少见假膜，大多表现为溃疡加深。但本病例患者感染严重，肠镜下表现为典型的假膜性肠炎。一般而言，溃疡性结肠炎外科手术治疗的绝对指征：大出血、穿孔、癌变和高度怀疑为癌变。相对手术指征：①经内科积极治疗无效的重度溃疡性结肠炎；②内科治疗效果不佳和（或）药物不良反应已严重影响生命质量。在加用万古霉素后，该患者症状改善不明显，最终选择手术治疗。

综上所述，当临床医师开始逐渐追求较高的治疗目标，如黏膜愈合或组织学愈合时，患者机会感染的风险也逐步上升。机会性感染的发生易造成原发疾病复发或加重，导致并发症与患者病死率增高。在面对现症感染患者时，我们需要对患者的原发疾病治疗进行降级，同时进行抗感染治疗，待彻底清除感染后方可恢复原治疗方案。对年轻且营养情况尚可的患者，我们可积极给予较强的抗炎治疗方案；而对于高龄、营养情况较差、合并症较多的患者，我们需要兼顾机会性感染的问题。

参考文献

[1] 中华医学会消化病学分会炎症性肠病学组. 炎症性肠病合并机会性感染专家共识意见 [J]. 中华消化杂志，2017，37（4）: 217-226.

[2] Gu YB, Zhang MC, Sun J, et al. Risk factors and clinical outcome of Clostridium difficile infection in patients with IBD: a single-center retrospective study of 260 cases in China [J]. J Diges Dis, 2017, 18(4): 207-211.

[3] 吴斌. 溃疡性结肠炎的外科治疗规范与认识进展[J]. 中华消化杂志，2016，36（7）：3.

上海交通大学医学院附属新华医院　杜　鹏

上海交通大学医学院附属瑞金医院　顾于蓓

Case 36

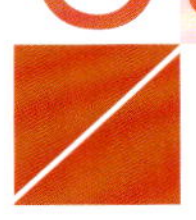

溃疡性结肠炎合并静脉血栓栓塞症病例多学科讨论

消化科汇报病史

患者，女性，37 岁，因“间断腹泻 9 年余，恶心、呕吐胃内容物伴腹胀 1 周”于 2023 年 6 月来院就诊。

▶ 现病史

自 2013 年 12 月开始，患者在无明显诱因下间断出现腹泻，解黏液血便。当地医院诊断“溃疡性结肠炎”，予美沙拉秦治疗 3个月后复查肠镜提示病情好转。患者遂自行停药并未规律复查。之后 7 年，患者排黏液血便症状间断复发，对症服用美沙拉秦可明显缓解。2020 年 10 月，患者于西京医院复查结肠镜（图 36-1）：可见结肠多处黏膜充血、水肿，散在糜烂、片状浅溃疡，底覆薄白苔，血管纹理不清晰。2021 年 3 月，患者再次出现黏液血便，至西京医院消化内科就诊，调整治疗方案为美沙拉秦联合泼尼松龙治疗。其间，患者出现关节疼痛无法耐受，于 2021 年 12 月自行停药改为中药治疗，仍间断排黏液血便，2～3 次/日，每次量约 50～100mL，曾接受输血治疗。2023 年 3 月，患者在无明显诱因下出现腹痛、腹胀，外院行相关检查提示门静脉血栓形成，转至西京医院给予积极抗凝、美沙拉秦及对症支持治疗，症状好转。出院后，规律应用磺达肝葵钠抗凝治疗，复查相关指标提示门静脉血栓情况稳定。1 周前，患者在进食肉类食物后出现恶心、呕吐，呕吐物为胃内容物，伴腹胀，为明确诊断收入西京医院。

▶ 入院查体

心肺查体未见异常。腹部略隆起，叩诊鼓音，全腹无压痛、反跳痛及肌紧张，未扪及包块，肝脾肋下未及，墨菲征阴性，肝肾区无叩痛，移动性浊音阴性。

辅助检查

查血常规：白细胞计数 18.52×10^9/L，中性粒细胞百分比 92.40%，淋巴细胞百分比 2.80%，血红蛋白 137g/L，血小板计数 636×10^9/L。

粪常规：红细胞 5～7 个 /HP，白细胞 20～25 个 /HP，真菌（＋）/HP，脓球 6～10 个 /HP。

红细胞沉降率及炎症指标：红细胞沉降率 23mm/h，降钙素原 34.12ng/mL，白细胞介素 -6（IL-6）242.90pg/mL，超敏 C 反应蛋白 37.47mg/L。

肾功能及电解质：尿素 8.28mmol/L，肌酐 133.40μmol/L，肌酐清除率 43.61mL/（min · $1.73m^2$），尿酸 633.40μmol/L，钠 126.00mmol/L，氯 69.00mmol/L，镁 0.66mmol/L，磷 2.55mmol/L。

EBV 核酸检测：3.94×10^3U/mL。

中性粒细胞抗体谱、抗核抗体谱、CMV 核酸定量检测、SPOT 检测未见明显异常。

2020 年 10 月，复查结肠镜（图 36-1）：可见结肠多处黏膜充血、水肿，散在糜烂、片状浅溃疡，底覆薄白苔，血管纹理不清晰。

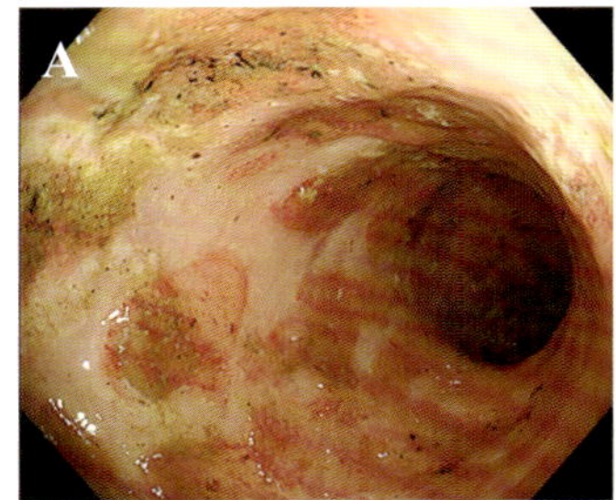

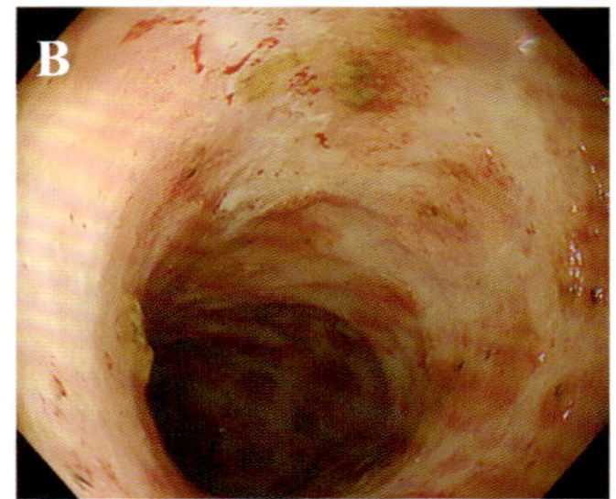

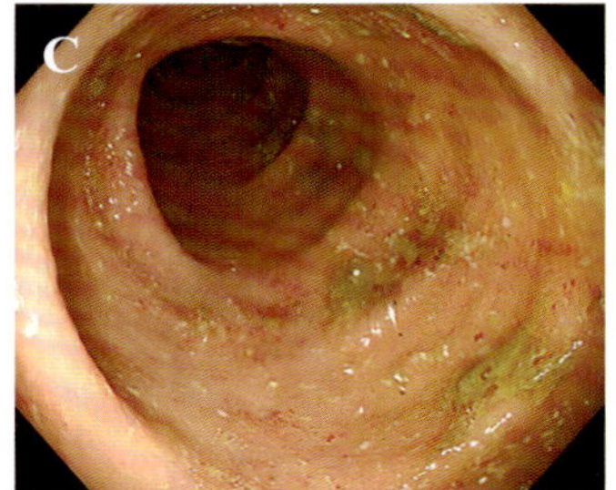

图 36-1　结肠镜检查（2020 年 10 月）：可见乙状结肠（图 A）、直肠（图 B）、降结肠（图 C）黏膜充血、水肿，散在糜烂及浅溃疡，血管纹理不清晰。

2023 年 6 月 21 日，胃镜检查（图 36-2）：可见食管中段溃疡性病变，慢性萎缩性胃炎伴糜烂，食管、胃底静脉曲张。

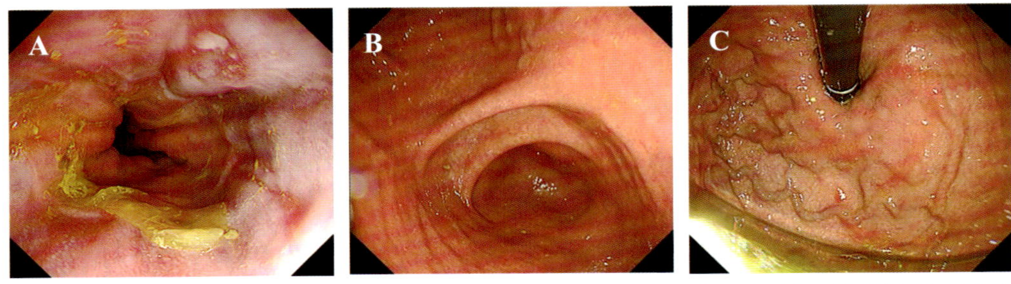

图 36-2　胃镜检查（2023 年 6 月 21 日）：可见食管中段溃疡性病变（图 A），慢性萎缩性胃炎伴糜烂（图 B），食管、胃底静脉曲张（图 A、C）。

2023 年 6 月 21 日，结肠镜检查（图 36-3）提示：溃疡性结肠炎（全结肠，重度，活动期）伴肠腔狭窄。

2023 年 6 月 27 日，小肠镜检查（图 36-4）：可见空肠黏膜弥漫性充血、水肿、糜烂、溃疡形成，伴活动性出血，予美沙拉秦纳肛（后改为灌肠液灌肠）、补液及肠外营养支持等治疗，症状改善不明显。

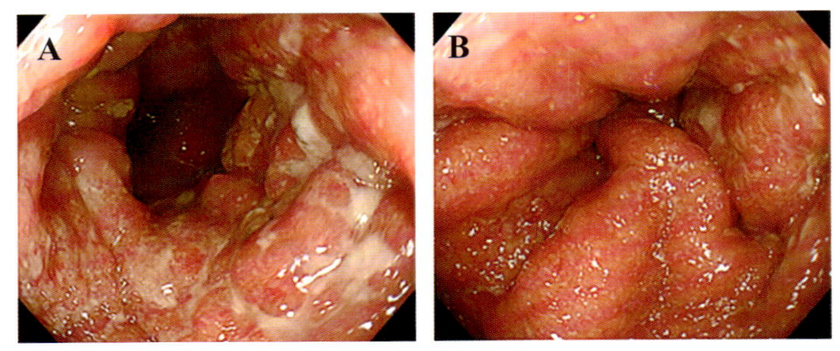

图 36-3　结肠镜检查（2023 年 6 月 21 日）：可见全结肠黏膜充血、水肿、糜烂，黏膜呈丘状隆起，覆脓苔（图 A），伴肠腔狭窄（图 B），提示溃疡性结肠炎（全结肠，重度，活动期）。

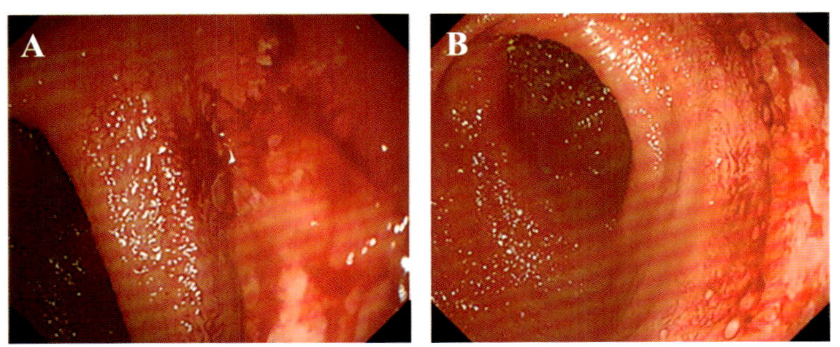

图 36-4　小肠镜检查（2023 年 6 月 27 日）：可见空肠黏膜弥漫性充血、水肿、糜烂、溃疡形成（图 A），伴活动性出血（图 B）。

放射科意见

2023 年 6 月 21 日，上腹部增强CT：门静脉海绵样变性，门静脉侧支循环形成，脾静脉未见明确显示；门静脉主干、左右支，肠系膜上静脉血栓形成较前未见明显变化；肝内异常强化影较前范围增大，考虑灌注不均，建议随诊；肝右后叶上段异常强化影较前未见明显变化，考虑肝血管瘤；肝内胆管稍扩张较前略减轻；所见第 3 组小肠肠管扩张积液，请结合临床；十二指肠水平部改变，十二指肠淤积可能；新增双肺多发高密度影，考虑感染性病变，请结合临床；右肾小囊肿；盆腔少量积液。

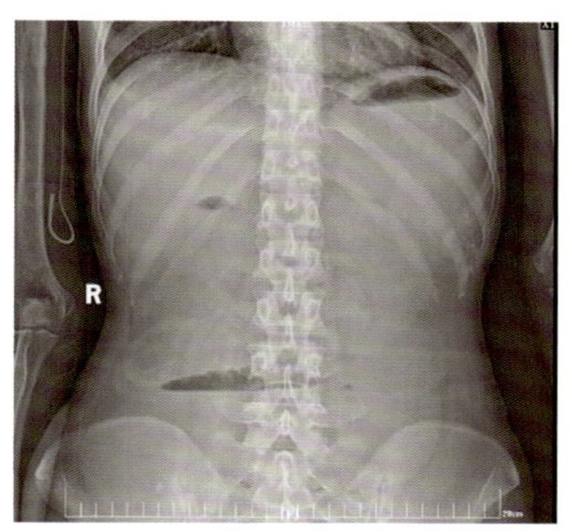

图 36-5　腹平片（2023 年 7 月 2 日）：可见中下腹气液平，提示小肠不完全梗阻。

2023 年 7 月 2 日，腹部平片（图 36-5）提示不全性肠梗阻。

嘱患者禁食水，调整治疗方案为英夫利昔单抗转化治疗，患者仍间断便血，恶心、呕吐逐渐加重，呕吐量 800～1000mL/次，为黄绿色胃肠液，查体可见腹部饱满，可闻及气过水声，约 4 次/分。

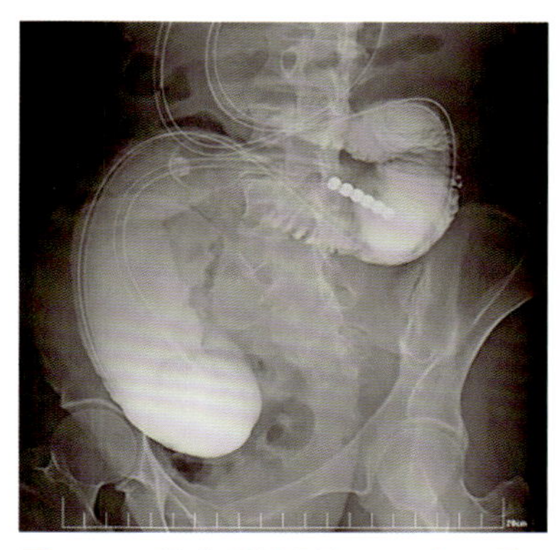

图 36-6　消化道造影（2023 年 7 月 6 日）：约第 3 组小肠局部管腔狭窄，造影剂通过受阻，近段肠管明显扩张，考虑不全性肠梗阻。

2023 年 7 月 6 日，消化道造影检查（图 36-6）：可见约第 3 组小肠局部管腔狭窄、近段肠管明显扩张，考虑小肠不全性肠梗阻，遂置入胃管行胃肠减压术，患者症状无明显改善。

2023 年 7 月 15 日，腹部增强CT检查：可见新增消化道置管，胃腔扩张，积液程度较前减轻，双肺多发高密度影较前基本吸收，新增左肺下叶条索灶，余所见大致同前。

外科意见

胃肠减压后，患者小肠梗阻症状仍持续无法解除，经家属同意后于2023年7月25日在我院消化外科行肠粘连松解术＋小肠部分切除术＋小肠造瘘术。术中可见一段长约10cm的小肠狭窄（图36-7），肠内容物不能通过，该段小肠质硬，表面光滑，未见明显结节。2023年8月1日，患者进一步行小肠双造瘘术后空肠营养管置入术。

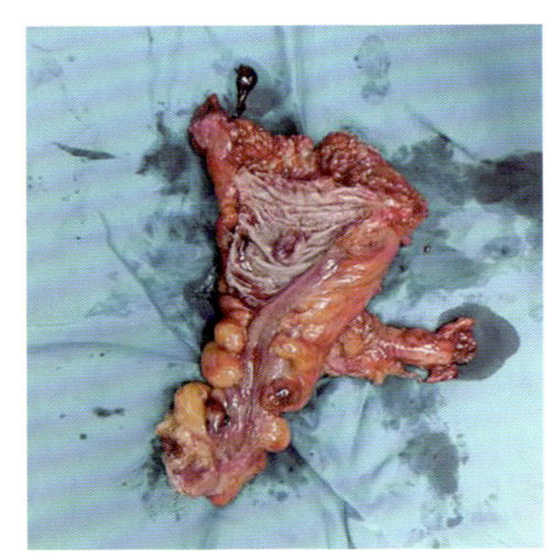

图36-7　手术切除标本（2023年7月25日）：大体可见一段约10cm的小肠狭窄，肠内容物不能通过，该段小肠质硬，表面光滑，未见明显结节。

病理科意见

2023年7月，手术切除标本病理示：黏膜慢性炎伴肉芽组织形成，肌层及浆膜层淋巴细胞、浆细胞、嗜酸性粒细胞浸润，可见色素沉积、灶状坏死，外膜层可见多核巨细胞反应，符合肠梗阻改变。2枚淋巴结呈反应性增生。

最终诊断

溃疡性结肠炎（全结肠，重度，活动期）；十二指肠淤积；门静脉血栓形成，肠系膜上静脉血栓形成，脾静脉血栓形成。

治疗及预后

出院恢复饮食后，患者间断出现恶心、呕吐及腹泻，大便10余次/日，内含少量血性物。2023年8月16日，腹平片及上消化道造影（图36-8）提示：十二指肠淤积，下腹部肠管内气液平较前范围略增大，请结合临床。

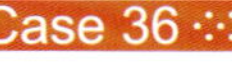

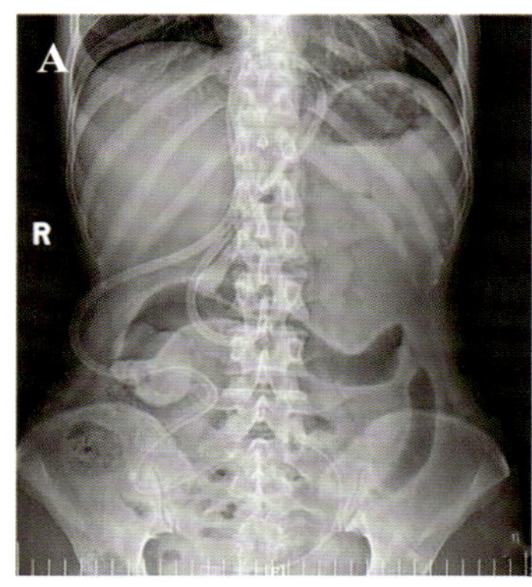

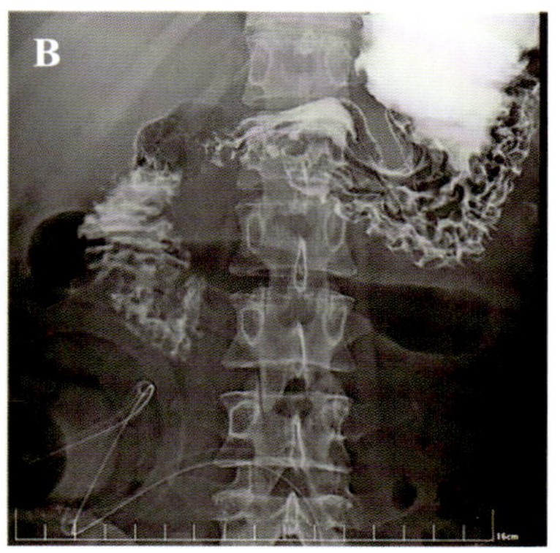

图 36-8　术后影像学检查（2023 年 8 月 16 日）：腹平片（图 A）及消化道造影（图 B）均提示十二指肠淤积，下腹部肠管内气液平较前范围略增大。

查粪常规：红细胞 9～12 个 /HP，白细胞＞ 30 个 /HP，脓球（2 ＋）/HP，隐血（＋），粪便钙卫蛋白（＋）。

球蛋白 40.10g/L，白球比 1.05%。

尿素 9.63mmo1/L，肌酐 35.10μmo1/L，同型半胱氨酸 15.70μmol/L。

钠 126.60mmol/L，氟 83.20mmol/L。降钙素原 0.12ng/mL。

白细胞介素 -6（IL-6）7.71pg/mL。

白细胞计数 1.69×10^{9}/L。

一般细菌涂片检查偶见革兰阴性杆菌。EBV 核酸定量检测 8.88×10^{3}U/mL。粪艰难梭菌、CMV 核酸定量检测、抗心磷脂抗体测定未见明显异常。

复查电子结肠镜提示：溃疡性结肠炎（全结肠，重度，活动期）。于是，减少胃液回输，继续英夫利昔单抗及抗凝治疗，同时给予抗感染、营养支持等对症治疗。治疗后，患者症状好转，无恶心、呕吐、腹痛、腹胀。嘱患者出院后继续经远端小肠造口营养管行肠内营养，规律使用英夫利昔单抗同时加强抗凝治疗，定期复查。

总　结

该患者为女性，37 岁，当前诊断为溃疡性结肠炎（全结肠，重度，活动期），以反复黏液血便为主要临床表现，反复出现呕吐、腹胀等肠梗阻症状，多次腹部增强 CT 提示门静脉及肠系膜上静脉血栓形成，小肠不全性肠梗阻，予保守治疗后症状持续不缓解，于是行外科手术解除肠道梗阻。术后，患者仍间断出现恶心、呕吐及腹泻等十二指肠淤积症状，予胃肠减压等对症治疗可缓解，考虑是由门脉系统血栓形成导致的缺血性肠病。

静脉血栓，尤其是深静脉血栓形成（deep venous thrombosis，DVT）脱落后可造成致命的肺栓塞（pulmonary thromboembolism，PTE），两者合称为静脉血栓栓塞症（venous thromboembolism，VTE）。多项研究表明，溃疡性结肠炎会增加静脉血栓栓塞症的发病风险，尤其在疾病的暴发期。也有观点认为静脉血栓栓塞症是溃疡性结肠炎的肠外表现之一，但目前仍存在争议。静脉血栓栓塞症的发病率和患者死亡率很高，并且与溃疡性结肠炎患者的不良结局相关。

根据Virchow三定律，静脉血栓形成有三个必要条件，即血流动力学改变、血管内皮损伤及血液成分的改变。溃疡性结肠炎主要通过改变血液中凝血相关分子的水平从而增加静脉血栓栓塞症的发生风险。一方面，慢性系统性炎症是溃疡性结肠炎的重要特征。越来越多的研究表明炎症与静脉血栓栓塞症的发生密切相关，免疫系统激活会诱导免疫性血栓形成，即激活的免疫细胞（如中性粒细胞和单核细胞）与血小板和凝血因子级联反应相互作用，最终导致血栓形成。另外，活动期溃疡性结肠炎凝血因子（如Ⅴ、Ⅴ、Ⅷ、Ⅹ）、血管性血友病因子、纤维蛋白原、纤维蛋白和凝血酶形成产物均升高，血小板数目增加且活性增强，同时蛋白S和抗凝血酶水平较低，从而使血液呈高凝状态。另一方面，溃疡性结肠炎的治疗用药也会对机体凝血状态造成影响。目前除激素类用药外，其他药物对静脉血栓栓塞症发生风险影响的研究非常少，且结果并不一致。研究表明，氨基水杨酸盐（如美沙拉秦和柳氮磺吡啶）、免疫抑制剂（如硫唑嘌呤、环磷酰胺）、抗TNF-α制剂药物可通过控制全身炎症和疾病活动来帮助抑制血栓形成，从而降低静脉血栓栓塞症的发生风险。而过量使用皮质类固醇会使溃疡性结肠炎患者发生静脉血栓栓塞症的风险增加，这可能与促凝血因子生成增加和纤维蛋白溶解能力受损有关。近年来，小分子抑制剂也被越来越多地用于治疗溃疡性结肠炎，其中托法替尼是一种JAK 1和3抑制剂，适用于中重度溃疡性结肠炎患者。美国食品和药物管理局（FDA）最近的安全性数据表明，托法替尼10mg/次，2次/日的剂量可能会增加静脉血栓栓塞症的发生风险，建议患者应尽可能将单次剂量降低至5mg。因此，对于存在血栓形成其他危险因素的溃疡性结肠炎患者，如高龄、妊娠、遗传、疾病活动、疾病部位广泛、接受住院治疗或手术等，临床上在使用相关药物时应特别小心，需定期复查凝血功能。与一般人群类似，溃疡性结肠炎患者发生血栓栓塞事件多见下肢深静脉血栓及肺栓塞，少见其他部位栓塞。因此，本例患者出现广泛门脉系统血栓可能存在其他易栓因素，比如基因多态性导致的先天性易栓状态，可以进一步通过基因检测予以明确。

目前，对于溃疡性结肠炎伴静脉血栓栓塞症的治疗，大部分指南没有特殊推荐，需要干预时仍然遵循一般人群的治疗策略。初始抗凝治疗可选用低分子量肝素、普通肝素、Ⅹa因子抑制剂或直接凝血酶抑制剂等，一般抗凝治疗需持续至少 3 个月，有时需延长到 12 个月。对于住院且无活动性出血或出血不严重，或既往有静脉血栓栓塞症病史的中、重度溃疡性结肠炎患者，可预防性使用抗凝药；但在其他情况下不建议抗凝。同时，积极的危险因素管理也会使这类患者明显获益，应该贯穿治疗的全过程。

参考文献

[1] Cheng K, Faye AS. Venous thromboembolism in inflammatory bowel disease[J]. World J Gastroenterol, 2020, 26(12): 1231-1241.

[2] Lv X, Gao X, Liu J, et al. Immune-mediated inflammatory diseases and risk of venous thromboembolism: a mendelian randomization study[J]. Front Immunol, 2022, 13: 1042751.

[3] 王增武. 2019ACC/AHA 心血管疾病一级预防指南解读[J]. 中国循环杂志，2019，34（z1）：82-85.

空军军医大学附属西京医院

刘小宁

感谢以下基金项目对本书内容出版的支持（按拼音排序）：

◇ 爱在延长炎症性肠病基金会青峰科研资助项目（CCCF-QF-2023B46-27）

◇ 爱在延长炎症性肠病基金会青峰科研资助项目（CCCF-QF-2022B76-11）

◇ 广慈临床技术启航计划（GCQH-2023-08）

◇ 国家自然科学基金面上项目（82270565）

◇ 国家自然科学基金面上项目（82370588）

◇ 国家自然科学基金青年科学基金项目（82200575）

◇ 国家自然科学基金青年科学基金项目（82203697）

◇ 国家自然科学基金重大研究计划集成项目（92259302）

◇ 教育部青年长江学者科技人才专项（2018）

◇ 陕西省重点产业创新项目（2023-ZDLSF-44）

◇ 上海交通大学医学院附属仁济医院临床科研创新培育基金（RJPY-LX-004）

◇ 上海市宝山区科学技术委员会科技创新专项资金项目（2023-E-13）

◇ 上海市宝山区医学重点学（专）科及特色品牌建设项目（BSZK-2023-Z06）

◇ 上海市卫生健康委员会卫生行业临床研究专项面上项目（202040110）

◇ 肿瘤生物学国家重点实验室项目（CBSKL2015Z12）

◇ 肿瘤生物学国家重点实验室项目（CBSKL2022ZZ34）